张仲景医学全集

总主编 傅延龄 李家庚

张仲景

药物学

（第3版）

主编 周祯祥 李晶晶

中国健康传媒集团

中国医药科技出版社

内 容 提 要

　　本书是一部研究张仲景药物的专著，它不同于一般的《中药学》教材，重点突出仲景用药特点。共介绍了仲景常用药物 160 余种，每一药物从药物来源、功效主治、用量用法、药理、临床应用等方面详细介绍。全书纵贯古今，引用和参考了大量的古代文献及现代文献资料，是一部非常实用的药物学专著。

图书在版编目（CIP）数据

张仲景药物学 / 周祯祥，李晶晶主编. —3 版. —北京：中国医药科技出版社，2018.12

（张仲景医学全集）

ISBN 978-7-5214-0569-9

Ⅰ．①张… Ⅱ．①周… ②李… Ⅲ．①中药学 Ⅳ．①R28

中国版本图书馆 CIP 数据核字（2018）第 261843 号

美术编辑 陈君杞
版式设计 易维鑫

出版　**中国健康传媒集团 | 中国医药科技出版社**
地址　北京市海淀区文慧园北路甲 22 号
邮编　100082
电话　发行：010-62227427　邮购：010-62236938
网址　www.cmstp.com
规格　710×1000mm ¹⁄₁₆
印张　24 ½
字数　354 千字
初版　2005 年 1 月第 1 版
版次　2018 年 12 月第 3 版
印次　2018 年 12 月第 1 次印刷
印刷　三河市国英印务有限公司
经销　全国各地新华书店
书号　ISBN 978-7-5214-0569-9
定价　**49.00 元**

丛书编委会

王 序

丁酉孟冬，延龄教授送来与李家庚教授共同主编的《张仲景医学全集》十册，洋洋五百万言。该书先后两次印刷均已售罄，而新修订的第 3 版即将付梓，以应读者之需，由此我联想到经典的现实意义。

仲景书作为中医的临床经典，一直体现着它独特的永恒价值，使我们对经典心存敬畏。何谓经典？刘知几在《史通》中说："自圣贤述作，是曰经典。"今天我们尤需对经典有更深刻的理解。

其一，我们要亲近经典，学习经典。随着我们对经典理解和领悟的不断加深，更深切地感受到读经典是固本强基之路，安身立命之所。

其二，我们要走进经典，涉猎其丰富的内涵，把握其内在的精髓，使其注入我们的思想，融入我们的生命，并与之血脉相连，成为我们不断进取的不竭源泉。

其三，我们要延续经典。经典不仅可以解读已知世界，而且可指引对未知世界的探索，是人类思想的宝库。随着时间的推移，我们会从经典中获得新的发现，拓展新的深度和广度，从而延伸了经典的长度。

弘扬经典需要赋予新的诠释和解读。《张仲景医学全集》集仲景学研究之大成，从源流、症状、诊断、疾病、药物、方剂、方族、养生、实验、临床诸方面进行系列研究，不仅构架新颖，内容翔实，而且反映当代研究进展，使经典穿越时空，具有强烈的时代感，是一部耐读耐用的细流绵长的书。

我与延龄教授过从多年，深感其儒雅与书卷气息。延龄教授得伤寒大家刘渡舟先生的亲炙，扎根临床，治伤寒学成就斐然，如《伤寒论研究大辞典》之编撰，方药量效研究等，皆称著医林。今值三版《张仲景医学全集》问世之际，乐为之序。

王　琦

除夕之夜成稿，戊戌初一抄于三三书斋

薛序

　　仲景先师乃医门之圣，医方之祖，犹儒家之孔子也。孔子祖述尧舜，宪章文武，纳诸贤之粹，而成儒学经典，百世尊崇。仲师参岐黄之秘奥，窥炎帝之精微，集古圣心传为一贯，并平脉辨证，师得造化，著成大论。

　　仲师《伤寒杂病论》一书，诚为医家宗承之规矩，人所共喻。古今伤寒之注疏，何止百家，见仁见智，各有发挥，继承发扬，渐成经方学科。然近代治伤寒学家，当推刘渡舟老也。李培生公称他为"实当今之中医泰斗，一代宗师也。"刘老确可当之无愧。老人家荦荦大端，早见诸家记颂，毋庸赘语。古人语："贤者识其大者，不贤者识其小者。"我以微者自居，略陈散言，聊抒心意。

　　30年前，经吾师祝谌予翁引荐，得与刘渡舟老师相识，并能有幸侍其诊侧，窥先生诊病风采，亲目制方真要，饫闻名论，沐老人敦厚学风，听其论仲师家法之学，往日疑窦，豁然冰释。耳提面命，得其垂教，历经六载寒暑。无奈钜夫天资愚钝，加之努力有亏，未得先生学术之万一。然虽未能尽领神会，因在青年，尚可强论。与刘老往日津津故事，却犹历历在目。昔在中山堂名医讲坛，聆闻刘老《伤寒论》演讲，多从实案阐释理论。既有坚守优秀传统，亦有在无字处的突破与创新。绝鲜拘于陈规，重复文字敷衍。后学者好懂，颇得神会，易于掌握，参用效卓。在《柴胡剂之临床应用》释讲中，刘老扼要列举柴胡汤十三方的辨治法则，更让闻者耳目一新，记忆犹深。充分意会到经方"活"之奥妙。尤其先生那段："我只是概括介绍了小柴胡汤的加减证治，虽列举一十三方，仍为举一反三而设，不能尽其所有。其中参与临床经验，而与《伤寒论》记载不尽全合"那段话，联系到老人家灵动方药化裁，剂量随证变化中可以看出，经方绝非"一药不能易"的金科玉律。古方今用，切记辨证施治原则，随证施化，因症对应加减，自可使古老的经方不断焕发出新的生命力。

　　自古学术传承，必有其机缘。傅君延龄，敦敏仁厚，幼承家学，及长得遇名师李培生公亲炙，究之至极，于以明其学问，神用其方，尽得李翁之真髓。培生公襟怀广博，不拘门户，甚是敬重刘老临床学问之道，遂亲携爱徒延龄绍介刘师，经予再造。刘老广德仁义，慨然应允，延龄君亦不负师德，以优异成绩，荣登榜首。成为渡舟师及门，传为医界佳话。延龄方家，精勤学术，孜孜不倦，治伤寒学凡数十年。悟读叔和，肱经三折，临证求是，探究科学资证，化古为今，皆从实用。于是组织伤寒学门诸子，亟取古今经方研究之秘奥，登堂入室，得胸中千卷之书，又能泛览古今名迹，炉锤在手，矩矱从心，撰成《张仲景医学全集》凡十卷，分别为《张仲景医学源流》《张仲景症状学》《张仲景诊断学》《张仲景疾病学》《张仲景药物学》《张仲景方剂学》《张仲景方方族》《张仲景养生学》《张仲景方剂临床应用》《张仲景方剂实验研究》。选择既精，科类悉备，医统医贯仲景学术古今医集。展观之余，自有一种静穆之致，扑人眉宇。其中尤为珍者，是书之三大特色：一是以现代医科门类划分内容，便于古方今用；二是还原仲景临床医学风貌，绝少空泛陈词；三是参以现代科学方法证实成果，而更加著显"古为今用，西为中用"之妙要。傅君团队诸子大作，岂能专美于前人哉，实乃叔和之后，于仲景学说之光大，又一时代功臣也。业医爱医者如能手置一部是书，逐类考究，于中医前途，必得光明昌大之一助矣。

　　余幼承家学，及长受业祝翁谌予恩师。先人语曰：仲景之书，终生侍侧，始获常读常新之悟。仆业医近五十年，习读大论，并勤于临证，未感稍息，始略得门径，以为通经贵乎实用。今生得遇延龄先生，吾对其至真品德、学养造诣深为服膺，幸成知己，愿与明达共商之。亦窃愿氏君能沉绚此编，若得窍要，必可发皇圣学，造福桑梓。拉杂数语，故充为之序。

薛钜夫

丙申冬日写于金方书院

前言

　　《张仲景医学全集》的初版时间是 2005 年。全套图书共 10 册，近 500 万字，出版之后得到广大读者的欢迎，特别是得到张仲景医学爱好者的喜欢，所印图书于 5 年间销售一空。于是在 2010 年，出版社与我们商量出第二版。承蒙各分册编写人员的鼎力支持，我们在较短的时间内对第一版书稿进行修订、增补，至 2012 年第二版问世。第二版仍然大受欢迎，出版 3 年之后，大部分分册即售罄。这时出版社又与我们商量出第三版。我们随即与各分册主编、副主编联系，传达出版社的意向，得到积极响应。二修工作于 2016 年展开，到 2018 年 7 月完工。

　　这些年来，全国乃至全球出现了持续的经方热。经方热也可以说就是仲景医学热。为什么这些年会出现经方热或者曰仲景医学热？我想原因是多方面的。首先最重要的一点就是张仲景医学具有极高的实用价值。其次是经方具有很多突出的优点：药味精当，配伍严谨，结构清晰，不蔓不枝，药力专注；适应证明确；药物平常易得，价格不高；经方为医方之祖、医方之母。说到这里我想提一提清代医家曹仁伯讲的一段话。曹仁伯在讲经方理中汤的加减应用时说：理中汤是治疗太阴脾病的一首极好的药方，得到后世医家的广泛应用，在应用过程中又形成了许许多多以理中汤为基础的新药方，如连理汤、附子理中汤、理阴煎、治中汤、启峻汤，等等，于是理中汤的适应证范围更全面，应用更广。曹仁伯说一位医生，如果你对张仲景的每一个药方都能像用理中汤这样去应用，那你还担心不会成为名医？你一定成为一位声名不胫而走的优秀医生！"苟能方方如此应用，何患不成名医哉！"第三点是仲景医学的教育价值，仲景医学是培养医生的良好教学模式。千百年来的历史已经证明，学好仲景医学便能成为好医生；大师级的医生都具有深厚的仲景医学功底。学仲景医学虽然不一定会成为好医生，但是不学仲景医学肯定不会成为好医生！最后一点是现实形势。相当长一段时间以来，由于种种客观的和人为的原因，临床中药处方的药味数变得非常多，20 味左右以及二三十味药物的处方十分多见，更多药味数的处方也不少见，我曾见过一些 40 味以上药味的处方！药味数巨大的药方，其结构、药物间的相互关系与影响、其功能及适应证，试问谁能够看得明白？是否尽在处方者的把握之中？相比较起来，经方和仲景医学的简明、清晰、严谨、自信，使它具有很大的召唤力，很大的魅力，仲景医学很自然地令众人神往！

人们重视经方，学习仲景医学，这是一桩好事。因为人们重视经方，学习仲景医学，这有助于让中医学回归其本来目的。医学的本来目的是什么？是防治疾病！医药是用来防治疾病的，此外别无其他！张仲景说医学"上以疗君亲之疾，下以救贫贱之厄，中以保身长全，以养其生"，它不应该是孜孜汲汲务利的工具。明确这个目的之后，医生应该选择学习什么，应用什么，追求什么，一切都有了答案。医生应该学习应用那些效果最好、资源消耗最少、花费最低、不良反应最小的技术和方法。

现代医学科学在近几十年来取得了辉煌的成绩和巨大的进步，但是它仍然走在发展进步的路上，远远不能满足人民医疗和保健的需要，即便在医学发达的国家，情况也是如此。我坚定地认为，在现代医学发展良好而且又能够充分应用传统医学的几个东方国家和地区，如日本、韩国、新加坡，以及中国台湾、香港和澳门地区，当然还有中国大陆地区，人民的医疗保健体系相较其他国家是较为完善的，较为优越的。台港澳新的传统医学是中医，日、韩的传统医学从本质上也是中医。在那些没有充分发展和应用中医的国家，无论其现代医学水平多么高，他们的医疗保健体系是有缺陷的，是跛脚的，是不完善的。其实中医能够成为其医疗保健体系很好的补充。笔者（傅延龄）曾经到过五大洲的几十个国家和地区，清楚地看到这一点。比如当今仍有许多疾病，现代西方医学一筹莫展，中医却大有可为。我在国外曾经遇到被慢性头痛、身体疼痛，或慢性咳嗽、慢性腹胀、慢性虚弱长年折磨的患者，那些在那里长年得不到有效医治的病证，若遇到中医还算难事吗？！苟利人民是非以，岂因中西趋避之！中西互补能够让人民享有完善的医疗保健体系。天佑中华，中医学得以被继承下来并被发展起来！任重道远，我们一定要让中医学进一步提高起来并很好地发展下去。

值此《张仲景医学全集》第 3 版重修之际，我们要借此机会感谢各分册的主编、副主编和全体参与重修的人员，感谢大家认真负责且及时地完成第 3 版修稿工作。特别感谢中国医药科技出版社给予的巨大支持！同时，我们也要感谢广大读者对本书的认可和支持！

傅延龄　李家庚

2018 年 7 月

编写说明

　　古人云："读仲圣书而不先辨本草，犹航断港绝渎而望至于海也。夫辨本草者，医学之始基。"(《本草思辨录》) 有鉴于斯，本书对《伤寒论》《金匮要略》中有关药物的内容进行系统地整理和研究，旨在揭示仲景用药之奥秘，充实和发展仲景学说。在书稿修订过程中，力求在理念和思路上有所突破，在体例和内容上有所创新，不负广大读者的期望。

　　本书选择仲景常用药物 160 余种。以药物为纲，按其主要功效分章，依次按药物来源、性味归经、处方用名、功效主治、用量用法、使用注意、现代研究、临床应用、备注等进行编写。

　　一、"药物来源"及"性味归经"：以《中国药典》(2015 年版)、《中药学》(周祯祥、唐德才主编) 为依据，并参考《中华本草》及《中药大辞典》，简要介绍。

　　二、"处方用名"：以临床常用名为主，包括产地名、炮制名和常用别名等。

　　三、"功效主治"：是全书的重点。主要根据仲景书中的内容加以归纳。鉴于仲景之书，有"出方剂而不言药性"(岳美中语) 的特点，故编写时，广征博引历代医药学家的注解详加阐述。至于有些药物的功效应用，仲景书中未详，而后世多有发挥者，亦一并介绍，以便读者全面地掌握和运用。

　　四、"用量用法"及"使用注意"：除标明原书内容之外，仲景书中未涉及者，均参考《中国药典》(2015 年版) 详细交待，并加以说明。

　　五、"现代研究"及"临床应用"：主要介绍药物现代研究和临床应用的新成果、新进展，以期对传统药物内容给予现代科学水平的阐述，进而丰富和完善仲景药物学内容。

　　六、"备注"：有特殊内容需说明者，加以备注。

　　七、"参考文献"：为了便于读者识别和查寻，本书对引文作了如下处理。①凡仲景原文，均加用引号，不另说明。②非仲景原文，除加用引号外，并随文交待出处。③现代研究部分均于文中加角注，参考文献附后。

　　本书是一部研究仲景药物内容的专著，它不同于一般的《中药学》。既要突出仲景用药之特点，又不能落一般教科书之俗套。因此，编写起来难度较大，虽然我们作了极大努力，但疏漏乃至错误之处，实属难免，敬请广大读者不吝指教。

《张仲景药物学》编委会

2018 年 6 月

目录

第一章　解表药　/1

麻黄　/1
桂枝　/5
苏叶　/9
防风　/12
细辛　/14
生姜　/17
葱白　/20
香豉　/22
菊花　/23
柴胡　/26
升麻　/29
葛根　/31
豆黄卷　/33

第二章　清热药　/35

石膏　/35
寒水石　/38
知母　/40
栝楼根　/42
苇茎　/43
栀子　/45
竹叶　/48
黄芩　/50

黄连　/54
黄柏　/57
苦参　/59
秦皮　/62
生地黄　/64
牡丹皮　/67
败酱　/69
射干　/71
白头翁　/73
狼牙　/74
猪胆汁　/76
白蔹　/79
白薇　/81
鸡子白　/82

第三章　泻下药　/85

大黄　/85
芒硝　/89
巴豆　/93
甘遂　/96
大戟　/101
芫花　/103
商陆　/104
麻子仁　/106

猪膏　/108
白蜜　/109

第四章　祛湿药　/113

滑石　/113
通草　/115
茯苓　/118
猪苓　/121
泽泻　/123
薏苡仁　/125
茵陈蒿　/127
瞿麦　/129
石韦　/131
防己　/133
赤小豆　/135
泽漆　/137
椒目　/139
冬葵子　/141
云母　/142
文蛤　/143
连轺　/144
生梓白皮　/145
白鱼　/146
戎盐　/147
乱发　/150
厚朴　/152
独活　/154
鸡屎白　/156

第五章　温里药　/158

附子　/158
干姜　/162

吴茱萸　/165
蜀椒　/168
天雄　/171
乌头　/172

第六章　理气药　/175

橘皮　/175
薤白　/178
枳实　/181

第七章　止血药　/184

侧柏叶　/184
艾叶　/186
灶中黄土　/188
蒲灰　/190

第八章　活血化瘀药　/193

桃仁　/193
红蓝花　/196
芎䓖　/198
酒　/201
新绛　/204
紫参　/206
王不留行　/207
人尿　/209
土瓜根　/211
干漆　/212
苦酒　/213
紫葳　/215
蒴藋细叶　/217
䗪虫　/217
水蛭　/219

虻虫　/221

蜣螂　/222

鼠妇　/224

蛴螬　/226

第九章　化痰止咳平喘药　/228

半夏　/228

栝楼　/233

贝母　/236

竹茹　/238

皂荚　/239

杏仁　/241

旋覆花　/244

紫菀　/246

款冬花　/247

白前　/248

桔梗　/249

桑白皮　/252

葶苈子　/254

海藻　/256

瓜瓣　/258

蜀漆　/261

第十章　安神药　/264

朱砂　/264

龙骨　/265

紫石英　/267

酸枣仁　/269

柏实　/272

小麦　/274

第十一章　平肝潜阳药　/276

代赭石　/276

牡蛎　/278

第十二章　补虚药　/281

人参　/281

黄芪　/285

白术　/289

大枣　/292

甘草　/294

薯蓣　/298

粳米　/301

大麦　/302

白粉　/303

当归　/305

芍药　/307

阿胶　/311

鸡子黄　/314

天门冬　/315

麦门冬　/317

百合　/319

葳蕤　/321

鳖甲　/324

羊肉　/326

钟乳石　/328

胶饴　/329

猪肤　/331

第十三章　收涩药　/333

五味子　/333

乌梅　/335

山茱萸　/338
赤石脂　/340
诃黎勒　/341
禹余粮　/344
白石脂　/345

瓜蒂　/351
曲　/353
消石　/355
矾石　/358
铅丹　/360
甘李根白皮　/362
蜂窠　/363
蜘蛛　/365

第十四章　其他药　/347

雄黄　/347
蛇床子　/350

附录　中药名索引　/368

第一章
解表药

本类药物辛散轻扬，长于走表，能开腠发汗，使表邪由汗出而解，主要用治恶寒发热，无汗或汗出不畅，头痛身痛，鼻塞流涕，脉浮之外感表证。又称发表药。

麻黄 Máhuáng

为麻黄科植物草麻黄 *Ephedra sinica* Stapf、中麻黄 *Ephedra intermedia* Schrenk et C.A. Mey.或木贼麻黄 *Ephedra equisetina* Bge.的草质茎。辛、微苦，温。归肺、膀胱经。

【处方用名】麻黄、蜜麻黄、炙麻黄。

【功效主治】

1. **发汗解表**　本品辛能发散，温可祛寒，长于开泄腠理，发汗散邪。凡风寒之邪在表者，皆可使之从汗出而解。因其发汗力强，发表最速，故有"治感第一要药"（《本草正义》）之称。"惟在表真有寒邪者宜用之"（《药鉴》）。"盖以风寒湿之外邪，客于阳分皮毛之间，则腠理闭拒，荣卫气血不能行，故谓之实。此药轻清，故能去其壅实，使邪从表散也"（《本草经疏》）。"其所主皆系无汗之证"（《神农本草经读》）。如麻黄汤中，其与桂枝相须为用，治太阳伤寒表实证。症见恶寒发热，无汗，头身疼痛，脉浮紧等。

2. **宣肺平喘**　本品辛散苦降，外可开皮毛之郁闭以宣畅肺气，内可降上逆之肺气以复其肃降，能宣降肺气而平喘止咳，"乃肺经之专药"（《本草纲目》）。大凡肺气壅遏，胸闷喘咳，无论属寒属热，皆可配伍运用。如小青龙汤，配伍细辛、干姜、半夏等，治寒痰停饮，咳嗽气喘，痰多清稀；麻杏甘石汤，与石膏同用，治肺热壅盛，高热喘急。

3. 利水消肿 本品"性善利尿，不但走太阳之经，兼能入太阳之腑"（《医学衷中参西录》）。外可开腠发汗，使肌肤之水湿从毛窍外散；内能宣通肺气，通调水道，下输膀胱，有退肿利水之效。如仲景方甘草麻黄汤，与甘草同用，用于水肿、小便不利兼有表证之风水水肿。

此外，本品辛温行散，能散寒通滞，可用于风寒痹证，阴疽，痰核等。"癥坚积聚为内病，亦系阴寒之气，凝聚于阴分之中，日积月累而渐成，得麻黄之发汗，从阴出阳，则癥坚积聚自散，凡此皆发汗之功也"（《神农本草经读》）。如麻黄加术汤之治"湿家身烦痛"，桂枝芍药知母汤治"肢节疼痛"，侯氏黑散治"大风肢烦重"，乌头汤治"历节不得屈伸疼痛"。《张氏医通》曰："乌头汤治历节不可屈伸疼痛，复治脚疼痛不可屈伸，二者之病，皆是风寒伤于筋，麻黄开汗孔，通腠理，散寒邪，解风痹。"又如麻黄连翘赤小豆汤治"伤寒，瘀热在里，身必黄"，麻黄升麻汤治"伤寒六七日，唾脓血，痢下不止"，半夏麻黄丸治"心下悸者"，亦都是取麻黄升发阳气，宣散表邪之义。《本草正》概括说："或兼气药以助力，可得卫中之汗；或兼血药以助液，可得营中之汗；或兼温药以助阳，可逐阴凝之寒毒；或兼寒药以助阴，可解炎热之瘟邪；此实伤寒阴疟家第一要药，故仲景诸方，以此为首，实千古之独得也。"

【用量用法】

仲景用麻黄共计 28 方。

1. 用量 最大剂量为六两，最小剂量为半两，另有 2 方标明为十六铢、十八铢。现一般剂量为 2～10g。

2. 炮制 仲景用麻黄 28 方，提出去节者 15 方。《医学衷中参西录》谓"麻黄带节发汗之力稍弱，去节则发汗之力较强，今时用者，大抵皆不去节"。现用麻黄多制成生麻黄、麻黄绒和蜜炙麻黄。生麻黄长于发汗解表；炙麻黄偏于平喘止咳；麻黄绒发汗力缓。

3. 用法 仲景用法中有先煮者 22 方，汤泡者 1 方。并提出"先煮麻黄，减二升，去上沫，纳诸药"。张锡纯曰："古方中用麻黄，皆先将麻黄煮数沸吹去浮沫，然后纳他药，盖以其所浮之沫发性过烈，去之所以使其性归和平也。"现用麻黄多以水煎服。

【使用注意】表虚自汗、阴虚盗汗及肺肾虚喘者慎用。麻黄碱有兴奋中枢的作用，故运动员慎用。

【现代研究】主含左旋麻黄碱、右旋伪麻黄碱、左旋去甲基麻黄碱、右旋去甲基伪麻黄碱等多种生物碱成分，尚含鞣质、挥发油等。有发汗、平喘、止咳、祛痰、解热、镇痛、抗炎、利尿、抗病原微生物、兴奋中枢、升高血压、加快心率等作用[1]。

【临床应用】

1. 流行性感冒风寒证　以麻黄（去节）46.8g，桂枝 31.2g，杏仁（去皮尖）23g，甘草 15.6g，每日 1 剂，水煎服，治疗流行性感冒风寒证病人 32 例。对照组给予泰诺酚麻美敏片治疗 30 例。治疗组 24 小时体温总显效率为 93.75%，对照组为 36.67%，差异有统计学意义（$P<0.05$）。治疗组 24 小时中医证候总显效率为 90.63%，对照组为 30.00%，差异有统计学意义（$P<0.05$）[2]。

2. 肺热咳嗽　以麻黄 10g，鱼腥草 30g，石膏（先煎）30g，黄芩 10g，治疗肺热咳嗽 56 例。结果：显效 45 例，有效 9 例，无效 2 例。总有效率为 96.43%[3]。

3. 慢性顽固性支气管哮喘　以盐酸麻黄素埋入定喘穴治疗慢性顽固性支气管哮喘 37 例。半年随访 1 次，共 4 次，所有病人病情明显好转，发作次数明显减少。其中 13 例病人 1 年未再复发，6 例病人（包括 2 个小孩）2 年未再复发，治愈率为 52.8%[4]。

4. 睡眠呼吸暂停综合征　以麻黄 800g，益母草 1500g，桔梗 900g，生甘草 600g 制成口服液，1ml 含生药量 1.9g，灌封，每支 10ml。每日 2 次，每次 1～2 支，半月为 1 个疗程。136 例病人经 2 个疗程治疗后，结果：痊愈 102 例，显效 19 例，改善 11 例，无效 4 例，总有效率为 97.06%[5]。

5. 外感发热　以麻黄 3g，石膏 30～120g，桂枝 3g，研细末，多次分服，治疗外感发热 100 例。对照组口服扑热息痛治疗 100 例。结果：治疗组痊愈 43 例，显效 34 例，有效 18 例，无效 5 例，总有效率为 95%；对照组痊愈 14 例，显效 7 例，有效 45 例，无效 34 例，总有效率为 66%。两组疗效具有显著差异（$P<0.05$）[6]。

6. **小儿遗尿**　采用生麻黄 15g 为主药，根据具体情况辅以其他中药治疗小儿遗尿 60 例。10 天为 1 个疗程，治疗 3 个疗程后，结果：痊愈 34 例，有效 25 例，无效 1 例，总有效率为 98.3%[7]。

7. **免疫性疾病**　采用 1 个疗程（两周）麻黄制剂的用量相当于生药 7g 的麻黄制剂糖浆，治疗风湿及类风湿、哮喘、系统性红斑狼疮（SLE）等免疫性疾病 64 例，治疗后病人血清补体水平 CH_{50}、$AP-H_{50}$、C_3 均有不同程度下降[8]。

8. **缓慢型心律失常**　以麻黄、桂枝各 10g，杏仁、甘草各 6g 为基本方，随症加减，治疗缓慢型心律失常 50 例。结果：显效 33 例，有效 10 例，无效 7 例，总有效率为 86%[9]。

9. **酒渣鼻**　取生麻黄节、生麻黄根各 80g，加白酒煎服，治疗酒渣鼻 18 例。结果：治愈 15 例，好转 3 例[10]。

【备注】关于麻黄先煎去上沫　仲景用麻黄均强调"先煮""去上沫"（《伤寒论》）。目的在于减低其副作用，缓和其悍烈之性，对后世影响较大。如《本草经集注》云："（麻黄）先煮一两沸，去上沫，沫令人烦。"《医学衷中参西录》云："古方中有麻黄，皆先将麻黄煮数沸吹去浮沫，然后纳他药，盖以其所浮之沫发性过烈，去之所以使其性归和平也。"然而，现代对麻黄先煎去沫尚无一致的认识，研究有待深入。现行《中药学》教材和《中国药典》等对麻黄煎法均未作出特殊的要求。

参考文献

[1] 国家药典委员会. 临床用药须知·中药饮片卷 [M]. 北京：中国医药科技出版社，2011：82-85.

[2] 扈晓宇，张扬，张德雄. 经方本源剂量治疗流行性感冒风寒证 [J]. 中国实验方剂学杂志，2011，17（13）：230-234.

[3] 李秋红，刘秀玮. 麻鱼石黄汤加味治疗肺热咳嗽 56 例 [J]. 河北中医，2013，35（12）：1815-1816.

[4] 杨慧云，王亚斌，秦亚丽，等. 盐酸麻黄素植入膜剂的研制与临床应用 [J]. 中国药房，2000，11（4）：160-161.

[5] 张炬，曲巧敏，张凯瑞. 鼾静通口服液治疗睡眠呼吸暂停综合征 136 例 [J]. 河南中医，

2001, 21 (1): 59.

[6] 冯萍, 靳宏光, 张冰杰. 退热散治疗外感发热 100 例疗效观察 [J]. 长春中医药大学学报, 2009, 25 (3): 367-368.

[7] 邓润民, 陈志文. 麻黄治疗小儿遗尿症临床疗效分析 [J]. 中国实用医药, 2010, 5 (29): 145.

[8] 夏永祥. 麻黄制剂在治疗免疫性疾病中补体活性的变化 [J]. 临床检验杂志, 1997, 15 (3): 162-163.

[9] 姬光东, 牛振华. 麻黄汤治疗缓慢型心律失常 50 例 [J]. 中医药学报, 2002, 30 (1): 31-32.

[10] 张和平. 麻黄酒内服治疗酒渣鼻 18 例 [J]. 湖北中医杂志, 1991, 13 (3): 14.

桂枝 Guìzhī

本品为樟科植物肉桂 *Cinnamomum cassia* Presl 的干燥嫩枝。辛、甘，温。归心、肺、膀胱经。

【处方用名】桂枝。

【功效主治】

1. **发汗解肌** 本品辛甘温煦，"气味俱轻，故能上行发散于表"（《本草真诠》）。"散风寒，逐表邪，发邪汗"（《本草汇言》），有助卫实表，发汗散寒之功，"为解肌第一要药"（《本草求真》）。其开腠发汗之力较麻黄为缓和，但透达营卫之力为麻黄所不及。故凡风寒表证，无论表实无汗，抑或表虚汗出，用之莫不相宜。如治"太阳中风"之桂枝汤，治"太阳伤寒"之麻黄汤。前者与芍药为伍，以调和营卫，用于风寒表虚证；后者与麻黄相须为用，治伤寒表实证。

2. **温通经脉** 本品辛散温通，"入血脉有通利之妙"（《本草约言》）。"桂枝所优，为在温通经脉"（《本草思辨录》）。"所通者，血脉中寒滞"（《本经疏证》）。如治"风湿相搏，身体疼烦，不能自转侧"之桂枝附子汤，治"风湿相搏，骨节疼烦，掣痛不得屈伸"之甘草附子汤，治"诸肢节疼痛，身体尪羸"之桂枝芍药知母汤，治下焦蓄血证之桃核承气汤，治阴阳俱微的血痹证之黄芪桂枝五物汤，治"妇人宿有癥病"之桂枝茯苓丸，治"疟母"之鳖甲煎丸，治"瘀血在少腹不去"之温经汤等。大凡寒邪凝滞经脉诸痛，如胸阳不振之胸痹心痛，中焦虚寒之脘腹拘急疼痛，血寒经闭痛经，产后腹痛，风湿肩臂疼痛等，皆可使寒凝得散，经脉得通，则诸痛悉除。

3. 助阳化气 本品性温，可温助一身之阳气，"如离照当空，则阴霾全消，而无日复明也"（《金匮方歌括》）。上可助心阳，止悸动，用于心阳不振或心失温养所致的心下悸动、喜得按捺，常与甘草为伍，如桂枝甘草汤；中可扶脾阳，化痰饮，治脾阳不运，水湿内停所致的痰饮眩晕，常与茯苓、白术、甘草同用，如苓桂术甘汤；下可温肾阳，助气化，治肾阳不足，膀胱气化不行所致的水肿、小便不利等，常与茯苓、猪苓、泽泻等同用，如五苓散。

4. 平冲降逆 本品甘温，能温心阳，"降浊阴之冲逆"（《长沙药解》）。适用于心阳不足，无以下温肾水，以致下焦阴寒之气上逆发为奔豚。症见：气从少腹上冲胸咽，起卧不宁，烦闷欲死，片刻冲逆平息而复常。常在辨治方中重用本品，如治"气从少腹上冲心"之桂枝加桂汤。

5. 温中补虚 本品辛温微甘，"辛散也，润也，营卫不足，润而散之"（《证治准绳》），可"和营而补虚，使中气建立，则生育荣卫，通行津液"，使"虚劳不足可愈矣"（《成方切用》）。如治"虚劳里急"之小建中汤，治"虚劳里急诸不足"之黄芪建中汤。

【**用量用法**】

仲景用桂枝计 77 方，其中论及药量者 69 方，注明炮制者 44 方。

1. 用量 最大六两，最小六铢，一般常用量为三两。观仲景用桂枝治疗寒饮或虚寒证，量较大，为 4～6 两；若表邪较微，不宜过于发散，则用量较小；若正虚邪陷，出现上热下寒，表里不解，寒热夹杂，桂枝的用量亦较小；治疗风寒表实证，用桂枝助麻黄发汗解表，甘温药用量必须小于辛散之品。在麻黄汤中，麻黄用量为三两，桂枝用量为二两，可谓麻、桂配伍剂量的一种规律。现常用量为 3～10g。

2. 炮制 仲景有桂枝"去皮"之用。

3. 用法 煎汤或入丸、散。仲景用桂枝有"后下"之用。后人认为，后下是减少桂枝的加热时间，防止挥发油的大量挥发，以增强桂枝发泄、温阳之功用。

【**使用注意**】本品辛温助热，易伤阴动血，凡外感热病、阴虚火旺、血热妄行等证，均当忌用。孕妇及月经过多者慎用。

【现代研究】本品含挥发油，其主要成分为桂皮醛等。另外尚含有酚类、有机酸、多糖、苷类、香豆精及鞣质等。有降温、解热、抑菌、健胃、缓解胃肠道痉挛及利尿、强心、镇痛、镇静、抗惊厥等作用[1]。

【临床应用】

1. **心动过缓** 用桂枝甘草汤（桂枝 12g，炙甘草 10g）为基础方，随症加减，每日 1 剂，分早、晚温服，连用 7 日为 1 个疗程，根据病人病情连用 2～3 个疗程。共观察 42 例，结果：总有效率为 90.5%[2]。

2. **荨麻疹** 用自拟桂枝泻白合剂（桂枝、白芍各 10g，桑白皮、地骨皮、生姜各 9g，茯苓 30g，蝉蜕、僵蚕、防风、荆芥各 3g，炙甘草 6g，大枣 15g），每日 1 剂，水煎 300ml，分 3 次温服。同时口服咪唑斯汀 10mg，每天 1 次，4 周为 1 个疗程。共观察 62 例，结果：痊愈 18 例，显效 20 例，好转 20 例，无效 4 例[3]。

3. **颈椎病** 用桂枝加葛根汤（桂枝 10g，葛根 15g，麻黄、生姜各 8g，芍药 10g，甘草 6g，大枣 3 枚），随症加减，水煎分 2 次温服，每日 1 剂，同时配合针刺、推拿等常规治疗。7 天为 1 个疗程，共 2 个疗程。共观察 48 例，结果：治愈 23 例，有效 21 例，无效 4 例，总有效率为 91.7%[4]。

4. **多汗症** 用桂枝汤（桂枝 20g，白芍、生姜各 15g，甘草、大枣各 10g），日 1 剂，水煎取汁 600ml，每日 3 次口服。1 周为 1 个疗程，治疗 2 个疗程。共观察 21 例，结果：痊愈 10 例，显效 5 例，有效 4 例，无效 2 例，总有效率为 90.5%[5]。

5. **慢性痛风性关节炎** 用桂枝附子汤加减（桂枝、制附子、姜黄各 12g，苍术、白芥子各 20g，细辛、胆南星各 6g，土茯苓、豨莶草各 30g，麻黄 10g），水煎分早、晚 2 次温服，每日 1 剂，以半个月为 1 个疗程，治疗 1～2 个疗程。共观察 34 例，结果：临床治愈 11 例，显效 14 例，有效 6 例，无效 3 例，总有效率为 91.2%[6]。

6. **奔豚气** 用桂枝加龙骨牡蛎汤（桂枝 15～30g，白芍 15～60g，生龙骨、生牡蛎各 30～50g，生姜 3～5g，大枣 3～5 枚，甘草 6～10g），随症加减，水煎 200～300ml，饭前分 3 次服下。共观察 62 例，结果：治愈 14 例，有效 46 例，无效 2 例，总有效率为 96.8%[7]。

7. 慢性腰肌劳损 用黄芪桂枝五物汤（生姜 18g，黄芪、桂枝、芍药各 9g，大枣 4 枚），每日 1 剂，药物同清水 600ml 煎煮取 300ml，100ml/次，分早、中、晚 3 次服用，4 周为 1 个疗程。共观察 100 例，结果：显效 71 例，有效 21 例，无效 8 例，总有效率为 92.0%[8]。

【备注】关于桂类药物 《本经》谓：牡桂"味辛，温，主上气咳逆，结气，喉痹吐吸。利关节，补中益气"。菌桂"味辛，温。主百病，养精神，和颜色，为诸药先聘通使。久服，轻身、不老，面生光华，媚好常如童子"。陶弘景在《名医别录》中首次提出"牡桂""菌桂""桂"之三桂说，并对"三桂"的产地、采皮时间、形态学等作了阐释。张廷模考证认为[9]："宋以前的本草医籍中桂枝、肉桂、桂心是异名同物，都是以樟科植物肉桂较粗大的枝皮入药。"宋立人考证认为[10]："汉唐时期所用桂枝实指肉桂，是肉桂树的小枝或大枝的枝皮。"汤小虎等考证认为[11]：牡桂与菌桂其实就是今日的樟科肉桂组的植物，区别只是产地和品种不同。宋以前桂枝、肉桂、桂心不分，实为异名同物，直到北宋时期才出现了桂枝与肉桂的用药部位的分化及功效的界定；宋金元时期，桂枝用药部位分化，逐渐往上移，并且出现嫩小枝条入药，而肉桂用药部位逐渐往下移，并且出现干皮入药；明清时期，桂枝以细小嫩枝为主，仍包括嫩皮、嫩枝条的混用现象。直到 20 世纪 50 年代后期，桂枝统一为嫩枝条，肉桂统一为皮。日本学者真柳诚从考古学、植物学、文献学等方面，对张仲景医书中的桂类药物进行了详考，结论是北宋校正医书局林亿等将《伤寒论》中的所有桂类药物，包括桂、桂心、桂皮等通改为桂枝。汉代以桂枝即嫩枝全体入药的可能性几乎为零，很可能是以桂树的皮即现今所用的肉桂入药[12]。因此可以推测仲景方中桂枝与现今所用的无皮可去的桂枝不能等同，应该是樟科植物肉桂的枝皮。

参考文献

[1] 国家药典委员会. 临床用药须知·中药饮片卷 [M]. 北京：中国医药科技出版社，2011：87-88.

[2] 黄伟波. 桂枝甘草汤加减治疗心动过速的疗效观察 [J]. 求医问药（下半月刊），2011，9（11）：322-323.

[3] 刘凯. 桂枝泻白合剂治疗寒冷性荨麻疹临床观察 [J]. 中药药理与临床，2015，31（1）：

290–291.

[4] 谢斌, 李慧, 傅金汉, 等. 桂枝加葛根汤治疗颈型颈椎病的临床观察 [J]. 中华中医药学刊, 2017, 35 (3): 622–623.

[5] 张逸, 邓学云, 谯飞, 等. 桂枝汤治疗脑肿瘤术后多汗症临床观察 [J]. 河北中医, 2016, 38 (3): 416–418.

[6] 邱联群, 朱丽臻, 莫伟, 等. 桂枝附子汤加减治疗慢性痛风性关节炎 34 例疗效观察 [J]. 中国医药导报, 2007, 17 (4): 87–88.

[7] 安俊义. 桂枝加龙骨牡蛎汤治疗奔豚气 62 例 [J]. 中国中西医结合消化杂志, 2004, 12 (4): 239.

[8] 赵彦松. 黄芪桂枝五物汤治疗慢性腰肌劳损 100 例疗效分析 [J]. 中外医疗, 2016, 35 (12): 118–120, 127.

[9] 张廷模. 对仲景方中枳实和桂枝的考证 [J]. 中医杂志, 1985, 26 (7): 49.

[10] 宋立人. 桂的考证 [J]. 南京中医药大学学报 (自然科学版), 2001, 17 (2): 73.

[11] 汤小虎, 邓中甲. 百病之主——桂枝说 [M]. 北京: 人民卫生出版社, 2008, 9: 21–27.

[12] 真柳诚. 中国 11 世纪以前的桂类药物と药名一林億らは仲景医书の桂类药名を桂枝に二统一した [J]. 药史学杂志, 1995, 30 (2): 96–115.

苏叶 Sūyè

为唇形科植物紫苏 *Perilla frutescens* (L.) Britt. 的叶 (或带嫩枝)。辛, 温。归肺、脾经。

【处方用名】紫苏、苏叶、紫苏叶。

【功效主治】

1. 解表散寒 本品 "芳香气烈。外开皮毛, 泄肺气而通腠理; 上则通鼻塞, 清头目, 为风寒外感灵药"(《本草正义》), "凡属表证, 放邪气出路之要药"(《药品化义》), 与香附、麻黄配伍有发汗解肌之功(《本草纲目》); 与防风、川芎、陈皮、甘草等配伍可治伤风发热(《不知医必要》)。

2. 行气和胃 如治 "妇人咽中如有炙脔" 之半夏厚朴汤。方中苏叶 "下结气, 化痰气, 乃治气之神药也"(《本草汇言》), "解郁结而利气滞"(《本草正义》），具有行散气结之效，适用于脾胃气滞，脘腹胀满，恶心呕吐等。本品又能"宽中气，安胎气"（《本草汇言》），"同陈皮、砂仁，则行气安胎"（《本草纲目》）。

此外，本品尚能解鱼蟹毒，用于进食鱼蟹所致腹痛吐泻者。

【用量用法】

仲景用苏叶仅半夏厚朴汤 1 方。

1. 用量　原方中本品用量二两。现常用量为 5～10g。

2. 用法　水煎服，不宜久煎。

【使用注意】苏叶为辛温发散之品，故《本草经疏》云："病属阴虚，因发寒热或恶寒及头痛者，慎毋投之，……火升作呕者亦不宜。"《本草通玄》亦认为："久服泄人真气。"

【现代研究】主含紫苏醛、紫苏酮、苏烯酮、矢车菊素、薄荷醇、薄荷酮、紫苏醇、二氢紫苏醇、柠檬醛、丁香油酚等。本品有解热、抗炎、抑菌、降血脂、保肝及抗氧化等多种药理作用[1]。

【临床应用】

1. 寻常疣　以鲜紫苏叶外擦患处，每日 1 剂，每次 10～15 分钟，一般 3～6 次可愈。观察 20 例，效果良好[2]。

2. 小儿外感鼻塞　将 10cm×7cm 大小的纱布药包（紫苏叶、薄荷叶各 4g）置于患儿前囟部（前囟处头发剃去）并胶布固定，一般 2～3 小时症状缓解，如果症状不缓解，可间隔 2 小时继续敷用，直到缓解[3]。

3. 妊娠恶阻　自拟方（紫苏叶、竹茹各 12g，黄连 3g，姜半夏、砂仁、麦冬各 6g，陈皮、太子参各 9g），水煎服，每日 1 剂，3 天为 1 个疗程。共观察 26 例，结果：总有效率为 96.15%[4]。

4. 早中期慢性肾衰竭　苏叶地黄汤（紫苏叶 30g，生地黄、熟地黄、麸炒苍术各 12g，山茱萸、茯苓各 10g，黄连、川姜、大枣各 6g），水煎服，每日 1 剂，2 个月为 1 个疗程。共观察 68 例，结果：总有效率为 83.80%[5]。苏叶黄连汤（紫苏叶、玉米须各 30g，川黄连 5～6g，半夏 12g，丹参、茯苓各 15g），水煎服，每日 1 剂，1 个月为 1 个疗程。共观察 25 例，结果：总有效率为 84%[6]。

5. 红臀　紫苏研磨成粉，加入香油，均匀涂抹于病人的红臀处，3～5 天即可见效[7]。

6. 子宫出血 紫苏水提取液（生药 2g/ml）制成止血纸或止血棉球或止血纱布，再以 60℃烤箱烘干备用。用时取本止血剂贴敷出血处。共观察 108 例，结果：总有效率为 79.6%[8]。

7. 小儿鞘膜积液 将紫苏叶、蝉蜕、枯矾、五倍子用布包好，加水 1500ml，煎 10 分钟，趁热熏洗，每日 2 次。共观察 36 例，结果：总有效率为 94.44%[9]。

8. 慢性支气管炎 干紫苏叶与干姜（10:1）制成 25%药液，每日早、晚各服 10ml，10 天为 1 个疗程。共观察 552 例，结果：总有效率为 76.99%[9]。

9. 物理降温 将紫苏叶放入 95%乙醇中浸泡密封 72 小时后，加蒸馏水，配成 38%的乙醇浸剂，对高热病人（体温 39℃～41℃）进行物理降温。共观察 50 例，与对照组给予 38%的单纯乙醇浸剂降温比较，体温下降有极显著性差异[10]。

参考文献

[1] 国家药典委员会. 临床用药须知·中药饮片卷［M］. 北京：中国医药科技出版社，2011：90.

[2] 阴健，郭力弓. 中药现代研究与临床应用［M］. 北京：学苑出版社，1994：632.

[3] 赵慧萍，赵丽萍. 薄荷苏叶敷压治疗小儿外感鼻塞［J］. 中医药研究，1993，（4）：5.

[4] 刘岩，吕美. 加味苏叶黄连汤治疗妊娠恶阻 26 例［J］. 湖南中医杂志，2012，28（3）：56.

[5] 孙响波，于妮娜. 苏叶地黄汤治疗慢性肾衰竭临床观察［J］. 中医学报，2015，30（1）：136-137.

[6] 谢宗昌，谢泳泳. 苏叶黄连汤加减治疗慢性肾衰 25 例［J］. 中医杂志，1994，35（12）：733-734.

[7] 于海萍，王芳，汪晶晶. 紫苏加香油治疗红臀［J］. 中国民间疗法，2013，21（7）：40.

[8] 曹毅，赵子文，杨影，等. 紫苏治疗子宫出血［J］. 中医杂志，1988，29（8）：49.

[9] 王辉武. 中药临床新用［M］. 北京：人民卫生出版社，2001：631.

[10] 张夏英. 紫苏乙醇浸剂物理降温疗效观察［J］. 实用护理杂志，1996，12（3）：100.

防风 Fángfēng

为伞形科植物防风 *Saposhnikovia divaricata* （Turcz.）Schischk.的根。辛、甘，微温。归膀胱、肝、脾经。

【处方用名】防风、关防风、北防风。

【功效主治】

1. 胜湿止痛 本品味辛微温，以祛风见长，而有疏风胜湿之能。"以为祛风除湿"（《本草求真》），"散经络留湿"（《本草备要》），既能祛风散寒，又能胜湿止痛，为"行周身骨节疼痛之要药"（《药鉴》）。如侯氏黑散治"大风四肢烦重，心中恶寒不足"；桂枝芍药知母汤治"肢节疼痛，身体尪羸，脚肿如脱，头眩短气，温温欲吐"。

2. 祛风解表 本品味辛发散，然药性平和，微温不燥，甘缓不峻，素有"风药中之润剂"（《本草蒙筌》）之称。"防风遍行周身，称治风之仙药……风药中之润剂，治风独取此味任重功专矣……夫以防风之善驱风，得黄芪则外有所卫；得白术以固里，则内有所据风邪去而不复来"（《古今名医方论》）。凡外感表证，无论风寒、风热皆宜。

此外，本品既能散外风，又能息内风以止痉，可用于破伤风，症见牙关紧闭，身体强直，角弓反张等。因其药性缓和，重在祛风，止痉力缓，故用治破伤风不能独胜其功，多作为辅助药用。

【用量用法】

仲景用防风共计 5 方。

1. 用量 最大量为四两，最小量为三钱。现内服常用量为 5～10g。

2. 用法 入汤剂煎服。

【使用注意】本品药性偏温，阴血亏虚、热病动风者不宜使用。

【现代研究】主含色酮类成分：防风色酮醇、5-O-甲基维斯阿米醇苷、升麻素、升麻素苷；香豆素类成分：香柑内酯；还含酸性多糖、挥发油等。有解热、镇静、镇痛、抗惊厥、抗过敏作用[1]。

【临床应用】

1. 面神经炎 以防风 30g，白附子 12g，白僵蚕 12g，全蝎 10g，治疗面神经炎 30 例。结果：治愈 25 例，好转 3 例，无效 2 例，总有效率为 93.33%[2]。

2. 过敏性哮喘 以防风、银柴胡、五味子、乌梅各 12g，水煎服，日服 1 剂。治疗过敏性哮喘 48 例，结果：显效 31 例，有效 14 例，无效 3 例，总有效率达 93.75%[3]。

3. 小儿反复呼吸道感染 用防感散（发作期用防风、荆芥、牛蒡子、桔梗、黄芩、贯众、杏仁、浙贝母各 6g，黄芪 9g，大青叶 12g，甘草 3g；间歇期用防风、贯众、黄芩、党参、白术各 6g，黄芪、补骨脂各 9g，炙甘草 3g，大枣 5 枚）每日 1 剂，水煎服。对照组用西药常规治疗。治疗组 64 例中，治愈 55 例，有效 7 例，无效 2 例，总有效率为 96.88%。与对照组相比，总有效率与治愈率均有非常显著性差异（均为 $P < 0.01$）[4]。

4. 自汗 用自拟固表汤（防风 6～10g，黄芪 15～30g，白术 6～10g，党参 10～15g，茯苓 8～10g，炙甘草 5～10g，浮小麦 10～15g，牡蛎 10～15g）每日 1 剂，水煎，早、晚分服；对照组用黄芪精口服液。疗程均为 2～4 周。治疗组 38 例中，临床痊愈 30 例，好转 6 例，无效 2 例，总有效率为 94.7%。治疗组与对照组相比，总有效率、治愈率及伴随症状改善率均有非常显著性差异（均为 $P < 0.01$）[5]。

5. 脑震荡 用防风、当归、川芎、细辛、乳香、没药、桃仁、苏木、丹参、荆芥、蔓荆子、羌活、白芷、泽兰叶，治疗 3～10 天。共观察 66 例，结果：治愈 59 例，好转 7 例，疗效满意[6]。

参考文献

[1] 国家药典委员会. 临床用药须知·中药饮片卷 [M]. 北京：中国医药科技出版社，2011：99-102.

[2] 宋继红，殷玉杰. 重用防风配牵正散治疗面神经炎 30 例 [J]. 内蒙古中医药，2007，（1）：9.

[3] 王凯娟，秦吉峰，郗园林. 中草药制剂抑菌作用的实验研究 [J]. 中华临床医学杂志，2001，2（3）：34.

[4] 冯步珍，夏俊杰. 防感散治疗小儿反复呼吸道感染的临床观察 [J]. 吉林中医药，2002，

22（1）：28–29.

[5] 张丽霞. 自拟固表汤治疗卫表不固型自汗 38 例 [J]. 湖南中医学院学报，2001, 21（2）：53–54.

[6] 王晓东，胡怀龙. 防风归芎汤治脑震荡 66 例 [J]. 江西中医药，2004, 31（2）：60.

细辛 Xìxīn

为马兜铃科植物北细辛 *Asarum heterotropoides* Fr. Schmidt var. *mandshuricum*（Maxim.） Kitag.、汉城细辛 *Asarum sieboldii* Miq. var. *seoulense* Nakai 或华细辛 *Asarum sieboldii* Miq.的根和根茎。辛，温。归心、肺、肾经。

【处方用名】细辛、北细辛、华细辛、辽细辛。

【功效主治】

1. 解表散寒　本品辛温发散，芳香透达，长于解表散寒，祛风止痛，宜于外感风寒，头身疼痛较甚者。《本草百种录》亦谓："细辛气盛而味烈，其疏散之力更大。"《本草备要》谓其"治邪在里之表剂"，本品既入肺经散表寒，又入肾经除里寒，能通彻表里，祛内外之寒。如麻黄附子细辛汤主治"少阴病，始得之，反发热，脉沉者"。仲景在本方中用气味辛温雄烈之细辛，有佐麻黄祛风解表之旨。赵嗣真论及本方时说："用麻黄细辛以发表热。"钱天来亦说本方是以"细辛之气温，味辛专走少阴者，以助麻黄辛温发散"。《本草汇言》谓："细辛佐荆芥、防风能散诸经之风。"

2. 祛风止痛　本品辛能祛风，温能散寒，芳香走窜，上达巅顶，通利关节，以止痛见长。如仲景当归四逆汤主治"手足厥寒，脉细欲绝者"及当归四逆加吴茱萸生姜汤治"若其人内有久寒者"；仲景大黄附子汤，治寒积便秘、胁下偏痛；仲景用细辛合干姜"治大风四肢烦重，心中恶寒不足者"，有温化寒痹以止痛之旨；仲景赤丸用细辛配乌头温经散寒止腹痛，主治"寒气厥逆"；此外仲景在主治风湿表虚证的防己黄芪汤方后云："下有陈寒者加细辛三分"，更说明细辛有温经散寒止痛之功；再参乌梅丸中用细辛安蛔、治久痢；《珍珠囊》谓其主"少阴苦头痛"，并谓以"细辛为主，以独活为使，治少阴头痛如神"；《本经》说它可治"百节拘挛，风湿痹痛"；《御药院方》细辛散、《吉林中草药》皆用其配荆芥、露蜂房或黄柏，治牙痛；《药性论》用其治"恶风、风头"；《普济本事方》细辛散则以其为主药配川芎、附子、麻黄治头痛。

3. 通窍　本品辛散宣通，能"开肺气，通鼻塞"（《本草汇言》），为治鼻渊，鼻衄，鼻塞不通，浊涕不止之良药。《本草纲目》谓："细辛，窜能润燥，故通少阴及耳窍。"《别录》亦谓"细辛升发辛散"，可"开通诸窍""温中下气，破痰开胸中，除喉痹齆鼻，下乳结，汗不出，血不行，益肝胆通精气"。《日华子本草》亦说它可治"胸中结聚"。《本经逢原》说它还可治"鼻塞不利"。《外台秘要》用其配桂心，治"小儿触冒邪气，口不能言"；《世医得效方》用其末吹鼻，治暗风卒倒，不省人事；《龚氏经验方》聪耳丸：用细辛末，溶黄腊丸塞耳，治耳聋。《本草正义》则全面阐述了细辛"芳香最烈，故善开结气，宣泄郁滞，而能上达巅顶，通利耳目，旁达百骸，无微不至，内之宣络脉而疏通百节；外之行孔窍而直透肌肤"通关利窍的机制和功用。《方脉正宗》亦以其为主药配紫苏、防风等，治伤风鼻塞。

4. 温肺化饮　本品辛温走肺，达表入里，外能发散风寒，内能"温肺化痰饮"（《本草征要》）。治外感风寒、水饮内停之证。如仲景 "伤寒表不解，心下有水气，干呕发热而咳……，小青龙汤主之"；"冲气即低，而反更咳，胸满者"用苓甘五味姜辛汤；还有苓甘五味加姜辛半夏杏仁汤，苓甘五味甘草去桂加姜半夏汤方，苓甘五味加姜辛夏仁黄汤，这些治痰饮咳嗽病脉证治的方子变证迭出，加减频繁，惟各方中用细辛不变，仲景之旨，是取细辛温肺化饮，以止咳喘之功。《药性论》说它能治"咳逆上气"。《本经逢原》说它主"痰结湿火"。《本草通玄》还谓其"主痰厥气壅"。《别录》谓细辛能"破痰，利水道"。陶弘景谓其"最能除痰"。

【用量用法】

仲景用细辛计 16 方。

1. 用量　纵观仲景用细辛的剂量，入煎剂概括起来可分为两种情况：取其散寒止痛，温肺化饮治疗内有寒饮和血虚寒凝之"厥"时，用量多为三两，如小青龙汤、当归四逆汤及其类方等 8 方；取其解表散寒，或虚实夹杂为患，但阳虚较重，减轻细辛的剂量为二两，即用其通阳又防其发散太过，如麻黄细辛附子汤和大黄附子汤等 5 方；入丸散剂乌梅丸用细辛六两，赤丸用细辛一两，侯氏黑散中又只用三分，剂量大小不一，每次服用量都很小。《本草别说》中谓："细辛若单用末，不可过半钱匕，多即气闷塞，不通者死。"《本草纲目》中亦倡"细辛不过钱"。现煎服，1～3g；散剂每次服 0.5～1g。外用适量。

2. 炮制　蜜炙细辛，辛散之力已缓，温燥之性亦弱。具温肺化饮，祛风散寒而不伤阴之功。

3. 用法　内服：作汤剂或入丸、散。外用：研末撒、吹鼻或煎水含漱。

【使用注意】《本草经集注》指出细辛"反藜芦"，《药性论》谓其"忌生菜"，《本草经疏》说："凡病内热及火生炎上，上盛下虚，气虚有汗，血虚头痛，阴虚咳嗽，法皆禁用。"《得配本草》亦说："风热阴虚禁用。"因此，气虚多汗，血虚头痛，阴虚阳亢，干咳无痰及孕妇忌服。

【现代研究】主含木脂类成分：细辛脂素；挥发油：α－蒎烯、莰烯、香叶烯、柠檬烯、细辛醚、甲基丁香酚、榄香素、黄樟醚等。另含痕量的马兜铃酸 I。有解热、镇静、镇痛、抗炎、表面麻醉及浸润麻醉作用。此外，还有强心、扩张血管、松弛平滑肌、增强脂质代谢、升高血糖等作用[1]。

【临床应用】

1. 类风湿关节炎　用细辛 30～160g，制附子 10～30g（先煎），豨莶草 30～100g 为基本方随症加味。每剂水煎 2 次，每次煎 40 分钟，共煎成药液 200ml，分 4 次服（如用北细辛则剂量太大，宜慎）。观察 100 例，全部停用激素。结果：痊愈 76 例，显效 14 例，有效 10 例。治愈时间为 30～60 天。凡病人无严重心血管疾病，可以长服半年无任何不良反应[2]。

2. 冠心病心绞痛　用复方细辛气雾剂（取细辛挥发油 50ml，加冰片 16g，溶于 95% 的乙醇 600ml 内，加二氯二氟甲烷制成气雾剂），心绞痛发作时，对准口腔按压阀门 2～5 次即可。观察 281 例，1 分钟内止痛者 56 例（19.9%），1～2 分钟止痛者 55 例（19.6%），2～5 分钟止痛者 71 例（25.3%），获速效（指 5 分钟以内）止痛者 182 例（64.8%）[3]。

3. 小儿支气管哮喘　将 40 例支气管哮喘急性发作患儿随机分成两组，各 20 例，分别雾化吸入细辛脑注射液（观察组），万托林、普米克令舒溶液（对照组）。两组治疗后症状、体征改善程度经统计学分析，总有效率无明显差异，疗效相当，表明中药细辛脑注射液雾化吸入治疗支气管哮喘有效[4]。

4. 慢性阻塞性肺疾病 选择 154 例慢性阻塞性肺疾病（COPD）急性发作期病人，随机分为常规疗法组和联用细辛脑治疗组，联用细辛脑治疗组在常规疗法的基础上联用细辛脑注射液雾化吸入治疗。观察两组临床疗效、症状积分及血气分析结果。结果：联用细辛脑治疗组显效率为 77.92%，常规疗法组为 58.44%；治疗后联用细辛脑治疗组病人症状积分及血气分析结果均明显优于常规组。表明常规疗法的基础上联用细辛脑注射液雾化吸入治疗 COPD 急性发作有较好的临床疗效[5]。

【备注】关于细辛不过钱 细辛不过钱之说，源于明·李时珍《本草纲目》云："细辛非华阴者不得为真。若单用末，不可过一钱，多则气闷塞不通者死，虽死无伤。"结合古代论述，细辛不过钱主要包括以下基本元素。①正品细辛；②细辛用根，不是用带根全草；③细辛单用，不是配伍应用；④细辛用末（散剂），不是用汤剂或其他剂型；⑤细辛口服，不是外用。总之，细辛不过钱（3g）是在特定条件下一种特殊限量，并不具有普遍的临床指导意义。因此，准确把握细辛不过钱的内涵，对指导细辛临床安全、有效、合理用药十分重要。

参考文献

[1] 国家药典委员会. 临床用药须知·中药饮片卷 [M]. 北京：中国医药科技出版社，2011：107.

[2] 冯恒善. 重用细辛治疗类风湿关节炎 100 例分析 [J]. 河北中医，1984，（1）：16.

[3] 中医研究院西苑医院内科. 复方细辛气雾剂对冠心病心绞痛急性发作止痛效果观察 [J]. 新医药学杂志，1974，（1）：13.

[4] 梁雪. 细辛脑注射液雾化吸入治疗小儿支气管哮喘临床观察 [J]. 中国中西医结合儿科学，2010，2（2）：125-126.

[5] 朱莉莉，杨质秀，李玉梅，等. 细辛脑雾化治疗 COPD 急性发作疗效观察 [J]. 中国现代医生，2010，48（26）：43-44.

生姜 Shēngjiāng

为姜科植物姜 *Zingiber officinale* Rose.的新鲜根茎。辛，微温。归肺、脾、胃经。

【处方用名】生姜。

【功效主治】

1. 解表散寒　如治"太阳中风"之桂枝汤，治"太阳伤寒兼太阳经气不舒证"之葛根汤，治"太阳伤寒兼里热证"之大青龙汤等，方中生姜"辛温，行阳分而祛寒发表"（《本草备要》），"达玄府散风寒之抑郁"（《本草约言》），"为发表之良药"（《长沙药解》）。惟其力弱，仲景每于发散风寒诸方中多作辅助药用。

2. 温中止呕　如治"呕吐，谷不得下"之小半夏汤，治"呕逆"之橘皮竹茹汤，治"食谷欲呕""呕而胸满"之吴茱萸汤，治"噫气不除"之旋覆代赭汤，治"干噫食臭"之生姜泻心汤等，方中生姜性温，归脾、胃二经，长于温散中焦之寒邪，善能和胃降逆，"止呕吐，不分乎冷热"（《药镜》）。"凡呕者多食生姜，此是呕家圣药"（《千金要方》）。故可用于多种原因所致的呕吐。因其以温中见长，故对胃寒呕吐最为适合。

3. 化痰止咳　本品辛温发散，入肺经，长于温肺散寒，兼能"豁痰利窍"（《药品化义》），善"治咳嗽痰涎"（《药鉴》）。对于肺寒咳嗽，无论有无外感，有痰无痰皆可配伍应用。

4. 解鱼蟹毒　本品能"解药毒"（《本草拾遗》），"解菌蕈诸物毒"（《日用本草》），"解食野禽中毒成喉痹"（《本草纲目》）。说明生姜解毒作用已被历代医家实践所证实。仲景所制小半夏汤、半夏加茯苓汤、生姜半夏汤等方，既取生姜解生半夏之毒，又可发挥姜夏协同作用。

此外，本品亦可用于风寒湿邪痹阻经脉，寒凝血瘀所致之头痛，肩、臂、腰、膝疼痛。《本草新编》云："至于偶受阴寒，如手足厥逆，腹痛绕脐而不可止，不妨多用生姜……以祛其内寒也。"

【用量用法】

仲景用生姜者共68方，可见生姜运用之广泛。

1. 用量　原方用量最大者为当归生姜羊肉汤，方后有云："若寒多者，加生姜成一斤"；用量最小者为排脓汤，为"一两"。现常用量为3～10g。

2. 炮制　仲景一般切片入药，也取汁用之。《伤寒杂病论》中言切者34方，用姜汁者2方。现一般除去杂质，洗净，用时切厚片。发散风寒者用姜片；痰涎壅盛，胃失和降之呕吐者，用姜汁或煨姜。

3. **用法**　仲景多以切片入煎或取汁入药。现一般切片入药煎服，或取汁服用。

【使用注意】本品"久服损阴伤目。阴虚内热，阴虚咳嗽吐血，表虚有热汗出，自汗盗汗，脏毒下血，因热呕恶，火热腹痛，法并忌之"（《本草经疏》）。故阴虚内热及实热证禁服。

【现代研究】主含挥发油和辛辣成分：姜醇、姜烯、水芹烯、芳樟醇、柠檬醛、α-龙脑、姜辣醇类、姜酮、姜烯酚、姜酚等[1]。本品具有解热、镇痛、抗炎免疫抑制、止吐、保护胃黏膜、镇静及抗惊厥等作用[2]。

【临床应用】

1. **幽门螺杆菌**　在给予标准三联疗法的基础上，将生姜研磨成粉，温开水送服，每次 10g，每日 2 次，服用 2 周。共治疗 30 例。结果：治愈 26 例，无效 4 例，总有效率为 86.7%[3]。

2. **风湿痛、腰腿痛**　用鲜生姜制成 5%～10%注射液，行通电或反应结节注射，共治疗 113 例。结果：显效 36 例，好转 56 例，无效 21 例，总有效率为 81.4%[4]。

3. **眉棱角痛**　用生姜半夏汤（鲜生姜 30～50g，生半夏 30～60g）水煎服，共治疗 108 例。结果：1～3 剂治愈 59 例，4～6 剂治愈 32 例，8 剂以上治愈 17 例，疗效满意[5]。

4. **遗尿**　用加味生姜膏（生姜 30g 捣泥，炮附子 6g，补骨脂 12g，共研细末，合为膏状）填入脐中，用无菌纱布覆叠固定。5 天换药 1 次，共治疗 25 例。结果：痊愈 20 例，显效 3 例，无效 2 例，总有效率为 92%[6]。

5. **单纯性蛔虫性肠梗阻**　用姜蜜汤（用 1:2 的鲜姜汁和蜂蜜混合成的液体）口服，成人 20ml/次，小儿酌减，每 1～2 小时 1 次，病重者酌情增量至症状和体征消失为度或继续给药 2～4 次以巩固疗效。共治疗 314 例。结果：痊愈 309 例，无效 5 例，总有效率为 98.4%[7]。

参考文献

[1] 雷载权，张廷模. 中华临床中药学（上、下卷）［M］. 北京：人民卫生出版社，1998：244.

[2] 国家药典委员会. 临床用药须知·中药饮片卷［M］. 北京：中国医药科技出版社，

2011：93.

[3] 蔡和利，肖林榕，林栋，等. 中药生姜根除幽门螺杆菌的临床疗效研究 [J]. 临床医学工程，2014，21（9）：1112-1113.

[4] 江苏新医学院. 中药大辞典·上册 [M]. 北京：人民卫生出版社，1977：656.

[5] 邓朝纲. 大剂生姜半夏汤治眉棱角痛效好 [J]. 新中医，1991，23（5）：56.

[6] 纪延龙，刘加芩. 加味生姜膏敷脐治遗尿 [J]. 江苏中医杂志，1984，（2）：封三.

[7] 张学才，黄世舒. "姜蜜汤"治疗单纯性蛔虫性梗阻 [J]. 中级医刊，1982，（10）：30.

葱白 Cōngbái

为百合科植物葱 *Allium fistulosum* L.近根部的鳞茎。辛，温。归肺、胃经。

【处方用名】葱白。

【功效主治】

1. 发汗解表 仲景未详。本品"主伤寒寒热，出汗中风，面目肿"（《本经》），"辛温通窍，专主发散，凡一切表邪之证，大能发汗逐邪"（《药品化义》）。适用于外感风寒，恶寒发热之轻证，常与淡豆豉同用，如葱豉汤（《肘后方》）。

2. 散寒通阳 本品"辛温上升，入手太阴、足阳明经，专主发散，以通上下阳气，即《本经》作汤以下主治。故伤寒头痛如破，用连须葱白香豉汤。少阴病下利清谷，里寒外热，厥逆脉微者，白通汤内用葱白，以其辛温通阳气也"（《本经逢原》）。能宣通阳气，温散寒凝，适用于阴盛格阳证。治疗阴寒内盛、格阳于外或格阳于上所致的下利清谷，里寒外热或面赤、厥逆脉微之证，如"面色赤者，加葱九茎"之通脉四逆汤、白通汤、白通加猪胆汁汤。考仲景诸方，无不同此而设，如旋覆花汤同样取葱白通阳散结、阳通瘀化之义。亦如陈亮斯所言："白通汤者谓葱白能通阳气，因而名白通也……，尤重在葱白少阴为阴，天之寒气亦为阴，两阴相合而偏于下利则与阳气隔绝不通，姜附之力虽能益阳，不能使真阳之气必入于阴中，葱白味辛能通阳气，令阴得阳而得利可愈。盖大辛大热之药，原非吾身真阳，不过借以益吾阳气，非有以通之，能令真阳和会，而籽以有济也耶！"

【用量用法】

仲景用葱白计 4 方，即通脉四逆汤、白通汤、白通加猪胆汁汤、旋覆花汤。

1. **用量** 仲景用十四茎者 1 方，九茎者 1 方，四茎者 2 方。现常用量为 3～9g。

2. **用法** 水煎服。《医林纂要》云：“全用则行通身，根与白行肌肤，青与尖专行达肌表，上头目。又生用则外行，泡汤则表散，熟之则守中。”

【使用注意】本品为辛温发散之品，表虚多汗者忌服。忌与蜜、枣、常山、地黄同用。仲景方后云：腹中痛者，去葱加芍药二两。

【现代研究】主含大葱挥发油、大蒜素、维生素 C、果胶、胡萝卜素、维生素 B 及人体必需的矿物质等。具有抗癌、抗基因突变、抗菌、抗氧化、保护心血管、降血压、抗癌、提高人体免疫和防止衰老等功能[1]。

【临床应用】

1. **尿潴留** 用葱白 500g 切细，与 50g 小茴香拌匀，包裹于纱布内，制成药袋，药袋大小为长、宽各 15cm 的正方形。将药袋覆盖于脐部，上以神灯照射加热，使热力透入脐部，时间不少于 30 分钟。治疗尿潴留病人 48 例，半小时内排尿者 37 例，1～2 小时排尿者 4 例，其余无效。总有效率为 85.42%[2]。

2. **肝硬化腹水** 用芫花、甘遂、大戟各 2g 研末，葱白捣烂与上药末混合后外敷肚脐，每日更换 1 次。共观察 50 例，结果：50 例中，治愈 24 例，好转 21 例，未愈 5 例，有效率为 90%[3]。

参考文献

[1] 田晓庆，于法常，王瑞，等. 大葱现代药理药效研究 [J]. 中国果菜，2016，36（10）：29-33.

[2] 刘秀艳. 葱白熨法结合针刺治疗 48 例尿潴留的临床疗效 [J]. 当代医药论丛，2013，（6）：192-193.

[3] 王爱菊. 十枣汤加葱白敷脐治疗肝硬变腹水 50 例 [J]. 河南中医，2012，32（8）：964-965.

香豉 Xiāngchǐ

本品为豆科植物大豆 Glycine max（L.）Merr.的成熟种子的发酵加工品。苦、辛，凉。归肺、胃经。

【处方用名】淡豆豉、香豆豉、炒豆豉。

【功效主治】

宣发郁热 本品辛能宣散，凉能除热，为"宣郁之上剂也。凡病一切有形无形，壅胀满闷，停结不化，不能发越致疾者，无不宣之"（《本草汇言》）。用于外感热病，邪热内郁胸中，烦闷不眠，每与栀子为伍，"豆豉治烦躁满闷，非特由于伤寒头痛寒热者可用，即由于瘴气恶毒者亦可用也。盖烦者阳盛，躁者阴逆，阳盛而不得下交，阴逆而不能上济，是以神不安于内，形不安于外，最是仲景形容之妙，曰反复颠倒，心中懊恼。惟其反复颠倒，心中懊恼，正可以见上以热盛，不受阴之滋；下因阴逆，不受阳之降，治之不以他药，止以豆豉栀子成汤，以栀子能泄热下行，即可知豆豉能散阴上逆矣"（《本经疏证》）。如治"心中懊恼""虚烦"之栀子豉汤、栀子甘草豉汤、栀子生姜豉汤等方。

此外，本品辛散轻浮，能疏散表邪。因其药性平和，发散之力弱，大凡外感表证，无论风热、风寒，邪浅证轻者颇为适宜。

【用量用法】

仲景用香豉计 6 方。

1. **用量** 大量用至一升，小量为一合。现常用量为 6～12g。

2. **用法** 多入汤剂。瓜蒂散中提到"以香豉一合，用热汤七合，煮作稀糜，去滓，取汁和散，温顿服之"。一般煎汤时宜后下，若治黄疸者宜同煎。

【使用注意】《本草经疏》指出："凡伤寒传入阴经与夫直中三阴者，皆不宜用。"

【现代研究】主含异黄酮类成分，如大豆苷、黄豆苷、大豆素、黄豆素等。还含有胡萝卜素，维生素 B_1、B_2，淡豆豉多糖及微量元素等。有微弱的发汗作用，并有健胃、助消化、抗骨质疏松、降血糖等作用[1]。

【临床应用】

1. **抑郁症**　用栀子豉汤（淡豆豉、栀子各 15g）随症加减，每日 1 剂，15 天为 1 个疗程，3 个疗程后评定疗效。共观察 44 例，结果：在改善某些症状体征方面栀子豉汤与盐酸氟西汀疗效相当，在对全身症状的综合改善上优于盐酸氟西汀，副作用比盐酸氟西汀少[2]。

2. **小儿睡惊症**　用栀子豉汤（栀子 10～12g，淡豆豉 12～15g，青龙齿、生牡蛎、生龙骨、紫贝齿各 30g），随症加减，每日 1 剂，水煎分 2 次温服。57 例患儿经治疗 1 个月后作为疗效评估时间，治疗 3 个月后随访。结果：治愈 37 例，占 64.91%；有效 16 例，占 28.07%；无效 4 例，占 7.02%。总有效率为 92.98%[3]。

【备注】本品为大豆与表散药物同制发酵而成，由于加工所用辅料不同而性质各异。若与麻黄、紫苏同制，其性偏温，多用于风寒表证；与桑叶、青蒿同制，其性偏凉，多用于风热表证。《中国药典》将后者定为淡豆豉的正品。

参考文献

[1] 国家药典委员会. 临床用药须知·中药饮片卷 [M]. 北京：中国医药科技出版社，2011：147.

[2] 石景洋，张彦丽，张霄，等. 栀子豉汤治疗抑郁症患者 44 例疗效观察 [J]. 中国实验方剂学杂志，2012，18（18）：316-318.

[3] 侯春光. 栀子豉汤治疗小儿睡惊症 57 例临床体会 [J]. 中国中医急症，2009，18（4）：638-639.

菊花 Júhuā

为菊科植物菊 *Chrysanthemum morifolium* Ramat.的干燥头状花序。甘、苦，微寒。归肺、肝经。

【处方用名】菊花、白菊花、黄菊花、滁菊花、杭菊花。

【功效主治】

1. **疏散风热**　如治"大风四肢烦重，心中恶寒不足"之侯氏黑散。方中菊花甘苦而凉，清香质轻，达表上浮，长于清疏肺经及在表之风热，"专治头目风热"

（《本草衍义》），"为祛风热之要药"（《本经逢原》）。适用于风热表证或温病初起。然"功亦甚缓"（《本草新编》），每与桑叶相须为用。

2. 清肝明目　本品清苦泄降，"入肝之用为长"（《本草便读》），"专制风木"（《本草经疏》）。能平肝阳，清肝热，"益肝之不足"（《药义明辨》）。且"不甚燥烈，故于头目风火之疾尤宜焉"（《神农本草经百种录》）。适用于阴虚阳亢所致的头痛眩晕，尤"为目科要药"（《本草正义》）。凡风热上攻或肝火上炎所致的目赤肿痛，羞明多泪；肝肾精血不足，眼目昏花，视物模糊等皆宜。

3. 清热解毒　本品苦寒，"能理血中热毒"（《本草正义》），具有清热解毒之功。可用于热毒疮痈。惟清热解毒之力不及野菊花，故较少用之。

【用量用法】

仲景用菊花仅侯氏黑散 1 方。

1. 用量　侯氏黑散中本品用量为"四十分"。目前临床常用量为 5～10g。

2. 用法　水煎服，或泡水代茶饮。疏散风热多用黄菊花；清肝明目、平抑肝阳多用白菊花；清热解毒多用野菊花。

【使用注意】本品味苦微寒，凡"气虚胃寒，食少泄泻之病，宜少用之"（《本草汇言》）。

【现代研究】主含挥发油：龙脑、樟脑、乙酸龙脑酯、菊花酮、棉花皮素五甲醚等；另含腺嘌呤、胆碱、菊甙、氨基酸、黄酮类及维生素 B。本品有显著的解热、抗炎、抑菌、免疫调节、抗心肌缺血、抗氧化、降血压、扩张冠状动脉等多种药理作用[1,2]。

【临床应用】

1. 偏头痛　用杭菊花 20g，开水 1000ml 泡，每日分 3 次饮用或代茶常年饮用，2 个月为 1 个疗程。共治疗 32 例，结果：治愈 23 例，有效 9 例[3]。

2. 儿童神经性头痛　以菊花茶调散（菊花、川芎、荆芥穗、羌活、甘草、白芷、细辛、防风、蝉蜕、僵蚕、薄荷各适量），随疼痛部位、性质、时间等加味治疗 30 例。结果：治愈 25 例，好转 5 例[4]。

3. 慢性鼻窦炎　用菊花通圣汤（菊花、地黄、茵陈各 25g，酒黄芩、防风、荆芥穗、藿香、粉葛、紫苏叶各 15g，白芷、甘草、栀子、苍耳子、薄荷、黄连各 10g，细辛 3g）水煎服，1 日 2 次，早、晚饭后半小时服用。共观察 80 例，结果：治愈 54 例，显效 11 例，有效 8 例，总有效率为 91.25%[5]。

4. 小儿急性支气管炎 用鲜白菊花适量，水煎，头煎煮沸后煎 20 分钟，二、三煎煮沸后煎 5 分钟，日 3 服。3～5 岁用 30～60g，6～12 岁用 60～90g。一般服用 3～5 天。治疗 27 例，结果：治愈 11 例，显效 13 例，有效 3 例[6]。

5. 眩晕 用菊花生地饮（菊花、牡蛎各 30g，生地黄、夏枯草、枸杞子各 20g，女贞子、白蒺藜各 15g，白芷、佛手各 10g）随症加减，日 1 次分 2 次服，6 天为 1 个疗程。治疗 42 例，结果：治愈 9 例，显效 13 例，有效 4 例[7]。

6. 溃疡性结肠炎 用菊花煎（紫参、蒲公英、白及、地榆炭各 30g，菊花、赤石脂各 20g，诃子、黄柏、赤芍各 15g），水煎 200ml，保留灌肠，每晚 1 次，每次灌肠时间保留不少于 2 小时。共治疗 86 例，结果：痊愈 59 例，好转 23 例，总有效率为 95%[8]。

参考文献

[1] 国家药典委员会. 临床用药须知·中药饮片卷 [M]. 北京：中国医药科技出版社，2011：131.

[2] 雷载权，张廷模. 中华临床中药学 [M]. 北京：人民卫生出版社，1998：321.

[3] 刘炳凤. 单味菊花饮治疗偏头痛 32 例 [J]. 河南中医，1995，15（4）：234.

[4] 李瑞池，王俊荣. 菊花茶调散加味治疗儿童神经性头痛 [J]. 四川中医，2006，24（2）：89-90.

[5] 沙弘千，孙海波. 菊花通圣汤治疗慢性鼻窦炎临床观察 [J]. 辽宁中医药大学学报，2013，15（3）：190-191.

[6] 谈宇武，谈宇文. 鲜白菊花治疗小儿急性支气管炎 27 例临床观察 [J]. 中国民族民间医药杂志，2002，（2）：82-84.

[7] 王永宪. 自拟菊花生地饮治疗眩晕 42 例 [J]. 辽宁中医杂志，1994，12（12）：558.

[8] 赵立群，刘同亭. 菊花煎保留灌肠治疗溃疡性结肠炎的疗效观察 [J]. 现代中西医结合杂志，2005，14（12）：1587.

柴胡 Cháihú

本品为伞形科植物柴胡 *Bupleurumchinense* DC. 或狭叶柴胡 *Bupleurumscorzonerifolium* Willd.的干燥根。分别习称"北柴胡"及"南柴胡"。辛、苦，微寒。归肝、胆、肺经。

【处方用名】柴胡、醋柴胡、南柴胡、北柴胡。

【功效主治】

1. 疏散退热 本品辛散升浮，其性微寒，能达表散邪，凡"用此者，用其凉散"（《本草正》）。尤为"退热必用之药"（《本草纲目》）。对于外感发热，无论风热、风寒所致者皆宜。又"为少阳经表药"（《本草经疏》），若邪"外寒之在半表半里者，引而出之，使达于表，而寒邪自散"（《本草正义》）。如治"往来寒热"之小柴胡汤，治"发热微恶寒，……外证未去者"之柴胡桂枝汤等，皆以柴胡为君，疏散少阳半表之热邪，"行经于表里阴阳之间，奏效于寒热往来之会"（《长沙药解》）。故"治伤寒寒热往来为最要药"（《本草集要》）。

2. 疏肝解郁 本品味辛能行，力"主疏肝"（《药品化义》）。能"条达木郁，疏畅气血"（《本草便读》），"行肝经逆结之气，止左胁肝气疼痛"（《滇南本草》），"凡病肝郁愤闷不平者，服之最灵"（《本草汇言》）。故为"郁证之要剂"（《本草新编》）。适用于肝失疏泄，气机郁滞所致的胸胁胀痛、情志抑郁及妇女月经不调、痛经等。若"于应用药中，加入少许柴胡，以为佐使而作向导，奏效甚捷"（《本草正义》）。如治"胸胁苦满"或"胁下痞硬"之小柴胡汤，治"胸胁满"之柴胡加芒硝汤，治"胸胁满微结"之柴胡桂枝干姜汤等。考仲景之书，其用柴胡者，无不有胸胁苦满之症。见此药取效，其效"犹响之于声"（《药征》），柴胡疏肝解郁之功用昭然若揭。

3. 升举阳气 本品味薄气升，"主阳气下陷，能引清气上行"（《本草备要》），有升阳举陷之功。凡"清气之陷于阴分者，举而升之，使返其宅，而中气自振"（《本草正义》）。适用于中气不足，气虚下陷所致的久泻脱肛、子宫脱垂等内脏下垂。然本品升举阳气，并无补气之功。故"柴胡提气，必须于补气之药提之，始易见功，舍补气之药，实难奏效"（《本草新编》）。如东垣补中益气汤，实为补气升阳运用之典范。

【用量用法】

仲景用柴胡者计 10 方。

1. **用量**　最大半斤（八两），最小六分，一般用量为 4～8 两。纵观仲景用柴胡，诚如《药品化义》谓："若多用二三钱，能祛散肌表。……若少用三四分，能升提下陷，佐补中益气汤，提元气而左旋，升达参芪以补中气"，揭示了柴胡的用量随主症的不同，功用与用量的多少而各异。现常用量为 3～10g。

2. **炮制**　仲景未详。解表退热多生用；疏肝解郁宜醋炙用。

3. **用法**　煎汤，或入丸、散用。

【使用注意】本品"其性升发，病人虚而气升者忌之，呕吐及阴火炎上者勿服"（《本经逢原》）。

【现代研究】主含柴胡皂苷、2-甲基环戊酮、柠檬烯、月桂烯、香芹酮、戊酸、己酸、庚酸、辛酸、2-辛烯酸、壬酸、γ-庚烯酸；还含多糖、有机酸、植物甾醇及黄酮类。本品有解热、抗炎、抗病毒、抗惊厥、抗肿瘤、调节免疫、抗抑郁等多种药理作用[1]。

【临床应用】

1. **外感发热**　用柴胡口服液每服 10ml，日 3 次，超过 38℃者，剂量加倍，均饭前服，儿童剂量相应减半。用药后每隔 1 小时测体温 1 次，开始退热后，每隔 4 小时观测 1 次，连续 3 天。共观察 100 例，结果：痊愈 52 例，显效 13 例，有效 25 例，无效 10 例，总有效率为 90.0%[2]。

2. **多发性抽动症**　用柴胡桂枝汤化裁（柴胡 9～15g，黄芩、桂枝、僵蚕、钩藤各 9～12g，半夏 4～6g，白芍、当归各 12～15g，蝉蜕、甘草各 6g）按年龄大小调整剂量，每日 1 剂，水煎分 3 次服，8 周为 1 个疗程。共观察 30 例，结果：显效 20，好转 4 例，无效 6 例，总有效率为 80.0%[3]。

3. **气郁质失眠症**　用柴胡加龙骨牡蛎汤加减（柴胡 15g，半夏 12g，桂枝、黄芩、党参、生姜各 10g，茯苓、远志、合欢花各 20g，生龙骨、生牡蛎、夜交藤、代赭石各 30g，甘草 6g，大枣 6 枚），每日 1 剂，水煎分早、晚各 1 次服，1 周为 1 个疗程，连续服用 4 周。共观察 30 例，结果：显效 14，好转 12 例，无效 4 例，总有效率为 86.67%[4]。

4. 功能性消化不良　用柴胡疏肝散（柴胡、枳壳、陈皮、香附、川芎、芍药各 10g，甘草 5g），1 剂/日，水煎 200ml，2 次/日。连续治疗 4 周为 1 个疗程。共观察 39 例，结果：痊愈 24 例，显效 6 例，有效 8 例，无效 1 例，总有效率为 97.40%[5]。

5. 咳嗽　用小柴胡汤（柴胡 12g，黄芩、半夏、白前、前胡、百部各 10g，党参、甘草各 6g，生姜 9g，大枣 5g），每日 1 剂，水煎分 3 次服，7 天为 1 个疗程，共治疗 2 周。共观察 56 例，结果：治愈 30 例，好转 22 例，无效 4 例，总有效率为 92.9%[6]。

6. 重症眼肌无力　用补中益气汤（黄芪、人参、炙甘草各 15g，柴胡、大枣各 12g，白术、当归各 10g，陈皮、升麻各 6g，生姜 9g），每日 1 剂，水煎服，10 天为 1 个疗程，共观察 3 个疗程。共观察 50 眼（32 例），结果：治愈 32 眼，有效 17 眼，无效 1 眼，总有效率为 98.0%[7]。

7. 扁平疣　选择母疣，依皮疹大小每次注射柴胡注射液 0.2～0.5ml，致疣体发白即可。1 周后根据皮疹变化决定是否继续注射。共观察 39 例，结果：痊愈 35 例，显效 4 例[8]。

参考文献

[1] 国家药典委员会. 临床用药须知·中药饮片卷 [M]. 北京：中国医药科技出版社，2011：138-139.

[2] 赵时雨，王浴铭，蒋自强，等. 柴胡口服液治疗外感发热例临床观察 [J]. 河南中医，1991，11（4）：17-18.

[3] 韩峰，孙聪玲. 柴胡桂枝汤治疗多发性抽动症临床观察 [J]. 四川中医，2015，33（4）：119-121.

[4] 黄清苑，温利辉，徐金燕，等. 柴胡加龙骨牡蛎汤治疗气郁质失眠症 30 例临床观察 [J]. 北方药学，2016，13（5）：87-88.

[5] 刘莎. 柴胡疏肝散治疗功能性消化不良随机平行对照研究 [J]. 实用中医内科杂志，2017，31（3）：29-31.

[6] 刘振伟. 小柴胡汤加减治疗感冒后咳嗽 56 例临床观察 [J]. 中国民族民间医药杂志，2016，25（8）：78-79.

[7] 高玉萍. 补中益气汤治疗重症眼肌无力 50 眼 [J]. 陕西中医，2011，32（11）：1506.

[8] 袁翠英. 柴胡注射液局封治疗扁平疣 39 例 [J]. 中国中西医结合杂志，1992，12（4）：212.

升麻 Shēngmá

为毛茛科多年生草本植物大三叶升麻 *Cimicifuga heracleifolia* Kom.或兴安升麻 *Cimicifuga dahurica*（Turcz）Maxim.或升麻 *Cimicifuga foetida* L.的根茎。甘、辛，微寒。归脾、胃、肺、大肠经。

【处方用名】升麻、炙升麻。

【功效主治】

1. 清热解毒　如治"阴阳毒"之升麻鳖甲汤，治"上热下寒，正虚阳郁"之麻黄升麻汤，方中升麻寒凉，能清解热毒。可用于多种热毒证。因其入胃经，善"清胃火"（《质问本草》），解阳明热毒；又具升散之性，能升散阳明郁火，"止头、齿、咽喉诸痛"（《本草新编》），"消痈疽热肿，平牙根臭烂，疗齿痛，医口疮，胥有良效"（《长沙药解》）。适用于阳明热盛之头痛、牙龈肿痛、口舌生疮、咽肿喉痛等。

2. 升阳举陷　本品主入中焦，"气味俱轻，浮而升阳"（《本草正》），"善提清气"（《药品化义》），能"升举脾虚下陷之清阳"（《本草正义》），"提元气之下陷，举大肠之脱泄"（《本草正》）。"若气禀素弱，内伤元气，清阳陷遏，并宜此药"（《本草汇》），故为升阳举陷之要药。适用于中气不足，气虚下陷所致的久泻脱肛、子宫脱垂等内脏下垂病证。

3. 发表透疹　本品辛能透散，微寒清热，入肺经。能"去伤风于皮肤，散发热于肌肉"（《本草蒙筌》），"透表发汗，其力颇大，惟表邪之郁遏者宜之"（《本草正义》），适用于风热表证，发热头痛等。又能宣毒透疹，"发痘疮于隐密之时，化斑毒于延绵之际"（《本草汇言》），"化斑点疮疹，实建奇功"（《本草新编》），常用于麻疹不透，阳毒发斑等。

【用量用法】

仲景用升麻见于升麻鳖甲汤和麻黄升麻汤 2 方。

1. **用量** 本品在升麻鳖甲汤中用"二两"，麻黄升麻汤中用"一两一分"。今常用量为3~10g。

2. **炮制** 今升麻有生用与炙用之别。一般发表透疹、解毒宜生用；升阳举陷宜炙用。

3. **用法** 入汤剂或散剂。

【使用注意】本品升散力强，"凡吐血鼻衄，咳嗽多痰，阴虚火动，肾经不足，及气逆呕吐，惊悸怔忡，癫狂等病，法咸忌之"（《本草经疏》）。

【现代研究】主要含有三萜及其苷类（如升麻醇、升麻亭）、酚酸类及其衍生物（如阿魏酸、异阿魏酸、咖啡酸）、色原酮、挥发油及其他化合物（如升麻酰胺、异升麻酰胺）[1,2]。本品具有解热、抗炎、镇痛、抗过敏、降血脂、抗菌、抗肿瘤等多种药理作用[3]。

【现代应用】

1. **子宫脱垂** 升麻4g（研末），鸡蛋1个。先将鸡蛋顶钻一黄豆大圆孔，再将药末放入蛋内搅匀，取白纸蘸水将孔盖严，蒸熟后去壳内服，早、晚各1次，10天为1个疗程。每个疗程间隔2天。治疗120例，病程为半年~10年。经3个疗程治愈104例，显效12例，无效4例[4]。

2. **胃下垂** 升麻、枳壳各15g，水煎每日2次分服。并据辨证加味，3个月为1个疗程。治疗50例，痊愈10例，显效9例，有效24例，无效7例[5]。

3. **荨麻疹** 用升麻鳖甲汤（升麻3g，炙鳖甲、乌梅、黄芪各10g，地骨皮、生龙牡各30g，当归、浮萍、蝉蜕、地肤子、白蒺藜各15g）随症加减，每日1剂，水煎服，4周为1个疗程。共观察48例，痊愈23例，显效14例，有效9例，无效2例，总有效率占95.8%[6]。

4. **面神经麻痹** 用升麻葛根汤（升麻24g，葛根、白及、玉竹、党参各30g，白芍、浮萍各15g，僵蚕、蝉蜕各12g，片姜黄、炙甘草各6g，生大黄4g）随症加减，每日1剂，水煎300ml，早、晚2次温服。共观察36例，痊愈28例，有效5例，无效3例，总有效率为91.7%[7]。

参考文献

[1] 李从军，陈迪华，肖培根. 中药升麻的化学成分Ⅴ [J]. 中草药，1995，26（6）：

288–289，318.

[2] 李从军，陈迪华，肖培根. 中药升麻的化学成分Ⅱ升麻酰胺的化学结构 [J]. 化学学报，1994，52（3）：296–300.

[3] 国家药典委员会. 临床用药须知·中药饮片卷 [M]. 北京：中国医药科技出版社，2011：141.

[4] 李治方. 治疗子宫脱垂验方 [J]. 四川中医，1986，（11）：7.

[5] 屠森，郑家顺，孙雅俊，等. 升胃合剂治疗胃下垂 50 例临床总结 [J]. 上海中医药杂志，1987，（12）：25–26.

[6] 陈俊. 升麻鳖甲汤治疗荨麻疹临床分析 [J]. 医药论坛杂志，2010，31（9）：86.

[7] 吴百合. 升麻葛根汤治疗面神经麻痹 36 例 [J]. 山东中医杂志，2013，32（10）：730–731.

葛根 Gěgēn

本品为豆科植物野葛 *Pueraria lobata*（Willd.）Ohwi 的干燥根。习称野葛。甘、辛，凉。归脾、胃、肺经。

【处方用名】葛根、煨葛根。

【功效主治】

1. 解肌退热　本品辛凉，入肺经。轻扬升散，"能解肌发表，开腠理出汗"（《本草发明》）。凡外感发热，服之可奏热退身凉之效。因其善"解经气之壅遏"（《长沙药解》），疗项背之强急。对风寒外束，经气不舒，阻滞津液敷布，筋脉失于濡养所致的项背强痛，俯仰不能自如者尤宜。如治"太阳病，项背强几几，反汗出恶风"之桂枝加葛根汤，方中葛根之用，"能鼓正阳驱逐邪风，又妙能曳带阴精，泽滋燥火者，舍葛根其谁与归"（《本经疏证》）。因其开腠疏表，能助疹外透，使邪有出路，后世多用于麻疹初起，表邪外束，疹出不畅者。

2. 升阳止泻　本品能升举脾胃清阳之气而奏止泻之效，"为治清气下陷泄泻之圣药"（《本草从新》）。如治"太阳与阳明合病者，必自下利"之葛根汤，治"利遂不止"之葛根黄芩黄连汤，方中葛根止泻，"只以升举陷下之气，并非为清里而设"（《本草正义》），可使清升浊降而下利自除，主治脾虚泄泻。若与黄连、黄芩等清热燥湿药同用，也可用于湿热泻痢。

3. 生津止渴　本品入胃经。"能鼓胃气升腾而上，津液资生"（《本草便读》）。大凡口渴，无论外感、内伤皆宜。因其味甘性凉，长于"退热生津"（《本草求真》），故"凡热而兼渴者，此为最良"（《本草正》）。常用于热病津伤口渴及内热消渴。

此外，本品味辛能行，"主宣通经脉之正气以散邪"（《本草崇原》），有活血通经之功。适用于中风偏瘫，胸痹心痛。又"性善醒酒"（《医学衷中参西录》），"解中酒之苛毒"（《药鉴》），凡"病酒及渴者，得之甚良"（《本草衍义》）。

【用量用法】

仲景用葛根共计 6 方。

1. 用量　仲景 6 方中，其中 5 方注明有用量，最大量为五两，最小量为三两。现常用量为 10～15g。

2. 炮制　仲景在奔豚汤方中注明"生用"。现临床解肌退热、透疹、生津止渴、活血通经、解酒毒多生用；升阳止泻宜煨用。

3. 用法　水煎服。

【使用注意】本品"性凉，易于动呕，胃寒者所当慎用"（《本草正》）；"夏日表虚汗多尤忌"（《本草从新》）。

【现代研究】主含黄酮类物质，如大豆苷、大豆苷元、葛根素、大豆素-4，7-二葡萄糖苷、葛根素-7-木糖苷等，此外，尚含有香豆素及三萜皂苷等成分。本品具有解热、改善心肌缺血、抗动脉硬化、抗氧化、降血糖、抗肿瘤及保肝等作用[1]。

【临床应用】

1. 颈椎病　运用葛根桂枝汤加减（由葛根、白芍各 15g，桂枝、白芷、川芎、地龙各 9g，炙甘草 6g，生姜 3 片，大枣 3 枚，鹿角片 3g 组成）治疗颈椎病，每日 1 剂，水煎，早、晚分服。10 天为 1 个疗程，一般治疗 2～5 个疗程。共治疗 118 例，治愈 36 例，显效 54 例，有效 21 例，无效 7 例，有效率为 94.1%。随访 1～3 年，复发者约占 11.5%[2]。

2. 急性肠炎　将 86 例急性肠炎病人随机分为观察组与对照组，每组病人各 43 例。观察组采用诺氟沙星和阿奇霉素治疗；实验组采用葛根芩连汤治疗，3 天为 1 个疗程。结果：实验组中显效 36 例，有效 6 例，无效 1 例，总有效率为

97.67%；观察组中显效 29 例，有效 7 例，无效 7 例，总有效率为 83.72%[3]。

3. 过敏性鼻炎 运用葛根汤加减（由葛根、黄芪各 30g，麻黄 6g，桂枝、白芍、苍耳子、白芷、辛夷各 10g，大枣 15g，炙甘草 6g，生姜 12g 组成）治疗过敏性鼻炎 32 例。每日 1 剂，水煎 2 次，共取汁 400ml，分早、晚 2 次服用，15 天为 1 个疗程。其中显效 22 例，有效 8 例，无效 2 例，有效率为 93.75[4]。

【备注】葛根始载于《神农本草经》，列为中品。《本草纲目》指出"葛有野生，有家种"两种。古代本草所记载的葛根应为豆科葛属植物，可判定葛根为今豆科的野葛 *Pueraria* lobata 和粉葛 *Pueraria thomsonii*。2000 年以前历版《中国药典》均作为葛根的基原收载。自 2005 年始，历版《中国药典》基于一品一名的考虑，将野葛作为葛根的正品，将粉葛从中单列出来。两者药征相似，药食皆宜。若作食用，以粉葛为宜；若作药用，以野葛为佳。

参考文献

[1] 国家药典委员会. 临床用药须知·中药饮片卷 [M]. 北京：中国医药科技出版社，2011：144.

[2] 王啸天，彭学锋，史圣华. 葛根桂枝汤加减治疗颈椎病 118 例临床观察 [J]. 内蒙古中医药，2016，35（1）：44-45.

[3] 杨万江. 加味葛根芩连汤治疗 86 例急性肠炎的临床观察 [J]. 大家健康旬刊，2015，（3）：35-36.

[4] 罗力，高金莲，谢欣颖，等. 葛根汤加味配合穴位敷贴治疗过敏性鼻炎临床观察 [J]. 实用中医药杂志，2015，31（2）：98-99.

豆黄卷 Dòuhuángjuǎn

为大豆的成熟种子经发芽干燥的炮制加工品。甘，平。归脾、胃、肺经。

【处方用名】大豆黄卷、豆黄卷。

【功效主治】

1. 解表祛暑 如"仲景薯蓣丸治风气百病，取此与柴胡、桂枝、防风、白蔹为伍，亦岂不以其能发耶？"（《本经疏证》），"豆卷，即黑豆浸水生芽者也，其性味功用与黑豆大同。然其浸水生芽，则有生发之气，故亦能解表"(《本草便读》)，说明本品有发散表邪之功。兼能祛湿。可用于暑湿感冒，湿温起初，发热汗少，胸闷脘痞，肢体酸痛，小便不利。

2. 清热利湿 本品善能"疗水郁腹胀之病，治筋挛膝痛之疾"(《长沙药解》)，临证用治"湿痹、筋挛、膝痛"(《本经》)及"湿热内蕴、汗少、小便不利"(《中药志》)等证。因其性质平和，单味使用疗效较差，必相伍为用方见其功。

【用量用法】

仲景用本品仅见于薯蓣丸 1 方。

1. 用量 原方中本品用量为"十分"。现常用量为 9~15g。

2. 炮制 仲景未言。现今尚有麻黄汤炒、麻黄汤煮、灯心竹叶汤煮等炮制方法。其中用麻黄汤炮制则偏于发汗解表，用灯心、竹叶汤炮制则长于清利湿热。

3. 用法 水煎服，或入丸、散剂。

第二章
清热药

本类药物药性寒凉，能清热泻火、凉血、燥湿、解毒、清虚热，主要用治外无表邪、内无积滞的里热病证。

石膏 Shígāo

为硫酸盐类矿物硬石膏族石膏，主含含水硫酸钙（$CaSO_4 \cdot 2H_2O$）。甘、辛，大寒。归肺、胃经。

【处方用名】石膏、生石膏、煅石膏。

【功效主治】

1. **清热泻火，除烦止渴** 本品"辛能解肌，甘能缓热，大寒而兼辛甘则能除大热"（《本草经疏》）。因其清热泻火力强，能使热清火除，则津液复而烦渴止。如治阳明病表里俱热之白虎汤，"方中重用石膏为主药，取其辛凉之性，质重气轻，不但长于清热，且善排挤内蕴之热息息自毛孔达出也。并称之为清阳明胃腑实热之圣药"（《医学衷中参西录》）。《本草思辨录》谓："夫白虎证至表里俱热，虽尚未入血成腑实，而阳明气分之热，已势成连衡，非得辛甘寒解肌之石膏，由里达表，以散其连衡之势，热焉得除而汗焉得止。"综上可见，石膏凉而能散，具有"清解"之性，对阳明经热盛之证，无不用以为君。仲景每与知母配合，则清热泻火之力更宏。后世医家承仲景之义，用于温热病邪在气分，邪正剧争，里热蒸迫，津液受伤所致的壮热、不恶寒、汗多、烦渴引饮、脉洪大等气分实热证。若温热病气血两燔，症见高热、发斑者，常与玄参、知母等同用，如化斑汤

（《温病条辨》）。

2. 清肺胃热　本品性寒入肺经，善清肺经之实热，如麻杏石甘汤，与麻黄、杏仁、甘草同用，治邪热壅肺之身热不解，咳逆喘促。本品入胃经，能清阳明有余之热，凡胃中积热，循经上犯之头痛如裂，壮热皮如火燥，及牙龈红肿疼痛，或牙周出血，甚至腐臭溃烂者，皆可用之。因善清泄胃火，故《珍珠囊》用以"止阳明头痛"，《保寿堂经验方》用以治"胃火牙疼"等。

3. 收湿生肌，敛疮止血　仲景书未见此用。后世多煅制外用，能收湿，使创面保持干燥；能敛疮生肌，促进疮面愈合；能收敛止血，可控制外伤出血。如《肘后方》用以捣末外敷，治汤火烂疮；《医宗金鉴》九一丹用以与黄灵药共研末，撒于患处，治疗疮溃破等。石膏煅后，清热作用锐减，性变收敛，有生肌敛疮之功，为外科常用之品。

【用量用法】

仲景用石膏共计 16 方。

1. 用量　最大剂量为一斤，最小剂量为二分。现常用量为 15～60g，外用适量。

2. 炮制　仲景用石膏者皆为生品，且注明"碎""绵裹"。《本草纲目》言："古法惟打碎如豆大，绢包入汤煮之"，其说可从。今石膏有生用与煅用之别。清热泻火多生用；生肌敛疮多煅用。

3. 用法　仲景所用之方皆入汤剂，宜先煎。外用须经火煅研末。

【使用注意】脾胃虚寒及非实热者不宜使用。

【现代研究】主含含水硫酸钙，尚夹有砂粒、黏土、有机物、硫化物等杂质以及微量的 Fe^{2+} 及 Mg^{2+}。煅石膏为无水硫酸钙。有解热、解渴、增强免疫及一定的解痉、抗炎作用[1]。

【临床应用】

1. 头痛　用芎芷石膏汤加减（生石膏 30g，川芎、羌活、藁本各 10g，菊花、白芷各 15g），水煎服，每日 1 剂，日服 2 次，观察 3 周。共治疗 60 例。结果：治愈 14 例，显效 26 例，好转 18 例，无效 2 例，总有效率为 96.7%[2]。

2. 阳性疮疡溃后　用龙石膏（煅石膏、煅龙骨、赤石脂、冰片、黄柏、乳香、没药、血竭、儿茶、炉甘石等制成软膏剂）覆盖溃疡为度，重者 1 日 1 次，轻者隔日 1 次。共观察 300 例。结果：治愈 275 例，好转 22 例，无效 3 例，总有效率为 99%[3]。

3. 痛症 用石膏注射液（用生石膏提炼而成）静脉注射，保留灌肠，同时针对病情给予抗生素口服或静脉滴注，5 天为 1 个疗程，治疗 1～3 个疗程。共观察 147 例。结果：显效 83 例，有效 49 例，无效 15 例，总有效率为 89.8%[4]。

4. 2 型糖尿病 用自拟石膏汤（生石膏、生地黄、麦冬各 15g，知母、川牛膝、厚朴各 10g，黄柏、甘草各 6g，砂仁 3g，山药 30g）水煎服，每日 1 剂，日服 2 次，观察 4 个月。共治 35 例。结果：显效 27 例，有效 5 例，无效 3 例，总有效率为 91.4%[5]。

5. 溃疡性结肠炎 用生石膏 100g，云南白药 2g，2%普鲁卡因 20ml，加温开水 250ml 搅匀，灌肠。7～10 日为 1 个疗程，每个疗程间隔 4 日，观察 2 个疗程。共治疗 100 例。结果：疗效显著 59 例，良好 28 例，尚可 10 例，无效 3 例，总有效率为 97%[6]。

参考文献

[1] 国家药典委员会. 临床用药须知·中药饮片卷 [M]. 北京：中国医药科技出版社，2011：158.

[2] 卢云北. 芎芷石膏汤加减治疗头痛临床观察 [J]. 中医临床研究，2014，6（7）：56-57.

[3] 母则力，姜东菊. 龙石膏外用治疗阳性疮疡溃后 300 例临床观察 [J]. 甘肃中医学院学报，2000，17（1）：35-36.

[4] 王子耀，钟启腾，巫炳元，等. 石膏注射液治疗痛症的临床观察 [J]. 广州中医学院学报，1991，8（2）：155-156.

[5] 苗建章，王辉，唐远山. 自拟石膏清胃汤治疗 2 型糖尿病临床观察 [J]. 内蒙古中医药，2016，35（3）：4-5.

[6] 唐德晰，李恒明. 生石膏合剂灌肠治疗慢性溃疡性结肠炎 100 例 [J]. 四川中医，1988，（4）：43.

寒水石 Hánshuǐshí

为硫酸盐类矿物硬石膏族红石膏或为碳酸盐类矿物方解石族方解石。前者主含含水硫酸钙（$CaSO_4 \cdot 2H_2O$），称北寒水石；后者主含碳酸钙（$CaCO_3$），称南寒水石。辛、咸，寒。归心、胃、肾经。

【处方用名】寒水石、北寒水石、南寒水石。

【功效主治】

1. 清热泻火 本品"《本经》味辛气寒，《别录》加甘，大寒无毒。经曰：小热之气，凉以和之，大热之气，寒以取之。又曰：热淫于内，治以咸寒。大寒微咸之性，故主身热邪气，皮中如火烧，烦满，及时气热盛，五脏伏热，胃中热也，易饥作渴，亦胃中伏火也。甘寒除阳明之邪热，故能止渴不饥"（《本草经疏》）。本品"疗热不减石膏"（《新修本草》），清热泻火之与石膏相类似，常用于时行热病，壮热烦渴等。仲景以之入风引汤，治"大人风引，少小惊痫瘛疭，日数十发者"。旨在"治有余之邪热"（《本经逢原》），清泻风化之火。

2. 利水消肿 本品能清热利尿消肿，用于湿热内蕴之水肿，小便不利，尿闭。所谓"水肿者，湿热也，小便多不利，以致水气上溢于腹，而成腹痹，辛咸走散之性，故能除热利窍消肿也"（《本草经疏》）。

此外，本品外用能收敛止痛，可"敷烫火伤"（《本草求真》），"治小儿丹毒"（《医学入门》）等。

【用量用法】

仲景用寒水石仅见风引汤1方。

1. 用量 原方中本品用量为"六两"。今常用量为9～15g，外用适量。

2. 炮制 仲景未详。《和剂局方》谓："火煅醋淬七遍，捣研水飞，令极细，方入药用。"今多以生用或煅后研细末入药。

3. 用法 本品在原方中入汤煎服。今多煎汤或入丸、散用；外用宜研末掺或调敷。

【使用注意】本品寒凉易损脾胃，故"脾胃作泄者不宜服"（《本草经疏》）。"虚火热浮，切忌"（《本草求真》）。

【现代研究】方解石类寒水石煅制品与生制品中碳酸钙的含量无甚差异，均在 98%以上；红石膏类寒水石煅制品中硫酸钙（95%以上）的含量较生制品（76%以上）为高[1]。本品具有杀菌、消毒、收敛等多种药理作用[2]。

【临床应用】

1. 慢性浅表性胃炎　用寒水石化灰剂（寒水石 500g，诃子、硼砂、荜茇、查干榜嘎、光明盐各 50g，硫黄 5g，密封煅炼成灰，再加冰糖 50g，共研细末备用），每次 3～5g，日 3 次，3 周为 1 个疗程，连续服用 2 个疗程。结果：60 例中，治愈 43 例，占 71.7%；好转 15 例，占 25%。总有效率为 96.7%[3]。

2. 消化性溃疡　用十七味寒水石丸（由寒水石、诃子、渣驯膏、沙棘膏、荜茇、红花等 17 味药组成），具温胃、消食、止酸、愈溃疡之功。共观察 80 例，结果：治愈 46 例，好转 25 例，总有效率 88.8%[4]。

【备注】本品原名"凝水石"，首载于《神农本草经》。其后，《名医别录》记载："一名寒水石"。即寒水石为凝水石之又名。关于寒水石究为何物？无一定论。《本草纲目》指出："寒水石有二：一是软石膏，一是凝水石。惟陶弘景所注，是凝水之寒水石，与本文相合。苏恭、苏颂、寇宗奭、阎孝忠四家所说，皆是软石膏之寒水石。王隐君所说，则是方解石。诸家不详本文盐精之说，不得其说，遂以石膏、方解石指为寒水石。唐宋以来相承其误，通以二石为用，而盐精之寒水，绝不知用，此千载之误也。"魏氏研究认为[5]，作为中药寒水石的本品，不是芒硝、不是石膏，更不是方解石，而是李时珍所说的盐精，即现代矿物学上的白钠镁矾。因"近世真者绝不易得"（《本经逢原》）。故目前的用药情况依然是北方以红石膏作为寒水石，南方以方解石作为寒水石[6]。

参考文献

[1] 张绍琴，赵忠杰，郑丽文. 中药寒水石中主要成分的含量测定 [J]. 中药材，1986，（4）：42–43.

[2] 王保荣，胡多朝. 寒水石的鉴别及药理效应 [J]. 基层中药杂志，1996，10（4）：11–12.

[3] 包长山，额尔敦其其格. 蒙药壮西乌尼顺额么（寒水石化灰剂）治疗慢性浅表性胃炎 60 例分析 [J]. 中国民族民间医药杂志，2005，11（6）：338–339，372.

[4] 马青芳. 十七味寒水石丸治疗消化性溃疡 80 例临床观察 [J]. 中国民间疗法，2012，20

（1）：65-66.

[5] 魏东岩. 试论寒水石 [J]. 中药材，1985，（1）：41-43.

[6] 国家中医药管理局《中华本草》编委会. 中华本草（第一册）[M]. 上海：上海科学技术出版社，1999：305-307.

知母 Zhīmǔ

为百合科植物知母 *Anemarrhena asphodeloides* Bge.的根茎。主产于河北。春、秋二季采挖。苦、甘，寒。归肺、胃、肾经。

【处方用名】知母、知母肉、毛知母、盐知母。

【功效主治】

1. 清热泻火　本品苦寒，主入气分，善"清阳明独盛之热"（《本草便读》），功似石膏而力稍逊，亦为治阳明气分邪热之要药。用于热病之在阳明，高热烦渴者，常与石膏相须为用，如白虎汤。李杲谓知母能"泻无根之肾火"，并谓白虎汤中"佐以知母之苦寒，以清肾之源"。《本草纲目》称知母能"清肺金泻火"。《重庆堂随笔》亦曰："知母，清肺胃气分之热。"金代名医张元素还谓知母能"凉心除热，治阳明火热，泻膀胱肾经火"。《本草正义》指出："知母寒润，止治实火。"证之临床，《伤寒蕴要》用其配人参、石膏、麦冬，治伤寒邪热内盛，烦渴引饮证。《延年方》知母鳖甲汤用其配石膏、鳖甲等，治温疟壮热。《症因脉治》知柏补血汤用其配黄柏、黄芪、当归，治火冲眩晕，昏发倒仆，昏不知人。《产乳集验方》用其配人参，治妊娠子烦，烦不得卧。皆说明知母有清热泻火之功。

2. 滋阴润燥　本品甘寒质润，能滋胃阴以生津液。"热中消渴者，乃可用之"（《本草便读》）。既"润肾燥而滋阴"（《本草纲目》），又能"泻无根之肾火，疗有汗之骨蒸"（《用药法象》），为滋阴降火之要药。《大明本草》谓其能"润心肺"。王好古言其可"滋肾水"。百合知母汤主治"百合病发汗后者"，仲景是取知母养阴润燥之功。《金匮要略心典》释："用知母者，以发汗伤津故也。"《金匮玉函经二注》亦释：知母能"生津液，润心肺"。证之临床，《本经》载其"主消渴"；《医学衷中参西录》玉液汤即用知母配黄芪、山药治消渴热中证。《症因脉治》知母甘桔汤用其为主药配桔梗、地骨皮，治肺家受燥，咳嗽气逆证。《济生方》二母汤用其配贝母为君，合杏仁、半夏、葶苈子等，治肺痿、咳嗽喘急等证，都是用知母滋阴润燥之效。

【用法用量】

仲景用知母计 7 方。

1. 用量　最大六两，最小十八铢，中等量为 3～4 两。纵观仲景用知母，用于清热泻火者量最大，用于虚证者量较小，寒证者用知母量最小。现常用量为 6～12g。

2. 炮制　《本草纲目》指出：用知母，引经上行，则用酒浸焙干，下行则用盐水润焙。《实用中药手册》亦谓：生知母泻火清热，除烦止渴；盐知母引药下行，滋阴潜阳；蜜知母滋阴润肺，润燥滑阳。

3. 用法　内服煎汤，或入丸、散。

【使用注意】《别录》云："多服令人泄。"《医学入门》亦云："凡肺中寒嗽，肾气虚脱，无火症而迟脉微弱者禁用。"《本草经疏》指出："阳痿及易举易痿、脾弱、饮食不消化、胃虚不思食、肾虚溏泻等证，法并禁用。"《本草逢原》亦指出："外感表证未除，泻痢燥渴忌之。脾胃虚热人误服，令人作泄减食，故虚损大忌。"观仲景用知母亦多为实热证而设，故脾胃虚寒、大便溏泄者忌服。

【现代研究】主含知母皂苷、知母多糖；此外，尚含芒果苷、异芒果苷、胆碱、尼克酰胺、鞣酸、烟酸及多种金属元素、黏液质、还原糖等。有抗病原微生物、解热、降血糖等作用[1]。

【临床应用】

更年期综合征　百合知母汤加味（百合 50g，知母 30g，地参、生地黄、山茱萸各 15g，女贞子、墨旱莲各 12g，白及、炒酸枣仁各 10g，炙甘草 6g）治疗肝肾阴虚型更年期综合征 43 例，治愈 20 例，显效 16 例，有效 7 例，总有效率为 83.7%[2]。

参考文献

[1] 国家药典委员会. 临床用药须知·中药饮片卷［M］. 北京：中国医药科技出版社，2011：375.

[2] 张园园. 百合知母汤加味治疗肝肾阴虚型更年期综合征疗效观察 [J]. 中医临床研究，2015，7（33）：15–16.

栝楼根 Guālóugēn

为葫芦科植物栝楼 *Trichosanthes kirilowii* Maxim.或双边栝楼 *Trichosanthes rosthornii* Harms 的干燥根。甘、微苦，微寒。归肺、胃经。

【处方用名】栝楼根、瓜蒌根、天花粉。

【功效主治】

1. **清热生津**　本品味甘苦，性微寒，能清肺热，"润肺，化肺中之燥痰，宁肺止嗽"（《医学衷中参西录》）。适宜于燥热伤肺之干咳少痰，或痰中带血。又能"行津液之固结，降烦热之燔腾"（《本草约言》），"益胃生津，洵推妙品"（《本草正义》），为治渴之要药。适宜于热病伤津，口燥烦渴，及阴虚内热，消渴多饮。如栝楼牡蛎散治"百合病，渴不瘥者"；栝楼瞿麦丸治"小便不利，有水气，其人若渴"者；小青龙汤方后记载："若渴者，去半夏，加栝楼根三两。"

2. **消肿排脓**　本品既能清热泻火而解毒，又能消肿排脓以疗疮。对于疮疡肿毒，无论成脓或破溃与否均可运用，为外科常用之品。若"疗痈初起者，与连翘、山甲并用即消；疮疡已溃者，与黄芪、甘草并用，更能生肌排脓"（《医学衷中参西录》）。

此外，栝楼根甘而微寒，具有生津润燥舒筋之功，如栝楼桂枝汤主治太阳痉病"身体强，几几然"。方中用栝楼根，取其生营血、益津液、舒筋脉之效。《本经疏证》释本方云："发汗太多因致痉，则必取生阴之速者，……舍栝楼根其谁取耶……项背之肌肉因津液衰少而劲强者，本方有效。"

【用量用法】

仲景用栝楼根计 5 方。

1. **用量**　最大量四两，较小量二两。观仲景用栝楼根治渴而呕者，则用量较大，如柴胡桂枝干姜汤。主治小便不利者，有水气，其人若渴的栝楼瞿麦丸用量虽亦为二两，但如梧子大之丸，每服只三丸，其用量最小。现常用量 10～15g。

2. **用法** 内服：煎汤，或入丸、散；外用：研末撒或调敷。

【使用注意】孕妇慎用，不宜与川乌、制川乌、草乌、制草乌、附子同用。

【现代研究】主含蛋白质、多种氨基酸、皂苷、多糖类和天花粉蛋白等。有引产和中止妊娠、抗癌、抗菌、抗病毒等作用[1]。

【临床应用】

1. **压疮** 用肉桂天花粉方（天花粉、皂角刺、穿山甲、白及、乌贼骨、芒硝、白芥子各 10g，黄芪、煅石膏各 20g，珍珠、胆矾各 1g，肉桂、黄连各 5g，紫珠 3g，虎杖 15g，冰片 0.5g）研末，过 80 目筛后，放置无菌容器中，用 0.5% 碘伏消毒压疮周围皮肤，Ⅱ、Ⅲ期压疮用生理盐水冲洗创面，去其伪膜，然后用自制的中药肉桂天花粉敷于创面，其疮面直径大于 1cm，用红外线灯照射 10～15 分钟，无菌敷料包扎。每日换药 1 次，以 5 天为 1 个疗程。共观察 34 例。结果：治愈 30 例，有效 3 例，无效 1 例，总有效率为 97.06%[2]。

2. **消渴证** 用祁天花粉 20g，日服 1 剂，水煎煮 2 次合并取汁液 250ml，早、晚分 2 次温服。1 周为 1 个疗程，服用 3 个疗程。共观察 30 例，结果：治愈 2 例，好转 25 例，未愈 3 例，总有效率为 90.0%[3]。

【备注】本品原名"栝楼根"，出自《神农本草经》。张仲景《伤寒杂病论》中均用此名。天花粉之名始见于《本草图经》，今多用此名。

参考文献

[1] 国家药典委员会. 临床用药须知·中药饮片卷 [M]. 北京：中国医药科技出版社，2011：168-169.

[2] 陆志颖，赵金萍，焦丽强，等. 肉桂天花粉治疗Ⅱ、Ⅲ期压疮 34 例 [J]. 中国中医急症，2011，20（2）：319.

[3] 张静，张利敏，陈瑾，等. 祁天花粉治疗消渴症 30 例临床疗效观察 [J]. 科技信息，2014，31（3）：3.

苇茎 Wěijīng

为禾本科植物芦苇 *Phragmites communis* Trin 的嫩茎。甘，寒。归心、肺经。

【处方用名】芦茎、苇茎。

【功效主治】

清肺排脓　如治"咳有微热，烦满胸中甲错，是为肺痈"之苇茎汤。方中"苇茎中空，专于利窍，善治肺痈，吐脓血臭痰"（《本经逢原》），具有清肺热排脓之效，故主治"肺痈烦热，痈疽即源于此"（《本草纲目》）。

【用量用法】

仲景用苇茎仅苇茎汤 1 方。

1. **用量**　原方中本品用量为"二升"。现常用量为 15～30g。

2. **用法**　水煎服。苇茎汤方后注曰："以水一斗，先煮苇茎，得五升，去滓。"可见本品入药宜先煎。

【使用注意】苇茎为甘寒之品，故脾胃虚寒者不宜单独使用。

【现代研究】主含维生素 B_1、B_2、C，蛋白质，脂肪，碳水化合物，天冬酰胺，氨基酸，脂肪酸，甾醇类，酚类，苯醌类，木质素类，内酰胺，黄酮类，三萜类，生物碱类，脂肪酸及脂类及多糖类等。本品有保肝、解热、抗菌、镇静、镇痛、肌肉松弛、肠管松弛等多种药理作用[1]。

【临床应用】

1. **痰热咳嗽**　麻杏苇茎汤（苇茎、薏苡仁各 30g，冬瓜仁 15g，桃仁、桔梗、杏仁、麻黄各 10g，甘草 5g），水煎服，每日 1 剂，3 天为 1 个疗程。共观察 320 例，结果：疗效及主要证候的改善均优于对照组（蛇胆川贝液）[2]。

2. **毛细支气管炎**　苇茎汤合五虎汤（苇茎 20g，薏苡仁、冬瓜仁、桃仁各 7g，细茶、麻黄各 5g，杏仁 4g，炙甘草 3g，石膏 15g），水煎服，每日 1 剂。共观察 56 例，结果：总有效率为 94.6%[3]。

3. **渗出性胸膜炎**　自拟苇茎汤（鲜芦茎 200g，薏苡仁、冬瓜仁各 60g，桃仁、杏仁、郁金、大枣各 20g，黄芪 40g，葶苈子 10g，红参 5g），水煎服，每日 1 剂，20 剂为 1 个疗程。共观察 50 例，结果：痊愈（症状、体征消除，X 线摄片复查胸水完全吸收）40 例，显效（症状、体征消除，X 线摄片复查胸水大部分吸收）9 例，无效（症状、体征无变化，X 线摄片复查胸水与治疗前无改变）1 例[4]。

4. **梅核气**　自拟方（苇茎、冬瓜仁、薏苡仁各 30g，桃仁 10g，紫苏梗、川芎、制香附、厚朴、半夏各 15g，生姜、茯苓各 20g，桔梗 12g），水煎服，每日

1 剂，10 天为 1 个疗程。共观察 32 例，结果：总有效率为 81.25%[5]

参考文献

[1] 高浩学，丁安伟，唐于平，等. 苇茎的化学成分、药理作用与临床应用研究进展 [J]. 现代中药研究与实践，2009，23（3）：75-78.

[2] 周华凤. 麻杏苇茎汤治疗痰热咳嗽临床观察 [J]. 中国中医急症，2004，13（9）：581-582.

[3] 郁星峰，程艳. 苇茎汤合五虎汤治疗毛细支气管炎 56 例观察 [J]. 实用中医药杂志，2006，22（11）：667.

[4] 程云柱. 苇茎汤治疗渗出性胸膜炎50例 [J]. 辽宁中医药大学学报，2002，4（2）：130.

[5] 周文荣. 自拟苇茎厚朴汤治疗梅核气 32 例疗效观察 [J]. 云南中医中药杂志，2004，25（1）：26.

栀子 Zhīzǐ

为茜草科植物栀子 *Gardenia jasminoides* Ellis 的成熟果实。苦，寒。归心、肺、肝、胃经。

【处方用名】栀子、炒栀子、焦栀子。

【功效主治】

1. 泻火除烦　本品味苦气寒，主入心经。"功专除烦泻火"（《本草撮要》），为治热病心烦、躁扰不宁之要药。《本草经疏》谓"味苦气寒，泻一切有余之火"。《医学启源》谓能"疗心经客热，除烦躁，去上焦虚热"。《药类法象》用"治心烦懊憹不得眠，心神颠倒欲绝"。仲景栀子豉汤、栀子甘草豉汤、栀子生姜豉汤、栀子厚朴汤、栀子干姜汤证皆以"虚烦"为其主症。方中均以栀子为主药，均是取其苦寒清热、泄火透邪、解郁除烦之功。

2. 清热利湿　本品沉降下行，通利三焦，能导湿热从小便而出，具有清利湿热，退黄通淋之效。如栀子柏皮汤、茵陈蒿汤、大黄硝石汤、栀子大黄汤，均为仲景治黄疸之经方。皆取栀子清解三焦之火而利小便，使湿热壅遏之邪，尽从小便而出。如《金匮要略心典》谓："茵陈、栀子、大黄，苦寒通泄，使湿热从小便出也。"

3. **凉血解毒** 本品入血分，《本草便读》曰"炒黑则能清血郁热"以止血。《本草纲目》载栀子"治吐血、衄血、血痢、下血、血淋，损伤瘀血"。《本草备要》亦谓"生用泻火，炒黑止血"。《食疗本草》用本品烧灰内服，治下痢鲜血；《肘后方》用栀子仁末蜜丸治热毒血痢；《黎居士简易方》用本品烧灰吹鼻治衄血；《十药神书》十灰散治吐血、衄血、咯血；《济生方》小蓟饮子治血淋、尿血；《中国药典》栀子金花丸治火热炎上之口舌生疮、牙龈肿痛、目赤眩晕、咽喉肿痛，无不取其凉血解毒之功。

4. **外用消肿止痛** 仲景未详。本品研末，醋调外敷，对于扭挫伤痛有消肿止痛之效。

【用量用法】

仲景用栀子共计 10 方。

1. **用量** 仲景方用栀子十四枚者 8 方，用十五枚者 2 方。现内服常用量为 3～10g。

2. **炮制** 仲景在栀子后皆注明"擘"用。栀子生、炒有别，皮、仁各异。栀子生用长于泻火，炒炭长于止血，姜汁炒长于止呕，童便炒长于利尿；栀子皮达表祛肌热；栀子仁清内热。

3. **用法** 取其清热泻火、解毒生用；取其凉血止血炒黑用；取其利湿童便炒。《得配本草》谓：用栀子"上焦、中焦连壳，下焦去壳，洗去黄浆炒用，泻火生用，止血炒黑，内热用仁，表热用皮，淋证童便炒，退虚火盐水炒，劫心胃火痛宜姜汁炒，热痛乌药炒，清胃血蒲黄炒"。水煎服。

【使用注意】脾虚食少便溏者忌服。《伤寒论》太阳篇曰："凡用栀子汤，病人便微溏者，不可与服。"《本草经疏》谓："栀子禀至苦大寒之气，苦寒损胃而伤血，凡脾胃虚弱者忌之，血虚发热者忌之。"

【现代研究】主含栀子苷、去羟栀子苷、栀子酮苷、山栀子苷、京尼平苷酸及黄酮类栀子素、藏红花素和藏红花酸、熊果酸等。有保肝、利胆、促进胰腺分泌、镇静、降低体温、抗菌、抗炎等作用[1]。

【临床应用】

1. **创伤性肢体肿痛** 栀子蛋清方（栀子粉 30g，鸡蛋清 15ml）治疗 60 例四肢创伤性肢体肿痛病人，每天换药 1 次，治疗 12 天，并随访 1 个月，于治疗前及治疗后 6、12 天对肿胀程度、疼痛、肿胀范围进行评分并判定临床疗效，观察不良事件发生情况。结果：总有效率为 83.33%，表明栀子蛋清方治疗创伤性肢体肿痛的临床疗效较好，并且栀子蛋清方能更快减轻肢体肿胀情况[2]。

2. 慢性中耳炎　栀子三黄滴耳液的配制及用法：取栀子、黄柏各 10g，黄连 15g，苦参 6g，加水 500ml，浸泡 10 小时，文火煎沸 50 分钟去渣待冷澄清，用无菌纱布过滤 2 次，加入 2% 苯甲醇防腐备用。病人每日或隔日来诊或自己用。先用 3% 双氧水，清洁患耳，除净外耳道内脓痂及分泌物，患耳向上，滴药液 3～4 滴，保持此姿势 15 分钟，使药液充分进入中耳腔内。每日滴药 3 次。50 例用栀子三黄滴耳液滴耳。结果：痊愈 34 例（68%），有效 9 例（18%），无效 7 例（14%），总有效率为 86%[3]。

3. 小儿急性上呼吸道感染发热　将栀子、桃仁各 5g，捣烂如泥，加面粉 15g 及蛋清各适量，调拌均匀，以纱布或棉布手绢作外垫分别外敷于两足心（即涌泉穴），6 小时换药 1 次，每天 4 次。将 141 例患儿随机分为布洛芬组、布洛芬加栀桃泥组、单纯栀桃泥组 3 组各 47 例。3 组患儿的对症处理相同，布洛芬组给予布洛芬混悬滴剂口服；栀桃泥组给予栀子桃仁泥贴敷涌泉穴；布洛芬加栀桃泥组给予布洛芬混悬滴剂口服及栀子桃仁泥贴敷涌泉穴，均治疗观察 3 天。结果：退热疗效总有效率布洛芬组为 76.6%，布洛芬加栀桃泥组为 91.5%，栀桃泥组为 72.3%[4]。

4. 小儿疱疹性咽炎　将栀子、桃仁各 5g，捣烂如泥，加面粉 15g 及蛋清适量，调拌均匀，以纱布或棉布手绢作外垫分别外敷于两足心（即涌泉穴），6 小时换药 1 次，每天 4 次。随机选择 60 例患儿分为两组各 30 例。两组患儿均给予西医对症处理，对照组予利巴韦林注射液肌内注射，每天 2 次；治疗组予栀子桃仁泥贴敷涌泉穴，每天 4 次，两组均治疗 5 天观察疗效。结果：两组临床疗效、体温恢复正常时间、疱疹消退时间分别比较，差异均有显著性意义（P<0.05），治疗组优于对照组。结论：栀子桃仁泥贴敷涌泉穴治疗小儿疱疹性咽炎疗效确切[5]。

参考文献

[1] 国家药典委员会. 临床用药须知·中药饮片卷 [M]. 北京：中国医药科技出版社，

2011：172.

[2] 顾玉彪，谢兴文，徐玉德，等. 栀子蛋清方治疗四肢创伤性肢体肿痛 60 例临床观察 [J].
中医杂志，2015，56（18）：1573–1575.

[3] 李运林，刘怀兰. 栀子三黄滴耳液治疗慢性中耳炎临床观察 [J]. 四川中医，2003，21
（1）：73.

[4] 黄向红，郭子宽，林国荣，等. 栀子桃仁泥贴敷涌泉穴治疗小儿急性上呼吸道感染发热临
床观察 [J]. 新中医，2014，46（12）：135–137.

[5] 谢洪，黄向红. 栀子桃仁泥贴敷涌泉穴治疗小儿疱疹性咽炎临床观察 [J]. 新中医，
2013，45（5）：134–136.

竹叶 Zhúyè

为禾本科植物淡竹 *Phyllostachys nigra*（Lodd）.Munro var. *henois*（Mitf.）
Stapf ex Rendle 的嫩叶。甘、辛、淡，寒。归心、胃、小肠经。

【处方用名】竹叶。

【功效主治】

清热泻火，生津止渴 本品"甘寒凉金，降逆除烦，泻热清上之佳品也"
（《长沙药解》）。其"清香透心，微苦凉热，气味俱清"，"治温以清，专清心气，
味淡利窍，使心经热血分解。主治暑热消渴，胸中热痰，伤寒虚烦，咳逆喘促，
皆用为良剂也。又取气清入肺，是以清气分之热，非竹叶不能"（《药品化义》）。
如竹叶汤治"产后中风，发热，面正赤，喘而头痛"，"其轻能解上，辛能散郁，
甘能缓脾，凉能入心，寒能疗热故耳。然大要总属清利之品，合以石膏同治，则
能解除胃热，而不致烦渴不止"（《本草求真》），故亦宜于热病后期，阴津已伤而
余邪未去之烦渴。如竹叶石膏汤治"伤寒解后，虚羸少气，气逆欲吐"，因"伤
寒解后，津液不足而虚羸，余热未尽，热则伤气，故少气，气逆欲吐"（《注解伤
寒论》）。现常用于热病余邪未清，烦热口渴，以及阴虚津伤口渴。

【用量用法】

仲景用竹叶见于竹叶石膏汤、竹叶汤 2 方。

1. 用量 大量用"二把"，小量用"一把"。现内服常用量为 6～10g，鲜品

15～30g。

2. **用法**　一般煎汤内服。

【使用注意】本品药性寒凉，脾胃虚寒者慎用。

【现代研究】含氨基酸、涩味质及酚性成分。竹叶煎剂对金黄色葡萄球菌、铜绿假单胞菌等有抑制作用[1]。

【临床应用】

1. **骨肉瘤化疗后潮热汗出症**　用竹叶石膏汤（竹叶 9～12g，生石膏 30～60g，制半夏 9～12g，麦冬 20～30g，山药 20～30g，太子参 20～30g，炙甘草 3～6g）加味，每日 1 剂，水煎，早、晚分服。7 天为 1 个疗程，观察 1～2 个疗程。共观察 25 例，结果：治愈 18 例，好转 4 例，总有效率为 88%。对照组口服贞芪扶正胶囊、复合维生素 B 治疗 23 例。治疗组疗效优于对照组（P＜0.05），治疗组生活质量改善率优于对照组（P＜0.05）[2]。

2. **病毒性心肌炎**　用竹叶石膏汤（竹叶、制半夏、麦冬、连翘各 15g，石膏 20g，苦参、丹参、板蓝根各 30g，人参、金银花、甘草各 10g），每日 1 剂，水煎，早、晚分服，配合西药治疗 47 例；对照组单纯西药治疗 47 例。疗程均为 4 周。两组疗效有非常显著性差异（P＜0.01），两组治疗后症状积分有显著性差异（P＜0.05），两组治疗后心电图比较亦有显著性差异（P＜0.05）[3]。

3. **感染后低热**　用竹叶石膏汤（竹叶 10g，生石膏 30g，半夏 12g，人参 6g，麦冬 30g，甘草 6g，粳米 10g），每日 1 剂，水煎服。共观察 58 例，结果：服 1 剂热退者 7 例，服 2 剂热退者 18 例，服 3 剂热退者 23 例，服 4 剂热退者 10 例，全部有效[4]。

4. **乳汁不退**　以竹叶 50g，煎水取汁 200ml 饮用，每天 3 次，用于难免流产病人 98 例，退乳期间以米饭、蔬菜为主食，禁止食用高蛋白及发物。对照组 95 例病人，给予戊酸雌二醇 5mg。两组均治疗 6 天。治疗组 3 天、6 天退乳率分别为 77.6%、91.8%。治疗组退乳时间比对照组短（P＜0.01）[5]。

5. **慢性荨麻疹**　以竹叶、生山楂治疗慢性荨麻疹 9 例，有效率达 88.89%[6]。

【备注】竹叶为禾本科植物淡竹的嫩叶，又名"淡竹叶"，属木本植物，始载于《神农本草经》。淡竹叶为禾本科植物淡竹叶的干燥茎叶，属草本植物，始载于《滇南本草》。"此非淡竹之叶，另是一种"（《得配本草》）。故凡明以前方中所用之竹叶与淡竹叶，均为今之竹叶。

参考文献

[1] 雷载权，张廷模. 中华临床中药学 [M]. 北京：人民卫生出版社，1998：392.

[2] 张剑军，孙元珏，姚阳. 竹叶石膏汤加味治疗骨肉瘤大剂量化疗后潮热汗出症的临床观察 [J]. 中华中医药杂志，2011，26（6）：1379–1381.

[3] 杨素娟，杨斐斐. 竹叶石膏汤治疗急性病毒性心肌炎 47 例临床观察 [J]. 中国中医急症，2004，13（5）：272–273.

[4] 王德魁，华淑萍，王迪. 竹叶石膏汤治疗感染性低热 58 例报告 [J]. 工企医刊，1996，9（1）：92–93.

[5] 阳艳，黄艳明，张敦兰，等. 竹叶用于退乳的临床观察 [J]. 医药导报，2012，31（9）：1169–1170.

[6] 李桂花. 小竹叶、生山楂治疗慢性荨麻疹 [J]. 河北职工医学院学报，1995，（2）：39.

黄芩 Huángqín

为唇形科植物黄芩 *Scutellaria baicalensis* Georgi 的根。苦，寒。归肺、胆、脾、大肠、小肠经。

【处方用名】黄芩、炒黄芩、酒黄芩、黄芩炭。

【功效主治】

1. 清热燥湿，泻火解毒 本品性寒能清热，味苦能燥湿，能"通治一切湿热"，凡"内外女幼诸科之湿聚热结病证，无不治之"（《本草正义》）。能直折火邪，清热泻火力强。因其主入肺经，"最善清肺经气分之热"（《医学衷中参西录》），"定肺热之喘嗽"（《本草正义》）。凡"肺经之热，必须用之"（《本草新编》）。长于泻实火、除湿热，凡实火湿热之证咸宜。考仲景诸方，无不因此而设。《本经疏证》论述甚为详明，曰："仲景用黄芩有三耦焉，气分热结者，与柴胡为耦（小柴胡汤、大柴胡汤、柴胡桂枝干姜汤、柴胡桂枝汤）；血分热结者，与芍药为耦（桂枝柴胡汤、黄芩汤、大柴胡汤、王不留行散、当归散）；湿热阻中者，与黄连为耦（半夏泻心汤、甘草泻心汤、生姜泻心汤、葛根黄芩黄连汤、干姜黄芩黄连人参汤）。以柴胡能开气分之结，不能泻气分之热；芍药能开血分之结，不能清迫血之热；黄连能治湿生之热，不能治热生之湿。……故黄芩协柴胡能清气分之热，协芍药能泄迫血之热，协黄连能解热生之湿也。"《本草经疏》进一步解释曰："黄芩，其性清肃，所以除邪，味苦所以燥湿，阴寒所以胜热，故主诸热。诸热者，邪热与湿热也。……折其本，则诸病自瘳矣。"证之临床，黄芩之用，未出左右。

2. **止血**　本品能泄亢盛之火热，"止上炎之失血"（《本草正义》），有凉血止血之功。适用于火毒炽盛，迫血妄行所致的吐血、衄血等出血。可单用黄芩炭，或与大黄、黄连同用，如泻心汤。

3. **清热安胎**　本品能清胞宫之热，治"胎有火热不安"（《滇南本草》），使"火退则胎安"（《本草便读》），故"主妊娠，为安胎之圣药"（《本草集要》）。如"妇人妊娠，宜常服"之当归散。《金匮要略心典》解释说："妊娠之后，最虑湿热伤动胎气，故于芎、归、芍药养血之中，用白术除湿，黄芩除热。丹溪称黄芩、白术为安胎之圣药。夫芩、术非能安胎者，祛其湿热而胎自安耳。"《滇南本草》谓："黄芩治胎有火热不安"，取其"清胎热"之功。可见，黄芩安胎者在清热，以治怀胎蕴热，胎动不安之证为宜。

【用量用法】

仲景用黄芩者计 25 方，其中注明用量者 20 方。

1. **用量**　最大剂量为三两，最小剂量为一两。常用量为 1～3 两。现常用量为 3～10g。

2. **炮制**　仲景未详。《本草述钩元》谓："寻常生用，或水炒去寒性亦可。上行酒浸切炒，下行便浸炒，除肝胆火猪胆汁拌炒更有用吴萸制芩者，欲其入肝散滞火也。"今常用的炮制品有生黄芩、炒黄芩、酒黄芩、黄芩炭。

3. **用法**　煎服或入丸、散。清热多生用；安胎多炒用；清上焦热可酒炙用；止血可炒炭用。

【使用注意】

（1）脾胃虚寒者忌用　《伤寒论·厥阴》篇说："伤寒脉迟，六七日，而反与黄芩汤彻其热，脉迟为寒，今与黄芩汤复除其热，腹中应冷，当不能食，今反能食，此名除中，必死。"除中为胃气败绝之证，本文所论，乃寒证误用寒药所致。黄芩苦寒，能损胃气败脾阳，故脾胃虚寒理当忌之。

（2）水饮内停者忌之　小柴胡汤方后云："若心下悸，小便不利者，去黄芩，加茯苓。"心下悸、小便不利，是三焦决渎失常，水饮蓄而不行。以水饮得冷则停，得淡渗则利，故去黄芩之寒凝，加茯苓淡渗利水。

（3）腹痛者慎用　仲景于小柴胡汤方后指出："若腹中痛者，去黄芩，加芍药。"《伤寒论通俗讲话》谓："腹中痛，是肝脾不和，木郁乘脾，血脉不利"所致，非黄芩之苦寒所宜，故去之。《本草经疏》亦谓："中寒腹痛，肝肾虚而少腹痛，血虚腹痛，……（黄芩）法并禁用。"

【现代研究】主含黄芩素、黄芩苷、汉黄芩素、汉黄芩苷、黄芩新素、去甲汉黄芩素等。本品具有抗病原微生物、解热、抗炎、抗过敏及解毒等作用[1]。

【临床应用】

1. 肺热咳嗽　运用麻鱼石黄汤（由麻黄 10g，鱼腥草 30g，石膏 30g，黄芩 10g 组成）加味治疗肺热咳嗽，将上方加水 500ml，煮取 200ml，每日 1 剂，水煎分 2 次温服，7 天为 1 个疗程，共服药 2 个疗程。共治疗 56 例（其中上呼吸道感染 28 例，支气管炎 18 例，支气管哮喘 10 例），显效 45 例，有效 9 例，无效 2 例，总有效率为 96.43%[2]。

2. 肺结核顽固性痰血　三黄汤（大黄、黄连、黄芩）治疗肺结核顽固性痰血，用上方每天 1 剂，冲泡代茶频服数次。共治疗 54 例，7 天内治疗组有 53 例痰血止，有效率为 98%[3]。

3. 痔疮　用复方黄芩洗液（由黄芩、黄柏、花椒、明矾等组成）200ml 加开水 2000ml 搅匀，待水温至 60℃时坐浴，每次 15 分钟，1 天 1 次，7 天为 1 个疗程。共治疗痔疮病人 156 例，用药 1 周后痊愈 5 例，2 周后痊愈 10 例，好转 138 例，无效 3 例，总有效率为 98.1%[4]。

4. 黄水疮　将三黄汤（由黄连、黄芩、大黄各 5g 组成）加适量水煎成浓液，待温，用棉棒蘸药液涂搽患处更换棉棒，再蘸药液涂搽，1 日 4～6 次。共治疗黄水疮 36 例，30 例用药 1 天后，脓疱缩小，周围红晕基本消失，2 天后大部分脓疱干燥结痂。6 例症状较重，加口服抗生素 3 天，外用三黄汤 3 天后脓疱干缩，周围红晕渐消，全部病例用药 5 天后痊愈[5]。

5. 高血压　用 20%黄芩酊剂，每次 5～10ml，每日 3 次口服。观察 51 例，用药 1～12 个月后，血压下降 20/10 mmHg 以上者占 70%，临床症状亦随之消失或减轻[6]。

6. 病毒性肝炎　用黄芩苷注射液 4ml（相当于生药 200mg），肌内注射，每日 1 次；或用黄芩苷注射液 6ml 加入 10%葡萄糖液 250ml 中，静脉滴注，15 天为 1 个疗程。治疗 128 例，急性肝炎显效率为 100%，慢性活动性肝炎为 57.2%，慢性迁延性肝炎为 80%，亚急性重症肝炎为 87.5%[7]。

7. 流行性脑脊髓膜炎　用 20%黄芩煎剂喉头喷雾，每次 2ml（含生药 0.4g），每日 1 次。预防和治疗 209 例流行脑脊髓膜炎带菌者，全部有效[8]。

8. 急性胆囊炎　用 5%黄芩苷 80～120ml，加入 5%～10%葡萄糖液 200～500ml 中，快速静脉滴注，每日 1 次，疗程 4～7 天。观察 72 例，显效 45 例，有效 20 例，无效 7 例，总有效率为 90.2%[9]。

此外，黄芩还可治疗妊娠呕吐[10]等。

参考文献

[1] 国家药典委员会. 临床用药须知·中药饮片卷［M］. 北京：中国医药科技出版社，2011：186.

[2] 李秋红，刘秀玮. 麻鱼石黄汤加味治疗肺热咳嗽 56 例［J］. 河北中医，2013，35（12）：1815–1816.

[3] 陈海滨，吴向东. 三黄汤治疗肺结核顽固性痰血 54 例［J］. 蚌埠医学院学报，1999，24（6）：467.

[4] 胡蔓，何智斌. 复方黄芩洗液治疗痔疮 156 例［J］. 中国中医药现代远程教育，2011，9（14）：143–144.

[5] 田梅梅. 三黄汤外用治疗黄水疮 36 例［J］. 中医外治杂志，1997，7（4）：11.

[6] 何云鹤. 黄芩治疗高血压病的初步观察（第二次报告）［J］. 上海中医药杂志，1956，2（1）：24–32.

[7] 王瑞云，陈中英. 黄芩苷注射液治疗病毒性肝炎 128 例观察［J］. 中西医结合杂志，1988，8（3）：166.

[8] 严国华，梁铮声，刘景，等. 九种中药对流行性脑脊髓膜炎带菌者 973 例疗效观察［J］.

张仲景药物学
zhangzhongjing yaowuxue

中医杂志，1960，6（6）：20.

[9] 广东省汕头地区人民医院. 黄芩苷治疗急性胆道感染 72 例疗效观察 [J]. 新中医，1976，

（增刊）：24.

[10] 许梦森. 黄芩杞果冲剂治疗恶阻 [J]. 吉林中医药，1988，10（1）：28.

黄连 Huánglián

本品为毛茛科植物黄连 *Coptis chinensis* Franch.、三角叶黄连 *Coptis deltoidea* C.Y.Cheng et Hsiao 或云连 *Coptis teeta* Wall.的根茎。苦，寒。归心、脾、胃、肝、胆、大肠经。

【处方用名】黄连、味连、雅连、云连、川黄连、酒黄连、姜黄连、萸黄连、吴萸连。

【功效主治】

1. 清热燥湿　本品苦寒，"能泄降一切有余之湿火"（《本草正义》）。"凡药能祛湿者必增热，能除热者必不能祛湿。惟黄连能以苦燥湿，以寒除热，一举两得，莫神于此"（《神农本草经百种录》）。清热燥湿之力胜于黄芩，广泛用于湿热诸证。因其主入中焦，善除脾胃、大肠湿热，故对中焦湿热病证多用，尤为治湿热泻痢之要药。仲景治痢诸方，如葛根黄芩黄连汤、白头翁汤等方，均用本品清热燥湿。

2. 泻火解毒　本品苦寒，清热泻火力强，作用范围广泛。长于"清有余之实火"（《本草便读》）。凡"心、脾、肝、肾之热，胆、胃、大小肠之火，无不治之"（《本草正义》）。可用于各脏腑的火热病证，"惟初病气实热盛者服之最良"（《本草蒙筌》）。因其以清泄心、胃之火见长，故尤多用于心火亢盛及胃火炽盛诸证。能"解诸般热毒秽毒及肿毒疮疡"（《药鉴》），凡"诸疮肿毒必用之"（《本草集要》）。用于疮痈疔肿，热毒炽盛而见红肿热痛者。本品泻火解毒力强。对于火毒炽盛，迫血妄行所致的吐血、衄血，常与大黄、黄芩同用，如泻心汤（《金匮要略》）。

仲景用黄连，正如《本草思辨录》所云："黄连之用，见仲圣方者，黄连阿胶汤，治心也；五泻心汤、黄连汤、干姜黄连黄芩人参汤，治胃也；黄连粉，治

/ 54 /

脾也；乌梅丸，治肝也；白头翁汤、葛根黄芩黄连汤，治肠也。"

【用量用法】

仲景用黄连共计 14 方。

1. 用量 最大剂量为四两，最小剂量为一两，常用量为 1～3 两。现常用量为 3～10g。

2. 炮制 近代以炒用制其寒性，可以酒炒、姜汁炒、吴茱萸炒等。正如《医学入门》所云："黄连，酒浸炒，则上行头目口舌；姜汁炒，辛散冲热有功。"

3. 用法 生用清热力较强；炒用能降低其苦寒性；酒黄连善清上焦火热，用于目赤，口疮；姜黄连清胃和胃止呕，用于寒热互结，湿热中阻，痞满呕吐；萸黄连舒肝和胃止呕，用于肝胃不和，呕吐吞酸。仲景在大黄黄连泻心汤方后指出，用麻沸汤浸渍服，即用滚开的沸水浸泡少顷，绞汁即饮。不煎煮，旨在取其气，薄其味，取其轻扬清淡之意，以泻心消痞。

【使用注意】本品大苦大寒，过服久服易伤脾胃，脾胃虚寒者忌用；苦燥易伤阴津，阴虚津伤者慎用。

【现代研究】主含小檗碱（黄连素）、黄连碱、甲基黄连碱、巴马汀、药根碱、非洲防己碱、表小檗碱、小檗胺、木兰花碱等多种生物碱。本品具有抗病原微生物、抗细菌毒素、抗炎、解热、利胆、抑制胃液分泌、抗溃疡、抗腹泻、降血糖、抗癌、抗心律失常、保护心肌缺血等多种药理作用[1]。

【临床应用】

1. 慢性湿疹 用黄连皮炎膏擦于患处，每日 2～3 次；对照组用青鹏膏适量搽于患处并轻轻按摩，每日 2～3 次，疗程均为 4 周。共观察 60 例，结果：治疗组痊愈 10 例，显效 26 例，有效 20 例，无效 4 例；对照组痊愈 5 例，显效 16 例，有效 27 例，无效 12 例。两组比较，治疗组总有效率要明显高于对照组[2]。

2. 反流性食管炎 运用加减黄连汤（炒黄连 8g，炮姜 9g，枯芩 9g，吴茱萸 6g，桂枝 9g，太子参 18g，醋半夏 12g，薏苡仁 30g，鸡内金 15g，赤芍 12g，生麦芽 18g，桔梗 9g，炒枳壳 9g，九香虫 6g，甘草 6g）治疗反流性食管炎 38 例，每日 1 剂，分 3 次服用，共治疗 4 周。结果：痊愈 25 例，有效 12 例，无效 1 例，治愈率为 66%，有效率为 97%[3]。

3. 烧伤 应用黄连解毒膏（黄连、黄芩、黄柏、大黄各 30g，紫草 50g，当归、防风、生地黄、白芷、乳香、没药、金银花、紫花地丁、川芎各 15g）治疗烧伤 30 例，共治疗 15 天。结果：治愈 16 例，好转 13 例，无效 1 例，总有效率为 96.7%[4]。

4. 心律失常　用黄连素口服，每次 0.4g，每天 4 次。显效后逐渐减至维持量。若服药 5～7 天后仍无效或未达到显效者，则加量至 0.5～0.6g，每日 4 次，2～4 周为 1 个疗程。结果：对窦性心律失常的有效率为 70%，对室上性心律失常的有效率为 84%，且安全，副作用小[5]。

5. 萎缩性胃炎　用黄连 500g，食醋 500ml（瓶装醋为优），白糖 500g，山楂片 1000g，加开水 4000ml，混合浸泡 7 日，即可服用。每日 3 次，每次 50ml，饭后服。共治疗 24 例。结果：除 1 例因坏死性胰腺炎死亡之外，其余病例均坚持服药 90～150 天。胃镜复查，其中 21 例胃黏膜萎缩性病变消失，2 例由萎缩性胃炎转为浅表性胃炎。胃液分析空腹总酸度、游离酸度均达正常范围。随访 1～5 年无 1 例癌变或复发[6]。

6. 溃疡性结肠炎　可用生黄连粉混入 150ml 温水中灌入肠中，隔日灌 1 次，9 次为 1 个疗程；或将黄连粉在乙状结肠镜窥视下，直接喷到溃疡或病变部位，每次用药 1.8～2.4g，隔日 1 次，9 次为 1 个疗程。上述两种疗法开始偶有痛感，经 2～3 次后即可消失。共治疗 18 例，治愈 15 例[5]。

参考文献

[1] 国家药典委员会. 临床用药须知·中药饮片卷 [M]. 北京：中国医药科技出版社，2011：192.

[2] 喻文球，王万春，朱卫丰，等. 黄连皮炎膏治疗慢性湿疹 60 例临床观察 [J]. 时珍国医国药，2015，16（2）：392-393.

[3] 李垚，郑玉. 加减黄连汤治疗反流性食管炎 38 例临床观察 [J]. 中国实验方剂学杂志，2010，16（6）：262-263.

[4] 廖运河. 黄连解毒膏治疗烧伤 30 例临床观察 [J]. 中医药导报，2007，14（8）：54-62.

[5] 王辉武. 中药新用（第二集）[M]. 重庆：科学技术文献出版社重庆分社，1990：190.

[6] 张菌州，方桂成，郝政华，等. 黄连食醋白糖山楂饮治疗萎缩性胃炎 [J]. 中医杂志，1986，36（6）：28.

黄柏 Huángbò

为芸香科植物黄皮树 *Phellodendron chinense* Schneid. 的树皮。苦，寒。归肾、膀胱经。

【处方用名】黄柏、川黄柏、盐黄柏、黄柏炭、黄檗。

【功效主治】

1. 清热燥湿 如治"热利下重"之白头翁汤，治"伤寒身黄，发热"之栀子柏皮汤等，方中黄柏之用，皆取其苦寒，"于清热之中，而兼燥湿之效"（《神农本草经读》）。证诸临床，凡湿热之证，黄柏皆可用之。因其性沉降，"独入肾与膀胱，清泄下焦湿火"（《本草便读》），故尤善"治下焦湿热诸证"（《重庆堂随笔》）。如"下痢赤白，后重迫痛；或小便黄赤，淋沥浑浊；或癃闭不通，胀满阻塞；或脚气攻冲，呕逆恶心；或五疸壅塞，遍身发黄，是皆湿热下侵也，俱用黄柏可以治之"（《本草汇言》）；"女子漏下赤白，阴伤蚀疮，皆湿热下注之病，苦胜湿而寒清热，故黄柏皆能治之"（《本草崇原》）；"湿热不清，膝胫疼痛，步履艰难，用此能清湿中之热"（《本草汇言》）。

2. 泻火解毒 仲景未详。本品善能清实热，解火毒，功同黄芩、黄连，每常相须为伍，其效益佳，可用于多种火热及热毒病证。如《名医别录》疗"目热赤痛，口疮"；《药性论》治"男子茎上疮，屑末敷之"；《本草拾遗》治"热疮疱起，虫疮"；《用药心法》治"疮痛不可忍"等。

3. 泻相火，退虚热 仲景未详。本品入肾经，能泻肾火，退虚热，"乃是少阴肾经之要药，专治阴虚生内热诸证，功烈甚伟，非常药可比也"（《本草经疏》）。适用于肾阴不足，虚火上炎，骨蒸潮热，盗汗遗精等。如后世之知柏地黄丸、大补阴丸等，方中黄柏之用，"以其能清自下泛上之阴火，火清则水得坚凝，不补而补也"（《得配本草》）。故可收泻火清源，热退存阴之效。

【用量用法】

仲景用黄柏共计 5 方。

1. 用量 最大剂量为四两，最小量为二两，常用量为 2～3 两。现常用量为 3～12g，外用适量。

2. 炮制　黄柏临床应用时有多种炮制法，如"黄柏，生用降实火，酒制治阴火上炎，盐制治下焦之火，姜制治中焦痰火，姜汁炒黑治湿热，盐酒炒黑制虚火，阴虚火盛面赤戴阳，附子汁制"《本经逢原》。

3. 用法　水煎服；外用研末调敷。

【使用注意】脾胃虚寒者忌用。"阴阳两虚之人，病兼脾胃薄弱，饮食少进及食不消，或兼泄泻等证。法咸忌之。"（《本草经疏》）

【现代研究】主含小檗碱、黄柏碱、木兰花碱、药根碱、黄柏碱、掌叶防己碱等多种生物碱。本品具有抗病原微生物、抗炎、抗变态反应、降压、抗痛风、抑制大鼠胃排空、抑制大鼠胃液分泌、增加胃液 pH 值、降低总酸度及总酸排出量、抑制胃蛋白酶活性等药理作用[1]。

【临床应用】

1. 流行性脑脊髓膜炎　用黄柏流浸膏（1ml 相当于生药黄柏 1g）治疗流行性脑脊髓膜炎 20 例，全部治愈。轻症服药 1 天即好转，一般约在治疗 8 天后症状与体征消失，约 10 天后脑脊液转为正常。3 岁以下小儿用量每 6 小时服 3ml，3 岁以上服 4～6ml，成人 6～10ml[2]。

2. 慢性咽炎　取 30% 黄柏水煎液 5ml，载入雾化器瓶中，一端接氧气瓶，进行吸入雾化。每日 1～2 次，4～5 日为 1 个疗程。共治疗慢性咽炎 55 例，结果：痊愈 3 例，有效 50 例，无效 2 例[3]。

3. 脓疱疮　用黄柏、黄连各 30g，青黛 20g，冰片 5g，枯矾 10g，绿豆粉12g，治疗脓疱疮。湿性者用消毒棉球擦去脓液，再将干药粉撒于患处；干性者用食油调敷局部。每日 2 次，治愈为止，小儿可用双层纱布包盖。共治疗病人300 例，痊愈 288 例，占 96%，平均用药 55 天[4]。

4. 软组织化脓性感染　用复方黄柏洗液（由黄柏、连翘、金银花、蒲公英、蜈蚣组成）进行冲洗，每天冲洗 1 次，治疗 2 周。共治疗 69 例，59 例溃疡愈合，10 例未愈合，溃疡愈合率为 85.51%。对照组（用京万红软膏）35 例，21 例溃疡愈合，14 例未愈合，溃疡愈合率为 60.00%。治疗组溃疡愈合率明显优于对照组[5]。

5. 阴道炎　运用自制复方黄柏苦参洗液（由黄柏、苦参、土茯苓、金银花、白鲜皮、蛇床子、鱼腥草、苦楝皮组成）治疗阴道炎 80 例，每次取 150ml 进行阴道冲洗，每天 1 次，连用 10 天，治愈 78 例[6]。

6. 肛瘘　用复方黄柏液（由黄柏、连翘、金银花、蒲公英、蜈蚣组成）熏洗，每次熏洗 10～15 分钟，每日便后熏洗 1 次，直至创面基本愈合。共观察 30 例，痊愈 25 例，显效 5 例，总有效率为 100%[7]。

此外，用黄柏 3～5g，玄明粉 3g，煎水待冷后湿敷局部，1 日 4～6 次，治疗脸部隐翅虫皮炎 12 例，均于 3 日内恢复[8]。

参考文献

[1] 国家药典委员会. 临床用药须知·中药饮片卷［M］. 北京：中国医药科技出版社，2011：198.

[2] 毛应骥. 黄柏流浸膏治疗"流脑"20 例［J］. 中华内科杂志，1960，8（1）：70.

[3] 王积恩，梅秀莲. 黄柏液雾化吸入治疗慢性咽炎［J］. 中级医刊，1982，32（1）：37.

[4] 宋厚明，曹宁芳，王秀莲. 中药治疗脓疱疮 344 例［J］. 陕西中医，1986，7（4）：174.

[5] 徐旭英，杨博华，李友山，等. 复方黄柏液治疗 104 例软组织化脓性感染患者临床疗效观察［J］. 中国新药杂志，2015，24（19）：2227-2230.

[6] 陈燕，何光秀，王志，等. 自制复方黄柏苦参洗液治疗阴道炎 80 例临床疗效观察［J］. 中国民族民间医药，2013，22（20）：49.

[7] 贾克良，辛学知. 复方黄柏液熏洗促进肛瘘创面愈合 30 例临床观察［J］. 江西中医药，2014，（10）：51-53.

[8] 刘益群. 黄柏水湿敷治疗脸部隐翅虫皮炎［J］. 中西医结合杂志，1986，6（4）：248.

苦参 Kǔshēn

为豆科植物苦参 *Sophora flavescens* Ait.的根。苦，寒。归心、肝、胃、大肠、膀胱经。

【处方用名】苦参。

【功效主治】

1. 清热燥湿　本品"大苦大寒，退热泄降，荡涤湿火，其功效与芩、连、龙胆皆相近，而苦参之苦愈甚，其燥尤烈"（《本草正义》），有"清热而祛湿"之功（《长沙药解》）。适用于多种湿热病证。"蚀于下部则咽干，苦参汤洗之。"仲景用一味苦参煎汤熏洗由湿热生虫、蚀烂下部的狐蜜病，可知苦参是一味清热燥湿、杀虫止痒的要药。正如"苦参能除热毒，疗下部匶，因以洗之"（《金匮玉函经二注》）；亦如"用苦参汤洗之者，以苦参有祛湿摄水之效"（《金匮要略释义》）。因此，《本经》用之治"黄疸"；《别录》用之"除伏热肠癖"；孙氏《仁存堂方》常用为丸，治热痢下血；《积德堂经验方》用之配牡蛎、雄猪肚，治妇人赤白带下，皆取苦参清热燥湿之功。

2. 杀虫 本品苦能燥湿，寒能清热。"热生风，湿生虫，故又能治风杀虫"（《本草纲目》），"疗皮肤瘙痒"（《滇南本草》）。适用于带下阴痒，湿疹疥癣，为治瘙痒性皮肤病之要药，内服外洗均可。正如"苦参，大苦大寒，退热泄降，荡涤湿火，其功效与芩、连、龙胆皆相近，而苦参之苦愈甚，其燥尤烈，故能杀湿热所生之虫。毒风恶癞，非此不除"（《本草正义》）。亦如"姚斐成云，苦参，祛风泻火，燥湿祛虫之药也"（《本草汇言》）。因此，《名医别录》用之"疗恶疮下部匶"；《滇南本草》亦用治"疥癞，脓窠疮毒，疗皮肤瘙痒，血风癣疮，顽皮白屑"；《补缺肘后方》用之配露蜂房、黍米和曲，酿熟稍饮治鼠瘘疮，加猥皮，更佳；《本草衍义》用其配皂角煎汁为丸，治通身风疹，痒不可忍；苏颂方则以苦参浸酒治麻风；近代名医赵炳南在其《医案》中载其治皮肤瘙痒症，最喜用苦参。凡此莫不是取苦参祛风杀虫止痒之功。

3. 利尿 本品入膀胱经，能"清湿热而通淋涩"（《长沙药解》），"主溺有余沥，逐水"（《本经》），"苦参利九窍治小便黄赤"（《名医别录》）。适用于湿热蕴结之小便不利、灼热涩痛，可单用，或与车前子、栀子等同用。当归贝母苦参丸治"妊娠小便难"，仲景是取苦参清热利窍的作用。所以尤在泾说："苦参入阴，利窍，除伏热。"他所说的"利窍"，就是指通利前阴，以通水道。故虞天民的谷疸丸，用其与龙胆草、栀子、牛胆汁、玄参同用，治湿热郁蒸、黄疸尿赤，以苦参通利小便，使湿热从小便而出，效甚佳。现常用其治淋证、尿闭及尿路感染。

此外，本品苦寒，入心经，"专治心经之火"（《神农本草经百种录》）。能"养肝胆气、安五脏，定志益精"（《名医别录》）。"苦参，专治心经之火，与黄连功用相近"（《本草纲目》）。均说明苦参能清心火，除伏热。《丹溪心法》用其治"狂邪发无时，披头大叫欲杀人，不避水火"。附方三物黄芩汤方"治妇人在草蓐……四肢苦烦热，头不痛但烦者"，用之配伍黄芩清热以除烦。

【用量用法】

仲景用苦参计 2 方，注明用量者仅 1 方。

1. **用量**　苦参在当归贝母苦参丸中的用量为四两。今人常用内服量 5～10g，外用适量。

2. **炮制**　仲景未详。今人多炒用或酒洗入药，以减其苦寒之性，用于脾胃虚弱，红白痢疾。苦参炭用，使其擅入血分以止血，用于肠风，痔漏，酒毒下血。

3. **用法**　煎服，5～10g；外用适量。

【使用注意】

（1）不宜与藜芦同用　《本草经集注》指出："反藜芦。"

（2）脾胃虚寒者忌用　《医学入门》谓："胃弱者慎用。"《本草经疏》亦谓："久服能损肾气，肝、肾虚而无大热者勿服。"

【现代研究】主含苦参碱、氧化苦参碱、异苦参碱、槐果碱、苦参醇碱、苦参素等。具有抗病原微生物、解热、抗炎、抗变态反应、抗肿瘤和抗心律失常等作用[1]。

【临床应用】

1. **心律失常**　苦参片（每片含生药 2g），每次 3～10 片（平均 5 片），每日 3 次。疗程最短 8 周，最长 9 个月，平均服药时间 11 周。共观察 167 例快速心律失常病人，对期前收缩，有效率为 60%（室性早搏 59.5%，房性早搏 80%）；对因感染和过度疲劳引起的过早搏动疗效较好[2]。

2. **皮肤病**　1%苦参注射液肌内注射，每日 1 次，每次 2～4ml，或口服片剂（每片含生药 0.3g），每日 3 次，每次 5 片。共观察 148 例（急性、亚急性湿疹，脂溢性湿疹皮炎，阴囊湿疹，泛发性神经性皮炎等），有效率为 79%[3]。

3. **恶性胸水**　应用苦参注射液治疗恶性胸水病人 25 例，有效率为 93%，治愈率为 42%[4]。

此外，苦参还可治唇炎[5]、传染性肝炎[6]等。

参考文献

[1] 国家药典委员会. 临床用药须知·中药饮片卷 [M]. 北京：中国医药科技出版社，2011：207.

［2］苦参观察协作组. 苦参治疗快速心律失常 167 例近期疗效［J］. 新医药学杂志，1977，23
（7）：24–25.

［3］北京医学院附属三院皮肤科、中草药小组. 苦参治疗 148 例皮肤病疗效观察［J］. 北京医
学院学报，1976，（2）：116–118.

［4］许秀东. 苦参胸腔注射液治 25 例恶性胸水患者的疗效［J］. 临床医药文献杂志，2015，2
（10）：1891.

［5］许姜泽. 中医中药治疗慢性唇炎［J］. 中医杂志，1980，26（6）：32.

［6］王辉武，贾河先. 中药新用［M］. 重庆：科学技术文献出版社重庆分社，1986：182.

秦皮 Qínpí

为木犀科植物苦枥白蜡树 *Fraxinus rhynchophylla* Hance、白蜡树 *Fraxinus chinensis* Roxb.、尖叶白蜡树 *Fraxinus szaboana* Lingelsh.或宿柱白蜡树 Fraxinus stylosa Lingelsh.的枝皮或干皮。苦、涩，寒。归肝、胆、大肠经。

【处方用名】秦皮。

【功效主治】

1. 清热燥湿解毒，收涩止痢，止带 本品苦寒，主"热痢下重"（《汤液本草》）。"以其收涩，故治崩带下痢"（《本草从新》）。"秦皮，味苦性涩而坚，能收敛走散之精气"（《本草汇言》）。适用于湿热泻痢，里急后重及湿热下注，赤白带下。如白头翁汤主治"热利下重者"，白头翁加甘草阿胶汤主治"产后下利虚极"。仲景于两方中皆选用了秦皮，是取其清热燥湿解毒、苦涩止痢之功用。且张元素用之"治女子崩中"，《别录》用其疗"妇人带下"，近代《吉林中草药》《黑龙江常用中草药手册》皆用它治疗"肠风下血""肠炎腹泻"等，诸家实践皆证明秦皮能清热燥湿解毒，是治疗热毒泻痢证的良药。

2. 清肝明目 本品苦寒，入肝经，能"主明目，去肝中久热，两目赤肿疼痛，风泪不止"（《药性论》），除"目中青翳白膜"（《本经》）。长于清肝泻火，明目退翳，适用于肝火上炎所致的目赤肿痛、目生翳膜。可单用煎水洗眼，或"煎汁澄净，点洗无时。白膜遮明，视物不见者旋效；赤肿作痛，流泪无休者殊功"（《本草蒙筌》）。《名医别录》说它可作"洗目汤"。《药性论》还说它"洗赤目极

效"。用之临床，《近效方》用秦皮治赤眼及眼睛上疮；《河北中药手册》用之配大黄，治麦粒肿，大便干燥者；今人亦常用之煎汤，治目赤肿痛迎风流泪。故《淮南子》赞其为"治目之要药也"。凡此，《本草汇言》总结性地指出：秦皮治病"皆缘肝胆火郁气散以致疾，以此澄寒情碧下降之物，使浊气分清，散气收敛。故治眼科，退翳膜，收泪出；治妇人科，定五崩，止血带；治大方科，止虚痢，敛遗精；治小儿科，安惊痫，退骨蒸发热"。

【用量用法】

仲景用秦皮计 2 方。

1. **用量**　以上两方中本品均用"三两"。今临床常用量为 6～12g。

2. **用法**　内服煎汤，或入丸剂。外用适量，煎洗患处。

【使用注意】脾胃虚寒者忌用。《本经逢原》谓"胃虚少食者禁用"。由于本品味极苦，故脾胃虚寒者忌服。

【现代研究】主含秦皮甲素、秦皮乙素、秦皮素、秦皮苷以及七叶素、七叶苷、秦皮苷等。具有抗病原微生物、抗炎、抗痛风等作用[1]。

【临床应用】

1. **细菌性痢疾**　秦皮素 50～100mg / kg，分 2～3 次口服，5～6 日为 1 个疗程，治疗 77 例小儿细菌性痢疾，有效率达 70% 以上，剂量大者，细菌消失率高[2]。

2. **慢性腹泻**　自拟秦皮止泻汤（由秦皮 20g，败酱草 30g，黄柏 15g，黄连 10g，石榴皮 20g，蒲公英 30g，金银花 30g 组成）肛门滴入治疗慢性腹泻 86 例。临床治愈 75 例，好转 10 例，无效 1 例，总有效率达 98.8%[3]。

3. **单纯疱疹性角膜炎**　应用秦皮汤（由秦皮 12g，秦艽 10g，防风 10g，大青叶 10g，柴胡 10g，赤芍 12g 组成）治疗单纯疱疹性角膜炎 49 例，痊愈 46 例，好转 2 例，无效 1 例，总有效率为 98%[4]。

参考文献

[1] 国家药典委员会. 临床用药须知·中药饮片卷 [M]. 北京：中国医药科技出版社，2011：204.

[2] 张孝秩，王惠珍. 秦皮素对儿童急性菌痢的疗效观察 [J]. 上海中医药杂志，1962，8（9）：30-31.

［3］李宏. 自拟秦皮止泻汤肛门滴入治疗慢性腹泻 86 例［J］. 内蒙古中医药，2011，30（12）：67-68.

［4］葛军民. 秦皮汤治疗单纯疱疹性角膜炎疗效观察［J］. 现代中西医结合杂志，2007，16（22）：3155.

生地黄 Shēngdìhuáng

为玄参科植物地黄 *Rehmannia glutinosa* Libosch.的块根。甘、苦，寒。归心、肝、肾经。

【处方用名】生地黄、生地、怀生地、干地黄、地黄。

【功效主治】

1. 清热凉血，止血 本品甘寒，入心肝血分，"力专清热泻火，凉血消瘀，故凡吐血、咯血、衄血、蓄血、溺血、崩中带下，审其证果因于热成者，无不用此调治"（《本草求真》）。善"通彻诸经之血热"（《药品化义》），且"凉血为最"（《本草约言》）。为清热凉血之要药，亦有止血之功。适用于营血分热证及血热出血证。仲景变通其用，每与灶心土、艾叶等温经止血之剂合方，如黄土汤治"远血"，胶艾汤治"妇人有漏下者，有半产后因续下血都不绝者，有妊娠下血者"等虚寒型出血，亦屡收其功，足见仲景配方遣药之精妙。

2. 养阴生津 本品甘寒滋润，对"老人津液枯绝，大肠燥结不润者，皆当用之"（《药鉴》），"能滋阴清火"（《医学衷中参西录》）。为"补肾家之要药，益阴血之上品"（《本草经疏》）。"内专凉血滋阴，外润皮肤荣泽，病人虚而有热者宜加用之"（《本经逢原》），能清热养阴，滋胃生津，滋肾降火。适用于热病伤阴，口渴消渴，津伤便秘，阴虚发热。如百合地黄汤治"百合病"，方中地黄取其滋阴清热；炙甘草汤治"脉结代，心动悸"，取其滋阴复脉；肾气丸用之为君，旨在滋阴补肾等。

【用量用法】

仲景用地黄见 8 方。其中生地黄 3 方，干地黄 5 方。

1. 用量 干地黄（即生地黄）最大剂量为十两，最小为三两；鲜地黄最大剂量为二斤，最小为一斤。今生地黄的常用量为 10～15g，鲜品加倍。

2. **炮制**　鲜地黄随用随取，洗净直接入药；干地黄宜姜汁浸或酒制，《本草纲目》谓："干地黄，姜汁浸则不泥膈，酒制则不妨胃。"

3. **用法**　鲜地黄多"取汁用"，如百合地黄汤、防己地黄汤等；干地黄多入汤、丸剂用，如黄土汤、肾气丸等。

【使用注意】

（1）外邪未解者忌之　《神农本草经百种录》指出："仲景伤寒一百一十三方，惟复脉用地黄。盖伤寒之病，邪从外入，最忌滋滞，即使用补，必兼疏拓之性者方用入剂，否则，邪气入里，必有遗害。"

（2）脾虚湿滞，腹满便溏者不宜使用　《医学入门》指出："中寒有痞，易泄者禁。"

【现代研究】主含梓醇、毛蕊花糖苷、糖类、15 种氨基酸及铁、锌、锰、铬等 20 多种微量元素。具有增强免疫、促进生血、降血糖、抗肿瘤、降压等作用[1]。

【临床应用】

1. **风湿性、类风湿关节炎**　干生地 90g，切碎，加水 600～800ml，煮沸约 1 小时，滤出药液 300ml，为 1 日量，1～2 次服完。治疗风湿性关节炎 12 例，9 例治愈，3 例显著进步；治疗类风湿关节炎 11 例，显著进步 9 例，进步 1 例，无明显疗效 1 例[2]。

2. **皮肤病**　生地黄 90g，切碎，加水 1000ml，煎取 300ml，1～2 次服完。治疗湿疹、荨麻疹、神经性皮炎等多种皮肤病 37 例。结果：痊愈 28 例，显著进步 3 例，进步 5 例，无效 1 例，其中以湿疹的疗效较明显[2]。

3. **糖尿病**　三黄降糖汤（由生地黄、生黄芪、天花粉、葛根各 20g，知母、川芎各 10g，黄连 6g，枸杞子 12g，丹参 15g 组成）治疗 2 型糖尿病，上方每日 1 剂，水煎分 2 次服用，4 周为 1 个疗程。共治疗 37 例，有效率为 91.89%[3]。

4. **急性眼部外伤**　生地黄外敷治疗急性眼部外伤（病人均属眼部外伤经急诊眼科门诊处理后，表现为视物模糊，外眼睑红肿热痛，双上下眼睑均有密集的针尖大小的出血点，睑结膜、球结膜有密集的针尖大小的出血点），用生地黄 50g，高压汽蒸 15 分钟后，捣汁加蜂蜜 10g 外敷外伤处，上午 2 次，下午 2 次，每次 15 分钟，晚上睡眠时外敷半小时，连续 3～5 天。共治疗 34 例，治愈 17 例，好转 16 例，无效 1 例，总有效率为 97.1%[4]。

5. 阴虚便秘　用生白术 40g，肉苁蓉 20g，生地黄 20g，炒枳壳 10g，上药水煎取液，早、晚分服，日 1 剂，5 剂为 1 个疗程，大便正常后再继服 1 个疗程以巩固疗效。共治疗 60 例，服完 1 个疗程解除便秘 26 例，2 个疗程 31 例，3 个疗程 2 例，服 3 个疗程而无效的 1 例[5]。

此外，尚可用治传染性肝炎[6]、上消化道出血[7]、高血压病[8]等。

【备注】《本草纲目》记载："《本经》所谓干地黄者，乃阴干、日干、火干者，故又云生者为良。《别录》复云生地黄者，乃新掘鲜者。"据此，仲景所用干地黄即今之生地黄，所用生地黄即今之鲜地黄。证之临床，两者功用相似，其滋阴之力以干地黄为优，清热凉血之功以生地黄见长。1995 版及以前《中国药典》均将地黄作为鲜地黄、生地黄与熟地黄的统称。1995 版《中国药典》把熟地黄从地黄中分离出来，成为单独的品种，以后历版《中国药典》皆从之。因此，现今所称地黄，即为鲜地黄与生地黄的统称，不含熟地黄。因鲜地黄滋润多汁，不易保存。故临床所用地黄，实为生地黄。

参考文献

[1] 国家药典委员会. 临床用药须知·中药饮片卷 [M]. 北京：中国医药科技出版社，2011：335.

[2] 江苏新医学院. 中药大辞典（上册）[M]. 上海：上海人民出版社，1977：74.

[3] 谢国流. 三黄降糖汤治疗 2 型糖尿病临床观察 [J]. 湖南中医学院学报，2005，25（3）：45-46.

[4] 苏南湘. 生地黄外敷治疗急性眼部外伤 34 例 [J]. 湖南中医杂志，2002，18（6）：59.

[5] 王家喻. 治疗阴虚便秘 60 例小结 [J]. 河北中医，1994，6（1）：5-6.

[6] 王辉武，贾河先. 中药新用 [M]. 重庆：科学技术文献出版社重庆分社，1986：117.

[7] 顾文卿，杨宏鲁，马文瑞. 四黄汤治疗上消化道出血 100 例 [J]. 中医杂志，1983，29（12）：59.

[8] 张昕新，赵砚娟，王玉芬，等. 滋潜利复方降压片治疗高血压病 56 例临床疗效报告 [J]. 中医杂志，1980，26（5）：31.

牡丹皮 Mǔdānpí

为毛茛科植物牡丹 *Paeonia suffruticosa* Andr.的根皮。苦、辛，微寒。归心、肝、肾经。

【处方用名】牡丹皮、丹皮、粉丹皮。

【功效主治】

1. 清热凉血 本品苦寒清热，入血分。既"能去血中之热"（《药品化义》），为"凉血热之要药"（《本草经疏》），适用于温热病热入营血，温毒发斑，吐血衄血等。又"能泻阴中之火，使火退而阴生"（《本草求真》）。"古方惟此治相火，仲景肾气丸用之。后人乃专以黄柏治相火，不知牡丹之功更胜也"（《本草纲目》）。故凡血分、阴分有热者皆宜。又因其能治相火，退虚热，为"治骨蒸之圣药"（《本草新编》）。适用于温病后期，热伏阴分，夜热早凉，及阴虚发热，骨蒸潮热等虚热证。

2. 活血化瘀 本品辛行苦泄，善能通行血分能行血中之瘀滞。且"行血滞而不峻"（《本草正》），"故有瘀血留著作痛者宜之"（《本经逢原》）。适用于癥瘕积聚，经闭痛经，痈肿疮毒，跌扑伤痛等多种瘀血证。如治"疟母"之鳖甲煎丸，治"妇人宿有癥病"之桂枝茯苓丸，治妇人"瘀血在少腹不去"之温经汤，治"肠痈"之大黄牡丹汤等。因其气寒，长于"通血脉，除血热"（《本草思辨录》），"所通者血脉中热结"（《本经疏证》），故对血热瘀滞之证最为适宜。

【用量用法】

仲景用牡丹皮共 5 方。

1. 用量 本品在八味肾气丸中的用量为三两，在温经汤中二两，大黄牡丹汤中一两，鳖甲煎丸中五分，桂枝茯苓丸中与诸药各等份。现常用量为 6~12g。

2. 炮制 仲景于鳖甲煎丸、桂枝茯苓丸、温经汤中均注明"去心"，余者未明注。清热凉血宜生用；活血祛瘀宜酒炙用。

3. 用法 水煎服，或入丸、散剂。

【使用注意】血虚有寒、月经过多及孕妇不宜用。

【现代研究】主含牡丹酚、牡丹酚苷、牡丹酚原苷、牡丹酚新苷、芍药苷、氧化芍药苷、没食子酸等。本品有抗炎、镇痛、抗肿瘤、保肝、抗动脉粥样硬化、增加冠脉血流量等多种药理作用[1]。

【临床应用】

1. 高血压 牡丹皮 30～45g，水煎至 120～150ml，每日 3 次分服，或初次量 8～15g，如无不良反应增至 30g。共观察 20 例，一般服药 5 天左右血压即有明显下降，症状改善，与服药前 6～33 天比较，舒张压下降 8.6～16mmHg，收缩压下降 16～31mmHg[2]。

2. 血管性头痛 用芍药牡丹汤（白芍 30g，牡丹皮、当归、桃仁、甘草各 10g，生地黄 12g，川芎、红花各 6g）水煎服，每日 1 剂，2 周为 1 个疗程。共观察 54 例，总有效率为 88.9%[3]。

3. 慢性盆腔炎 用大黄丹皮汤（大黄、牡丹皮、桃仁、冬瓜仁、制乳香各 9g，金银花 15g）加减，煎服，每日 1 剂，连服 10～15 日。共观察 70 例，结果：全部有效[4]。

此外，尚可用治血小板减少性紫癜[5]、老年性皮肤瘙痒症[6]、过敏性鼻炎[7]等。

参考文献

[1] 国家药典委员会. 临床用药须知·中药饮片卷 [M]. 北京：中国医药科技出版社，2011：340.

[2] 李方军. 牡丹皮化学成分及药理作用研究进展 [J]. 安徽医药，2004，8（1）：9-10.

[3] 张杰，张惠元. 自拟芍药牡丹汤治疗血管性头痛 54 例 [J]. 成都中医药大学学报，2009，32（3）：47.

[4] 崔卫平. 大黄丹皮汤治疗慢性盆腔炎 70 例临床观察 [J]. 山西医药杂志，1996，25（6）：471.

[5] 杨玉兰. 增板法治疗特发性血小板减少性紫癜 25 例 [J]. 陕西中医，2000，23（2）：82-83.

[6] 吕娭果，陈朝良. 丹皮酚软膏治疗老年性皮肤瘙痒症的疗效观察 [J]. 海峡药学，2012，24（12）：190-191.

[7] 邵禄生，黄为真. 牡丹皮的临床新用途 [J]. 海峡医学，1995，7（1）：45-46.

败酱 Bàijiàng

为败酱草科植物黄花败酱 *Patrinia scabiosaefolia* Fisch.或白花败酱 *patrinia villose* Juss. 的干燥全草。辛、苦，微寒。归胃、大肠、肝经。

【处方用名】败酱草、败酱。

【功效主治】

1. 清热解毒，消痈排脓 本品辛苦微寒，能"泻热解毒，破血排脓，为外科专药"（《药性切用》）。广泛用于各种热毒病证，大凡内外痈肿皆宜，尤以治肺痈、肠痈等内痈为佳。证诸临床，本品"惟宜于实热之体"（《本草正义》）。因其主入大肠经，故"为治肠痈之上药"（《本草分经》）。如治"肠痈之为病，……肠内有痈脓"之薏苡附子败酱散。原方为素体阳虚，寒湿瘀血互结，腐败成脓而设。方中"败酱独当其锋，可一鼓而愈"（《本草汇言》），旨在破瘀消痈，合附子之辛热，虽苦寒而无寒凝之弊，足证仲景配伍用药之妙。

2. 祛瘀止痛 本品辛散行滞，"能破凝血，疗产后诸病"（《本草从新》）。尤以治"产后诸痛，当以瘀露作痛者为宜"（《本草正义》）。多用于产后瘀阻腹痛。如《卫生易简方》用败酱草煮汤，治产后腹痛如锥刺。

【用量用法】

仲景用败酱仅见薏苡附子败酱散 1 方。

1. 用量 本品在方中的用量为"五分"。今用内服量为 6～15g，外用适量。

2. 用法 煎服；外用捣敷。

【使用注意】本品为"苦寒之物，若久病胃虚脾弱，泄泻不食之证，一切虚寒下脱之疾，咸忌之"（《本草汇言》）。

【现代研究】白花败酱主含挥发油，根和根茎含莫罗忍冬苷、番木鳖苷、白花败酱苷等。黄花败酱根和根茎含齐墩果酸、挥发油、生物碱、鞣质、淀粉等多种成分。本品有抗菌、抗癌、镇静、保肝、促进肝细胞再生、防止肝细胞变性等多种药理作用[1]。

【临床应用】

1. 溃疡性结肠炎 用败酱草为主的中药汤剂（败酱草 10～20g，党参、炒扁豆各 20g，茯苓 12g，炒白术、薏苡仁各 30g，山药、白头翁、秦皮各 15g。加水800ml，煎至 200ml，早、晚各服 1 次）加直肠滴入（败酱草、白及炭、黄柏各20g，地榆炭、马齿苋各 30g。加水 800ml，煎至 200ml，每晚睡前直肠滴入，保留至第 2 天晨起，每晚 1 次），15 天为 1 个疗程，坚持 2 个疗程。共观察 38例。结果：近期治愈 22 例，显效 14 例，无效 2 例，总有效率为 94.74%[2]。

2. **女阴瘙痒症**　用败酱草白鲜皮汤（白鲜皮、败酱草、薏苡仁各 15g，大豆黄卷、木通、怀山药、龙胆草各 9g），取诸药水煎 200ml 后，过滤药渣后置于浴缸或盆内，将患处置于药物蒸汽上熏蒸，待药液温凉后稀释药液至 2000ml 坐浴，每天 1 次，1 剂煎洗 2 次。7 天为 1 个疗程，治疗 4 个疗程。瘙痒程度、瘙痒频率、继发皮损有效率为 82.93%[3]。

3. **新生儿脓疱疹及痱子**　用败酱草 50g，加水 1000ml，小火煎熬 15 分钟，过滤去渣，局部清洗治疗。共观察新生儿脓疱疹 150 例，治愈时间为（3.35±0.97）天；患儿痱子 50 例，治愈时间为（3.64±0.93）天，疗效显著[4]。

4. **盆腔炎性肿块**　用败酱汤（败酱草、红藤各 30g，当归 15g，三棱、桃仁、莪术各 10g，蒲公英 25g）随症加减，水煎服，每日 1 剂，1 个月为 1 个疗程。共观察 62 例，治愈 29 例，显效 20 例，有效 12 例，无效 1 例，总有效率为 98.39%[5]。

参考文献

[1] 国家药典委员会. 临床用药须知·中药饮片卷 [M]. 北京：中国医药科技出版社，2011：267.

[2] 牛明了，甄欢欢. 败酱草为主治疗溃疡性结肠炎 38 例临床观察 [J]. 新中医，2012，44（12）：55-56.

[3] 李丹，万莉. 败酱草白鲜皮汤熏洗治疗女阴瘙痒症临床观察 [J]. 四川中医，2015，33（10）：127-128.

[4] 马绿珍，李凌. 败酱草佐治新生儿脓疱疹及痱子疗效观察 [J]. 中国儿童保健杂志，2000，8（4）：243.

[5] 江远珠. 自拟败酱汤治疗妇科盆腔炎性肿块 62 例 [J]. 湖南中医杂志，1998，（4）：46.

射干 Shègān

为鸢尾科植物射干 *Belamcanda chinensis*（L.）DC.的干燥根茎。苦，寒。归肺经。

【处方用名】射干、乌扇。

【功效主治】

1. 清热解毒　如治"此结为癥瘕，名曰疟母"之鳖甲煎丸。方中射干苦寒，重在清降火毒，兼能消痰散结。"攻散疮痈一切热毒等证"（《滇南本草》），使"火降则血散肿消，痰结自解，癥瘕自除矣"（《本草纲目》）。仲景每与鳖甲、土鳖虫等同用，合为软坚散结、活血消癥之方。

2. 消痰利咽　本品苦寒清降，入肺经。能清肺热，"降火消痰"（《本草便读》），凡"热痰寒饮，喘逆上气，皆能治之"（《本草正义》）。适用于痰热壅肺之咳嗽气喘。通过配伍，亦可用于寒饮射肺之咳嗽气喘，痰多清稀者。如治"咳逆上气，喉中水鸡声"之射干麻黄汤，是"肺中寒饮，上入喉间，为呼吸之气所激，则作声如水鸡"（《金匮要略心典》）。本品与麻黄、细辛等为伍，共奏温肺散寒，化饮止咳之功。本品又长于解毒利咽，善"疗咽喉热毒"（《滇南本草》）。为"治喉痹咽痛要药"（《本经逢原》）。因其兼能祛痰，故对痰热壅盛之咽喉肿痛尤宜。

【用量用法】

仲景用射干仅 2 方。

1. 用量　本品在射干麻黄汤中用"十三枚"（一法"三两"），鳖甲煎丸用"三分"。现常用量为 3～10g。

2. 炮制　仲景用乌扇（射干）一方注"烧"，待考。今多生用。

3. 用法　仲景入汤剂，或入丸剂。现多入汤煎服。

【使用注意】本品苦寒，"其性善降，服之必泻，虚人禁用"（《本经逢原》）。"若脾胃虚寒，切忌"（《本草求真》）。

【现代研究】主含鸢尾苷元、鸢尾甲黄素、野鸢尾黄素、次野鸢尾黄素、白射干素、鸢尾苷、鸢尾甲苷、野鸢尾苷等。本品有抗病原微生物、解热、抗炎、镇咳、祛痰、平喘、抗溃疡、利胆、抗血栓、抗肿瘤等多种药理作用[1]。

【临床应用】

1. 小儿咳嗽变异性哮喘　用射干麻黄汤加减（炙麻黄、陈皮、紫菀、茯苓、白术各 6g，半夏、杏仁、甘草各 5g，细辛 2g，五味子 3g），每日 1 剂，早、晚分服，4 周为 1 个疗程。共观察 120 例。结果：临床治愈 98 例，好转 19 例，无效 3 例，总有效率为 97.50%[2]。

2. 急性扁桃体炎　用自拟桔梗射干汤（桔梗、射干、连翘、葛根、荆芥、防风、牛蒡子、生地黄、牛膝、玄参、金银花、山豆根、甘草、天花粉），5 岁以上小儿除金银花 20g，桔梗、射干各 15g，其他药物各 10g；5 岁以下小儿除金银花 15g，桔梗、射干各 10g，其他药物各 5g。用水 500ml，煎至 50～100ml，1 日分 3 次服。共观察 106 例，结果：总有效率为 98.11%[3]。

3. 慢性胃炎　用自拟射干瓜蒌饮（全瓜蒌 30g，丹参 20g，茯苓 15g，射干、法半夏、陈皮、党参各 10g，炙甘草、砂仁各 6g）随症加减，每日 1 剂，分 2 次温服。共观察 68 例，结果：显效 49 例，好转 16 例，无效 3 例，总有效率为 95.6%[4]。

【备注】射干始载于《神农本草经》，列为下品。书曰"一名乌扇"，即"乌扇"为"射干"之别名，为一药二名。仲景在射干麻黄汤中用"射干"，在鳖甲煎丸用"乌扇"。历版《中国药典》均以"射干"为正名，"乌扇"之名逐渐被淡化而不用，故从之。

参考文献

[1] 国家药典委员会. 临床用药须知·中药饮片卷 [M]. 北京：中国医药科技出版社，2011：270–271.

[2] 张月平. 射干麻黄汤治疗小儿咳嗽变异性哮喘 120 例 [J]. 山西中医学院学报，2010，11（1）：48–49.

[3] 陈亚华，陈淑芬，王梅. 桔梗射干煎液治疗小儿急性扁桃腺炎 106 例临床观察 [J]. 黑龙江医药科学，1999，22（2）：43.

[4] 蔡柳洲. 射干瓜蒌饮治疗慢性胃炎 68 例 [J]. 北京中医，1991，（5）：20–21.

白头翁 Báitóuwēng

为毛茛科植物白头翁 *Pulsatilla chinensis*（Bge.）Regel 的干燥根。苦，寒。归胃、大肠经。

【处方用名】白头翁。

【功效主治】

清热解毒，凉血止痢 如治热毒深陷血分，下迫大肠，"热利下重"之白头翁汤；治热利下重，冲任不足，"产后下利虚极"之白头翁加甘草阿胶汤，方中均以白头翁为君。本品苦寒泄降，走胃肠，入血分，善清胃肠实热及血分热毒。"通治实热毒火之滞下赤白，日数十次者，颇见奇效"（《本草正义》）。为治痢要药，"毒痢有此获功，热毒下痢紫血鲜血者宜之"（《本草经疏》）。证诸临床，大凡湿热或热毒泻痢皆宜。

此外，煎汤内服，外洗，"治因热之带证甚效"（《医学衷中参西录》）。可用于湿热带下阴痒。

【用量用法】

仲景用白头翁共 2 方，即白头翁汤、白头翁加甘草阿胶汤。

1. **用量** 本品在原方用量均为"二两"。现常用量为 9～15g。

2. **炮制** 仲景未明。现一般除去杂质，洗净，润透，切薄片，干燥备用。

3. **用法** 原方均为汤剂。现多入汤煎服，亦可煎汤清洗患处或捣敷。

【使用注意】虚寒下痢者慎用。《本草经疏》云："白头翁汤苦寒，滞下胃虚不思食，及下利完谷不化，泄泻由于虚寒寒湿，而不由于湿毒者忌之。"

【现代研究】主含三萜及苷类成分：白头翁皂苷 A、B、C、D，白桦脂酸，白头翁素等。本品有抗病原微生物、抗炎、平喘镇咳等多种药理作用[1]。

【临床应用】

1. **溃疡性结肠炎** 用白头翁汤加味（白头翁 25g，黄柏、秦皮、白花蛇舌草、乌梅、茯苓各 15g，黄连 6g，五倍子 10g）水煎服，每日 1 剂，日服 3 次，7天为 1 个疗程，观察 3 个疗程，共治疗 48 例。结果：治愈 18 例，好转 27 例，无效 3 例，总有效率为 93.8%[2]。

2. 细菌性痢疾 用加味白头翁汤（白头翁、秦皮、黄连、金银花各 15g，黄芩、木香、厚朴、陈皮、赤芍、地榆各 12g，当归 10g）水煎服，每日 1 剂，分 3 次服，疗程 1 周。共观察 52 例，治愈 46 例，好转 6 例[3]。

3. 阿米巴痢疾 用白头翁保留灌肠方（白头翁、金银花、紫花地丁各 30g，秦皮、黄柏各 12g，黄连 10g，大黄 6g）煎煮取汁，保留灌肠，同时针对病情给予抗生素口服或静脉滴注，5 天为 1 个疗程，治疗 1～3 个疗程。共观察 136 例。结果：痊愈 128 例，有效 6 例，无效 2 例，总有效率为 98.5%[4]。

4. 尿路感染 用白头翁汤加味（白头翁、蒲公英各 30g，生地黄 15g，秦皮、黄柏、甘草梢、淡竹叶各 10g，黄连 3g）水煎服，每日 1 剂，7 天为 1 个疗程。共治疗妊娠期尿路感染 40 例，痊愈 32 例，好转 6 例，无效 2 例，总有效率为 95%[5]。

5. 盆腔炎 用白头翁汤（白头翁 30g，黄连 10g，黄柏 12g，秦皮 15g）随症加减，水煎服，10 天为 1 个疗程。共治疗急性盆腔炎 107 例，全部有效[6]。

参考文献

[1] 国家药典委员会. 临床用药须知·中药饮片卷 [M]. 北京：中国医药科技出版社，2011：715–716.

[2] 汪远平. 白头翁汤治疗溃疡性结肠炎 48 例 [J]. 实用中医内科杂志，2007，21（5）：49–52.

[3] 周一平. 加味白头翁汤治疗细菌性痢疾 52 例 [J]. 中国中医急症，2004，13（3）：172.

[4] 蔡榕. 白头翁汤保留灌肠为主治疗阿米巴肠病 136 例 [J]. 上海中医药杂志，1995，（12）：18.

[5] 赵光祚. 白头翁汤加味治疗妊娠期泌尿系感染 [J]. 江西中医药，2000，31（6）：33.

[6] 杨云霞. 白头翁汤治疗急性盆腔炎 107 例 [J]. 河南中医，1994，14（3）：156.

狼牙 Lángyá

为蔷薇科植物龙牙草 *Agrimonia pilosa* Ledeb.的幼苗（地下根芽）。苦、涩，平。归心、肝经。

【处方用名】仙鹤草、龙牙草。

【功效主治】

1. 杀虫止痒　如治"阴中蚀疮烂者"之狼牙汤。所谓"阴中，即前阴也。生疮蚀烂，乃湿热不洁而生也。用狼牙汤洗之，以除湿热杀虫也"（《医宗金鉴》）。"狼牙味苦性寒，以寒能胜热，苦能燥湿，而尤能杀虫，故主此以洗之耳"（《高注金匮要略》）。"凡系邪气所生之疥瘙恶疡疮痔，咸赖之以为治矣"（《本经疏证》）。提示本品外用具有较好的杀虫止痒之功，可广泛用于湿疮湿痒等病证。

2. 收敛止血　本品味涩收敛，入血分，长于收敛止血，广泛用于全身各部之出血。因其药性平和，大凡出血之证，无论寒热虚实，皆可配伍应用。

此外，本品兼能截疟、止痢、解毒、补虚，可用治疟疾寒热、久泻久痢、痈肿疮毒、阴痒带下、脱力劳伤等。

【用量用法】

仲景用狼牙仅见狼牙汤 1 方。

1. 用量　原方中本品用量为"三两"。现常用量 6～12g，外用适量。

2. 用法　仲景于原方后注云："右一味，以水四升，煮取半升，以绵缠箸如茧，浸汤沥阴中，日四遍。"提示本品可浓煎取汁，浸洗阴中，使药物直接作用于局部，更好地发挥治疗效果，每日以 4 遍为宜。现多煎汤内服，外用煎汤浸洗。

【现代研究】主含黄酮类成分，如木犀草素-7-葡萄糖苷、芹菜素-7-葡萄糖苷、槲皮素、芸香苷等；间苯三酚类成分：仙鹤草 B；还含仙鹤草内酯及鞣质等。本品有抗炎、镇痛、抗肿瘤、降糖、降压等多种药理作用[1]。

【临床应用】

1. 小儿腹泻　用仙鹤草 60g，煎汤浓缩到 60ml，分成 4 份，罐装于耐高温玻璃瓶中，备用。一次性灌肠器抽取药液 15ml，肠内保留 60 分钟左右排出，1 日 2 次，早、晚各 1 次。治疗 3～5 日。共观察 42 例，结果：总有效率为 95.24%[2]。

2. 小儿原发性血小板减少性紫癜　用仙鹤草汤（由仙鹤草、五味子、枸杞子组成），其中，仙鹤草 2 岁 30g，每增长 1 岁增加药量 5g 左右；五味子 2 岁 5g，每增长 1 岁加 1g；枸杞子 2 岁 3g，每长 2 岁增加 1g。口服，每次 1 剂，1 天 2 次。3 个月为 1 个疗程。结果：观察 172 例，总有效率为 95.35%[3]。

3. 梅尼埃病　用仙鹤草 200g/日，加水 500ml，煎 30 分钟后分 3 次口服。3

天为 1 个疗程。共观察 100 例，结果：第 1 个疗程，总有效率为 98%。2 个疗程结束后，治愈率为 96%，有效率为 99%[4]。

【备注】《神农本草经》始载"牙子"，"一名狼牙"，列为下品。《本草纲目》在"狼牙"条下标注为"本经牙子"。《医宗金鉴》谓："狼牙非狼之牙，乃狼牙草也。"据考证[5]，古之"狼牙草"是一种有效的杀虫药，就是后来的"仙鹤草"。"仙鹤草"之名出现较晚，首见于清·《伪药条辨》，乃龙牙草之地上部分，与仲景之"狼牙"有别。此名一出，其他名称逐渐被边缘化。

参考文献

[1] 国家药典委员会. 临床用药须知·中药饮片卷 [M]. 北京：中国医药科技出版社，2011：702–703.

[2] 金银芝. 仙鹤草灌肠治疗小儿腹泻 42 例临床观察 [J]. 浙江中医杂志，2014，49（8）：591.

[3] 杨云红，赵爱珠，赵鹏飞. 仙鹤草汤治疗小儿原发性血小板减少性紫癜 172 例 [J]. 陕西中医，2013，34（9）：1164–1165.

[4] 张亚平，马琼. 大剂量仙鹤草治疗梅尼埃病 100 例疗效观察 [J]. 西部医学，2007，19（4）：642–643.

[5] 叶橘泉. 古方狼牙失而复得 [J]. 黑龙江中医药，1983，（3）：51–52.

猪胆汁 Zhūdǎnzhī

为猪科动物猪 *Sus scrofadomestica* Brisson. 的胆汁。苦，寒。归心、肝、胆、肺、大肠经。

【处方用名】猪胆汁。

【功效主治】

1. 泻火解毒　本品苦寒，能"方家用猪胆，取其寒能胜热"（《本草纲目》），可用于热病烦渴，目赤翳障，痈肿疮毒，咳嗽哮喘等。然仲景每用以反佐，引阳入阴。如治"少阴下利不止，厥逆无脉，干呕烦者，以白通汤加猪胆汁，以调寒热之逆者也。取人尿、猪胆咸苦之物于热剂之中，使其气相从而无拒格之患矣。又治霍乱病吐已下断，汗出而厥，脉微欲绝者，以通脉四逆汤加猪胆汁数匙主之者，盖阳气大虚，阴气独盛，纯与阳药，恐阴气拒格不得入，故加猪胆汁之苦寒，入心以通脉和肝，亦使其气相从，不致拒格也。此寒因热用，热因寒用之义耳"（《本草汇言》）。

2. 润肠通便 本品"滑润直达下焦"（《本草求原》），"苦寒而滑，极利大便"（《本草思辨录》）。适用于津液亏损，大便硬结，或年老体虚，阴血素亏，大便干涩难下者。如治津伤便硬，大便欲解之猪胆汁方。仲景用作导药，取"大猪胆一枚，泻汁，和少许法醋，以灌谷道内，如一食顷，当大便出宿食恶物，甚效"。盖取其"寒滑而润燥通结也"（《本草汇言》）。

【用量用法】

仲景用猪胆汁计 3 方。

1. 用量 仲景 3 方中有一合、半合、一枚等 3 种用量。今常用量为 6～9g；或取汁冲服，每次 3～6g；或入丸、散。外用适量。

2. 用法 煎服，冲服，或入丸、散服。外用涂敷、点眼或灌肠。

【使用注意】本品苦寒伤阳，脾胃虚寒者慎服。

【现代研究】主含胆酸、猪去氧胆酸，鹅去氧胆酸，石胆酸、胆红素、胆绿素、二氢胆红素、中胆红素等，还含蛋白质、脂肪酸与镁、铁、钠等[1]。本品有止咳、平喘、祛痰、消炎、抗过敏性休克、抑菌、刺激肠蠕动、促进脂溶性物质吸收、扩张血管、抑制心肌等多种药理作用，并可导致轻泻[2]。

【临床应用】

1. 便秘 大猪胆 1 个，用完油的圆珠笔芯 1 个，去尖端之金属部分，将圆珠笔芯插入猪胆管中，用线扎住茎部，让病人呈屈膝卧位，将胆管插管插入肛门5～6cm，挤净胆汁。结果：30 例病人全部于用药后 30～60 分钟排便[3]。

2. 痔疮 用复方猪胆膏（新鲜猪胆 1 个，云南白药 2g，冰片粉 3g，将胆汁倒入砂锅中，文火加热浓缩减半，加入云南白药、冰片，搅拌成软膏状，离火降温，装瓶备用），治疗痔疮 30 例。先用温水将肛门洗净，内痔将药膏搓成条塞入肛门内，外痔用药膏涂于患处，绷带覆盖，均保留 3 小时，每日换药 1 次，以临睡前为佳。1 周为 1 个疗程。结果：治愈 20 例，显效 8 例，有效 2 例[4]。

3. 肠梗阻 用新鲜猪胆汁 100ml 保留灌肠（儿童用量酌减）治疗粘连性、蛔虫性、麻痹性、肠扭转、肠套叠、结肠肿瘤及原因不明性肠梗阻共 186 例，1

次无效可再用 1 次。结果：痊愈 61 例，有效 72 例，总有效率为 71.5%，起效时间 15～60 分钟[5]。

4. 胆道蛔虫症　用猪胆 1 枚取汁，加川椒末、胡椒末各 20g，酸醋 300ml，分 2 次服下。治疗 100 例，结果：服药数分钟后腹痛即可停止，所有病人均蛔退痛止而病愈[6]。

5. 急性细菌性痢疾　用猪胆汁加绿豆粉制成细末装胶囊，或制成水丸口服。治疗 100 例，对脱水严重，不能进食者，可给予葡萄糖盐水等支持治疗。结果：用药 2～4 天症状与体征全部消失，大便镜检阴性者 89 例，总治愈率 89%[7]。

6. 慢性非特异性溃疡性结肠炎　用鲜猪胆 15～20ml，儿茶细末 2g，加入生理盐水 25～30ml，睡前排便后将药物加温做保留灌肠。每晚 1 次，30 次为 1 个疗程，同时口服肠炎片。结果：52 例病人中，临床症状消失，大便培养阴性，肠镜检查肠黏膜恢复正常 38 例，总有效率为 88.5%[8]。

7. 慢性活动型乙型病毒性肝炎　将猪胆汁、鸡蛋清按 1:1 配制。将猪胆汁浓缩至一半量时可置入鸡蛋清，并不停搅拌，充分混合。置入鸡蛋清后须改为文火，熬至糊状时取出置入清洁器皿，入烤箱适温烘干，研粉装空心胶丸。每日 3 次，每次 2 丸，温开水送服，连服 6～7 个月。结果：35 例中，ALT 降至正常者 33 例，γ-GT 及 ALP 呈轻度异常者 18 例，A/G 之比呈轻度异常者 3 例，HBsAg 转阴者 14 例，临床症状消失或基本消失 33 例[9]。

8. 阴道炎　用新鲜猪胆汁均匀涂擦外阴阴道，每晚 1 次，治疗念珠菌阴道炎病人 274 例，治疗结束镜检阴道分泌物霉菌阴性为治愈。结果：治愈率为 93.4%，平均治愈用药时间为（10±2.95）天[10]。

9. 眼结膜干燥症　取鲜猪胆汁过滤澄清溶液，以 0.9%氯化钠注射液稀释成 10%浓度，高压消毒后，每日 3 次点眼。同时予鲜猪胆汁 6g，每日 3 次饭前冲服。共观察 35 例，结果：经 1 周后症状消失，泪液分泌量正常病愈者 30 例，总有效率为 85.71%[12]。

参考文献

[1] 国家药典委员会. 临床用药须知·中药饮片卷 [M]. 北京：中国医药科技出版社，
　　2011：911.

[2] 雷载权，张廷模. 中华临床中药学 [M]. 北京：人民卫生出版社，1998：403.

[3] 张学文. 猪胆汁灌肠治愈便秘 30 例 [J]. 陕西中医，1994，（4）：173.

[4] 王福莲. 复方猪胆膏治疗痔疮 30 例 [J]. 河北中医，1995，17（1）：21-22.

[5] 王付国，贺昕原. 猪胆汁灌肠治疗肠梗阻（附 186 例报告）[J]. 中国医师杂志，2005，（1）：179-180.

[6] 代宏彬. 用猪胆汁方治胆道蛔虫症 [J]. 新中医，1989，（2）：13.

[7] 孟祥文. 绿胆丸治疗急性细菌性痢疾 100 例 [J]. 陕西中医，1990，11（11）：515.

[8] 张志杰，郭廷信，李堂. 中西结合治疗慢性非特异性溃疡性结肠炎 52 例疗效观察 [J]. 陕西中医学院学报，1987，10（4）：25-26.

[9] 朱蕴娟，钱卫星. 猪胆汁治疗慢性活动型乙型病毒性肝炎 [J]. 上海中医药杂志，1995，（11）：29.

[10] 赵翠华，代振英. 猪胆汁治疗念珠菌阴道炎临床探讨 [J]. 中国社区医学，2004，10（2）：64-65.

[11] 胡卿发. 猪胆汁提取物治疗滴虫性阴道炎的临床观察 [J]. 陕西中医，1988，9（6）：253.

[12] 赵丽. 鲜猪胆汁治疗实质性结膜干燥症 35 例 [J]. 河北中医，2010，32（6）：900.

白蔹 Báiliǎn

为葡萄科植物白蔹 *Ampelopsis japonica*（Thunb.）Makino 的块根。苦，微寒。归心、胃经。

【处方用名】白蔹。

【功效主治】

1. 清热解毒，消痈散结 本品"苦则泄，辛则散，甘则缓，寒则除热，故主痈肿疔疮，散结止痛。……总之为疗肿痈疽家要药，乃确论也"（《本草经疏》）。大凡疮疡，"未脓可消，已脓可拔，脓尽可敛"（《本草汇言》），故无论肿疡、溃疡皆宜，内服外用均可。尤"多治外科，敷背痈疔肿最妙"（《本草发明》）。如"金匮薯蓣丸用之，专取其辛凉散结，以解风气百疾之蕴蓄也"（《本经逢原》）。

2. 敛疮生肌 本品"服饵方少用，惟敛疮方多用之，故名白蔹"（《本草衍义》）。因其"收敛疮口，解散风毒"（《萃金裘本草述录》），也可用于烧烫伤及手足皲裂。

【用量用法】

仲景以白蔹入药，仅见于薯蓣丸 1 方。

1. 用量 薯蓣丸中白蔹剂量为"二分"。现一般内服用量为 5～10g，外用适量。

2. 用法 仲景入丸剂。今多煎服；外用多煎汤洗，或研成极细粉敷患处。

【使用注意】 "阴疽色淡不起，胃气弱者，非其所宜"（《本经逢原》）。不宜与川乌、制川乌、草乌、制草乌、附子同用。

【现代研究】 主含有机酸类成分：酒石酸、延胡索酸、没食子酸等[1]。本品具有抗菌、抗肿瘤、兴奋、镇痛、调节免疫活性等多种药理作用[2]。

【临床应用】

1. 烧伤 用白蔹粉末 500g、麻油 100ml 加水适量搅拌成糊状，消毒后备用。采用暴露涂布法，每日涂药 2～3 次，直至创面无分泌物渗出，长出新鲜上皮为止。共治疗烧伤 300 例，结果：全部有效[3]。

2. 骨折并发张力性水疱 将生大黄、白蔹各等份，研成细粉末，撒药厚度约 0.2cm 于患处，3 天换药 1 次。共治疗 156 例。结果：敷药 1 次治愈者 98 例，2 次治愈者 50 例，3 次治愈者 8 例[4]。

3. 急、慢性细菌性痢疾 取白蔹地下块根晒干或焙干，研成细末，装入胶囊，每粒装药末 0.3g，每次口服 6 粒，每日 3 次。急性细菌性痢疾 3 天 1 个疗程，慢性细菌性痢疾 5 天 1 个疗程，均在症状消失后停药；症状未消失者，连用 2 个疗程总结疗效。共治疗 140 例。结果：痊愈 123 例，好转 11 例，无效 6 例，总有效率为 95.71%[5]。

参考文献

[1] 国家药典委员会. 临床用药须知·中药饮片卷 [M]. 北京：中国医药科技出版社，2011：301.

[2] 林玲，魏巍，吴疆. 白蔹的化学成分和药理作用研究进展 [J]. 药物评价研究，2012，35（5）：391–392.

[3] 洪明星，洪宾华. 白蔹膏治疗烧伤 300 例疗效观察 [J]. 江西中医药，1994，25（12）：

23-24.

[4] 乔洪杰, 田显林. 大白散治疗骨折并发张力性水疱 [J]. 河南中医, 1998, 18 (1): 60.

[5] 宁俊华, 宁喜光. 单味白蔹治疗急、慢性菌痢疗效观察 [J]. 中国中西医结合杂志, 1986, (8): 500.

白薇 Báiwēi

为萝藦科植物白薇 Cynanchum atratum Bge.或蔓生白薇 Cynanchum versicolor Bge.的干燥根和根茎。苦、咸，寒。归胃、肝、肾经。

【处方用名】白薇。

【功效主治】

1. 清热凉血　本品苦寒，不燥不泄。"于清热之中，已隐隐含有养阴性质"（《本草正义》）。能"清虚火，除血热"（《要药分剂》），有清热凉血之功，尤以退虚热见长。"诚清热队中不可多得之品。凡阴虚有热者，自汗盗汗者，久疟伤津者，病后阴液未复，余热未清者，皆为必不可少之药。而妇女血热又为恒用之品"（《本草正义》）。适用于热病后期，阴液未复而余热未清，夜热早凉，或阴虚发热，骨蒸潮热；产后血虚发热，低热不退，以及多种不明原因的发热。如治"妇人乳中虚，烦乱呕逆"之竹皮大丸，仲景于方后云："有热者倍白薇"，乃取其凉血除蒸，以退虚热之功效也。

2. 利尿通淋　本品寒能清热，苦能泄降，入血凉血，"能除热则水道通利而下矣"（《本草经疏》）。适用于热淋，血淋。

3. 解毒疗疮　本品苦咸寒，味苦泄降，性寒清热，咸以入血，有解毒疗疮之效，每用于疮痈肿毒，咽喉肿痛，毒蛇咬伤等证，可内服，亦可捣烂外敷。如《儒门事亲》用其外敷"治金疮血不止"；《贵州草药》用本品与鲜天冬捣绒敷患处，治瘰疬。《本草新编》曰："白薇功用，善能杀虫……以火焚之，可以辟蝇而断虱。以水敷之，可以愈疥而敛疮也。"

【用量用法】

仲景用白薇仅竹皮大丸 1 方。

1. 用量　原方中本品用量为"一分"。现常用量为 5～10g。

2. **炮制** 仲景未明。现一般除去杂质，洗净，润透，切段，干燥。

3. **用法** 原方为丸剂。现多入汤煎服，亦可研末贴或用鲜品捣烂敷。

【使用注意】血分无热，中寒便滑，阳气外越者慎服。《本草经疏》云："凡伤寒及天行热病，或汗多亡阳过甚，或内虚不思食，食亦不消，或下后内虚，腹中觉冷，或因下过甚，泄泻不止，皆不可服。"

【现代研究】主含强心甙、挥发油。其中强心甙主要为甾体多糖甙，挥发油主要为白薇素[1]。本品有抗炎、解热、祛痰、平喘的作用[2]。

【临床应用】

1. **外感热病** 用白薇 5～15g 为主药，水煎服，辨证治疗 95 例外感热病病人。结果：治愈 70 例，有效 20 例，无效 5 例，总有效率为 95%[3]。

2. **内伤发热** 用蒿芩白薇汤为基本方（青蒿、黄芩、秦艽、知母各 15g，白薇、地骨皮、牛蒡子、牡丹皮各 30g，天葵 12g，金银花 15g，甘草 10g）水煎服，每日 1 剂，共治疗 239 例。结果：显效 208 例，有效 27 例，无效 4 例，总有效率为 98.3%[4]。

参考文献

[1] 雷载权，张廷模. 中华临床中药学（上、下卷）[M]. 北京：人民卫生出版社，1998：639.

[2] 国家药典委员会. 临床用药须知·中药饮片卷 [M]. 北京：中国医药科技出版社，2011：361.

[3] 欧阳利林. 白薇为主治疗外感热病 95 例小结 [J]. 湖南中医杂志，1993，9（1）：10–11.

[4] 黄慕姬. 蒿芩白薇汤加味治疗内伤发热 239 例 [J]. 湖北中医杂志，2003，25（10）：44.

鸡子白 Jīzǐbái

为雉科动物家鸡 *Gallus gallus domesticus* Brisson 的蛋清。甘，凉。归肺、脾经。

【处方用名】鸡子白、鸡卵白、鸡子清、鸡蛋白。

【功效主治】

1. **清肺利咽**　如治"少阴咽中伤，生疮，不能语言，声不出者"之苦酒汤。方中鸡子白"性秉生化最初之气，兼清浊为体。味甘气寒，性转除热疗火，为风热痫及伤寒少阴咽痛必用之药"（《本草求真》），为甘凉之品，具有润燥止痛，清肺利咽之效。

2. **清热解毒**　本品有清热解毒之功，能"解烦热"（《本草拾遗》），"和赤小豆末，涂一切热毒、丹肿、疟腮"（《本草纲目》）。

【用量用法】

仲景用鸡子白计 1 方。

1. **用量**　一枚。

2. **用法**　原文用法比较特殊，"纳半夏着苦酒中，以鸡子壳置刀环中，安火上，令三沸，去滓，少少含咽之"。今多为汤剂内服，或用以调制药物外用。

【使用注意】《食疗本草》记载本品"动心气，不宜多食"，且"鸡子白共鳖同食损人"。

【现代研究】主含蛋白质、碳水化合物、脂肪以及钙、磷、铁、核黄素等[1]。

【临床应用】

1. **扁桃体炎**　自拟方三黄清肺汤（黄芩、黄连、大黄各 6～9g，薏苡仁、防己、杏仁、冬瓜子各 12g，鸡子白 4g）治疗扁桃体炎，共观察 50 例，总有效率为 100%[2]。

2. **流行性腮腺炎**　山慈菇适量，捣成细末，加鸡子白适量，调成糊状，外用。治疗小儿疟腮 20 例，应用 1 次治愈 1 例；3 次 18 例；症状减轻，腮肿变小为有效 1 例，总有效率为 100%[3]。

3. **小儿高热**　自拟方（桃仁、杏仁、栀子各 6g，捣烂，置入 1 个鸡蛋的蛋清，面粉 50g，干酒 20g 调匀），敷患儿的双手脚心，4～6 小时即可取下，一般包 1 次，则高热可退[4]。

4. **硬脑膜下积液**　红小豆磨成细粉，加鸡子白调成糊状，敷在前囟门（将头发剃光洗净）周围。前至前发髻，左右至耳上，后至头顶，厚度 1cm，上盖纱布，待结块后取下，每日 1 次[5]。

参考文献

[1] 国家中医药管理局《中华本草》编委会. 中华本草 [M]. 上海：上海科学技术出版社，
　　1999：476.

[2] 王潘华，郝平. 针药结合治疗小儿急性化脓性扁桃体炎 50 例临床分析 [J]. 中国医药科
　　学，2012，2（17）：93-94.

[3] 孔守华. 中药外敷治疗小儿疟腮 20 例 [J]. 陕西中医，1992，（3）：122.

[4] 曹正. 三仁鸡子白散治疗小儿高热经验 [J]. 实用中医药杂志，1997，（4）：21.

[5] 张锡香，王爱然. 红小豆加鸡子白调和外敷前囟治疗硬脑膜下积液 [J]. 中国民间疗法，
　　2010，18（3）：20.

第三章
泻下药

本类药物有泻下通便作用，能引起腹泻或滑利大肠，促使排便，以排除胃肠积滞、燥屎，以及体内积水、停饮和有害物质，主要用治大便秘结、胃肠积滞、实热内结及水肿停饮等里实证。

大黄 Dàhuáng

为蓼科植物掌叶大黄 *Rheum palmatum* L.、唐古特大黄 *Rheum tanguticum* Maxim.ex Balf.或药用大黄 *Rheum officinale* Baill.的干燥根和根茎。苦，寒。归脾、胃、大肠、肝、心包经。

【处方用名】大黄、酒大黄、熟大黄、大黄炭。

【功效主治】

1. **泻下攻积** 本品苦寒，"专入阳明胃府大肠"（《本草求真》），能"荡涤肠胃，推陈致新"（《本经》），"通肠胃诸物之壅塞"（《本草约言》），为泻下攻积之要药。凡胃肠积滞，大便秘结，无论寒热虚实，皆可应用。因其苦寒通泄，以治实热积滞便秘最宜。如三承气汤（调胃及大、小承气汤）均以大黄为君，荡涤胃肠实热内结；麻子仁丸治燥热津亏之便秘；大黄附子汤治寒实内结之便秘等，方中均用大黄以泻下攻积。若热痢初起，或热结旁流，大便泻而不爽者，也可用大黄泻下攻积，此乃"通因通用"之法。

2. **活血祛瘀** 本品入血分，"主下瘀血"（《本经》），能通利血脉，逐瘀通经。凡血滞诸疾，无论新瘀、宿瘀均可运用。如"桃核承气汤、抵当汤、抵当丸、下瘀血汤，下瘀血者也"（《本经疏证》），方中大黄之用，以逐血中之瘀滞。《医碥》指出："凡血妄行瘀蓄，必用桃仁大黄行血破瘀之剂。盖瘀败之血，势无复返于经之理，不去则留蓄为患"，深得仲师用药之要旨。

3. 泻火解毒　本品苦寒沉降，既能直折上炎之火，又能导热下行，有泻火解毒，釜底抽薪之妙。如治胃肠积热，"食已即吐"之大黄甘草汤。方中以苦寒泻火之大黄为君，佐以守中之甘草，共奏缓降泻火之功。后世将其运用不断扩大，如《古今医鉴》变汤为散，名老军散，治发背痈疽，疔毒恶疮，一切无名肿毒，焮热初起未溃者。《医学衷中参西录》指出，本品"善解疮疡热毒"。故临床广泛用于痈肿疔疮，肠痈腹痛等外疡内痈，热毒壅盛者。若单用，或配地榆粉，用麻油调敷，也可治水火烫伤。

4. 凉血止血　本品入血分，"大泻血分实热"（《要药分剂》），兼能行瘀，"止血而不留瘀，尤为妙药"（《血证论》），可用于体内外多种出血。因其止血善降，故尤宜于吐血、衄血等上部血热出血。如治邪火内炽，迫血妄行，吐血衄血之泻心汤，皆取其泻火凉血止血之用。《医学衷中参西录》谓："降胃止血之药，以大黄为最要""性能降胃热，并能引胃气下行，故善治吐衄"。证诸临床，用大黄治疗上消化道出血确有卓效。

5. 清泄湿热　本品苦寒，沉而不浮，直达下焦，"兼利小便"（《医学衷中参西录》），"可从小便以导湿热"（《本草正》），而达退黄疗疸之用。如茵陈蒿汤、栀子大黄汤、大黄硝石汤等，方中皆用大黄。仲景在茵陈蒿汤方下指出："小便当利，尿如皂荚汁状，色正赤，一宿腹减，黄从小便去也。"可知大黄之用不在攻下，而在导湿热从小便而去，湿热一泻，则发黄自愈。此外，本品清泄湿热，尚有通淋、消肿之效，可用于淋证，水肿等。

【用量用法】

仲景用大黄计 30 方，其中论及药量者 23 方，注明炮制者 10 方。

1. 用量　用量最大六两，最小一两，一般常用量为四两。综观仲景用大黄，凡作攻下，用量较大；若兼夹他证，或用作泻热，用量较小；若用作化瘀，其用量当视病情而定，病情较急者，用量则大；病情较缓者，用量则小。现常用量为 3～12g。

2. 炮制　大黄生用泻下力强，欲攻下者宜生用；酒大黄善清上焦血分热毒，用于目赤咽肿，齿龈肿痛；熟大黄泻下力缓，泻火解毒，用于火毒疮疡；大黄炭凉血化瘀止血，用于血热有瘀出血。入汤久煎则泻下力减弱；后下或用开水泡服则泻下力强。

3. 用法　仲景用大黄主要有泡服、后下、同煎三种方法。如大黄黄连泻心汤中之大黄用麻沸汤渍服（即用开水泡服），义在取其气、薄其味而除上部无形之邪热。大承气汤中大黄后纳（即后下），义在泻下取其峻。小承气汤中大黄与诸药同煎，义在泻下取其缓。历代医药学家对其用法十分考究。如《本草正》云："大黄，欲速者生用，泡汤便吞；欲缓者熟用，和药煎服。"《本草新编》云："大黄过煮，则气味全散，攻毒不勇，攻邪不急，有用而化为无用矣。大黄之妙，全在生用为佳。将群药煎成，再投大黄，略煎一沸即服，功速而效大，正取其迅速之气而用之也。不可畏其猛烈，过煎煮以去其峻利也。"提示本品生用、后下或泡服，攻下之力强；和药煎服则泻下力缓。

【使用注意】

（1）脾虚者慎用　仲景指出："太阴为病，脉弱；续自便利，设当行大黄、芍药者，宜减之，以其入胃气弱易动故也。"《本草正义》谓：大黄"其味大苦，最伤胃气，胃弱者得之，无不减食，且不知味，苟非湿热蕴结，不得轻率采用"。本品苦寒，易伤胃气，脾胃虚弱者慎用。

（2）肠痈脓已成者慎用　仲景在大黄牡丹汤条中指出"脓已成，不可下也"，但在方后又说"有脓当下"。证诸临床，肠痈无论脓成与否，均可使用大黄。

（3）因其活血祛瘀，故孕妇及月经期慎用　因其色素易从乳汁排泄，导致婴幼儿不明原因的腹泻，故哺乳期妇女不宜使用大黄。

【现代研究】主含芦荟大黄素、大黄酸、大黄酚、大黄素、大黄素甲醚等。本品有泻下、抗急性胰腺炎、抗病原微生物、抗肾衰竭、保肝、利胆、抗溃疡、抗纤维化、降脂、抗动脉粥样硬化、抗炎、抗肿瘤等多种药理作用[1]。

【临床应用】

1. 上消化道出血　用生大黄粉或片，每次 3g，日 2～4 次口服，据 1300 余例临床观察，止血有效率达 95%以上，止血时间最短 5 小时，最长 5 天，32 小时～2.1 天。大黄治疗上消化道出血，无论虚证、实证，同样有效[2]。

2. **急性胰腺炎** 中度用生大黄粉 3g，每日 3 次；重度用生大黄粉 6g，每日 4 次。均鼻饲后夹管 1 小时，同时配合对症治疗。共观察急性胰腺炎 21 例，结果：中度 14 例均治愈，重度 4 例治愈，3 例死于多器官衰竭[3]。用生大黄 15g，沸水 200ml 浸泡 20 分钟后取出头汁再重复浸泡 1 次，共得 400ml 浸泡液，分 3 次口服。共观察急性水肿型胰腺炎 78 例。结果：平均用药时间、平均腹痛缓解时间及尿淀粉酶恢复正常时间分别为 3.4，3.5，7.0 天，明显优于西药常规治疗组[4]。

3. **危重病人腹胀** 取生大黄粉 4.5g 加入 50ml 温开水搅拌均匀后用 50ml 针筒抽取，鼻饲，每天 2 次，鼻饲后夹胃管 1 小时。共观察重症监护病房（ICU）腹胀病人 30 例。结果：病人腹胀天数，机械通气脱机时间，消化道出血发生率明显减少，一次性成功率达 93.33%[5]。

4. **急性百草枯中毒** 大黄粉 20g，用 80℃温水 200ml 浸泡 20 分钟，在彻底洗胃、口服白陶土后饮下或鼻饲，每 2 小时饮 1 次，在大便检测不到百草枯成分时停止，以后每日用大黄粉 15g 加温水浸泡后口服，保持大便 2 次/天，连用 14 天。共观察 57 例。结果：本组的疗效明显优于对照组（$P<0.05$）[6]。

5. **急性胆囊炎** 用大黄（30～60g）煎剂，每 1～2 小时服 1 次，直至排便 5～6 次，腹痛等症状减轻后，逐渐减量。治疗 10 例，服药后 1～2 天病人自觉症状明显减轻[7]。

6. **急性黄疸型肝炎** 用生大黄 50g（儿童酌减）煎成汤剂至 200ml，每日 1 次顿服。连服 6 天为 1 个疗程。治疗 80 例，退黄总有效率为 98.81%，肝功能恢复正常总有效率为 95%[8]。

7. **肠梗阻** 生大黄研末，每次 9g（老幼减半），用开水冲服或胃管注入，日 2 次，治疗 44 例，一般用药 1～3 次，4～24 小时病人可排气、排便，诸症缓解，胃肠功能恢复[9]。

8. **高脂血症** 大黄粉 1～1.5g/天，分 3～4 次服。治疗 30 天后复查，其中 21 例胆固醇平均下降 30mg%，22 例甘油三酯平均下降 44mg%。10 例继服 30 天后，胆固醇及甘油三酯平均值分别由 233mg%、338mg% 降至 197mg%、163mg%。提示：用药 2 个疗程（1 个月为 1 个疗程）的降脂效果较好[10]。

9. **阑尾脓肿** 大黄粉 200g，冰片 10g，用米醋调匀，外敷包块处，1～2 天换药 1 次。并配合抗生素静脉滴注。治疗 81 例，显效 68 例，好转 3 例，恶化 10 例，总有效率 87.65%[11]。

参考文献

［1］国家药典委员会. 临床用药须知·中药饮片卷［M］. 北京：中国医药科技出版社，2011：375.

［2］周祯祥，黄保希. 大黄治疗上消化道出血的临床研究概况［J］. 中国中西医结合脾胃杂志，1994，2（2）：67–68.

［3］李皖玲，陈德昌，赵良. 中、重度急性胰腺炎鼻饲生大黄粉疗效观察［J］. 实用中医药杂志，1996，（5）：21–22.

［4］赵青华，陆承涵. 生大黄治疗急性水肿型胰腺炎 78 例疗效分析［J］. 河北中西医结合杂志，1997，6（2）：240–241.

［5］苏红霞，罗友昌，余姚. 生大黄粉鼻饲治疗危重病人腹胀的效果观察及护理［J］. 上海预防医学杂志，2007，19（4）：198.

［6］王艳玲，杨秀芳，郑运田，等. 大黄治疗急性百草枯中毒的研究［J］. 现代中西医结合杂志，2014，23（3）：256–258.

［7］焦东海，华宝芬，杜宝金. 单味大黄治疗急性胆囊炎（附 10 例报告）［J］. 陕西中医，1980，1（3）：13–14.

［8］吴才贤，栾德美，李国华，等. 大剂量单味生大黄治疗急性黄疸型肝炎的初步观察［J］. 中西医结合杂志，1984，4（2）：88–89.

［9］陈加龙. 生大黄粉治疗肠梗阻 44 例［J］. 陕西中医，1984，5（8）：33.

［10］游金根，游景成. 大黄治疗高脂血症 30 例临床观察［J］. 福建中医药，1983，（1）：19.

［11］贺文仔. 大黄外敷为主治疗阑尾脓肿 94 例［J］. 上海中医药杂志，1990，（7）：22.

芒硝 Mángxiāo

为硫酸盐类矿物芒硝族芒硝精制而成的结晶体。主含含水硫酸钠（$Na_2SO_4 \cdot 10H_2O$）。咸、苦，寒。归胃、大肠经。

【处方用名】芒硝、朴硝、马牙硝、玄明粉、元明粉。

【功效主治】

1. **泻下软坚**　本品"气寒味咸，走血而润下，荡涤三焦肠胃实热，阳强之病，用折治火邪药也"（《本草纲目》）。其苦寒泻热通便，味咸润燥软坚，能使燥结坚硬之大便软化而易于排泄，故为治实热积滞，大便燥结之要药，"凡五金八石，用此俱能消除，况入脏腑积聚然必热邪深固，闭结不解，用以苦咸以为削伐，则药与病符，自不见碍。如仲景大陷胸汤、大承气汤、调胃承气汤之类，虽其用大黄，可以除热，然亦不得不假软坚之药耳"（《本草求真》）。凡"阳证之热结者"用之莫不相宜（《本草思辨录》）。仲景每与大黄相须为用，其荡涤肠胃，推陈致新，则相得益彰，迄今仍为临证所遵循。

2. **清火消肿**　仲景未详。本品外用清热消肿，可用于咽痛音哑、牙龈肿痛、目赤翳痛等多种热毒疮痈证。

【用量用法】

仲景用芒硝共计 9 方。

1. **用量**　一般剂量为二两，亦有用一升、半升、三合者。现一般剂量为 6～12g，外用适量。

2. **炮制**　仲景未详。今因加工不同，有朴硝、芒硝、玄明粉之分。三者功用大致相同。但朴硝含杂质较多，多作外用；芒硝质地较纯，多作内服；玄明粉质地纯净，既可内服，亦可外用，现常作口腔病、眼病之外用药。部分地区芒硝与玄明粉不分，统为芒硝。

3. **用法**　观仲景用芒硝，入汤剂，必先煎他药，"去滓，纳芒硝，更上微火一二沸"。提示芒硝入汤剂宜后下。芒硝"多煮则下益速，下速则遗上邪，故仲圣必后纳微煮而少所扬之"（《本草思辨录》）。现冲入药汁内或开水溶化后服；亦可入丸、散剂用。

【使用注意】孕妇慎用；不宜与硫黄、三棱同用。

【现代研究】主含含水硫酸钠，尚含少量氯化钠、硫酸镁、硫酸钙等。有阻止肠内水分的吸收、促进肠蠕动而致泻、抗炎、溶石、利尿等作用[1]。

【临床应用】

1. **泌尿系结石**　用自拟排石汤（芒硝 6～10g，海金沙、金钱草各 30g，鸡内金、茯苓、滑石、萹蓄、瞿麦、泽泻、川牛膝、王不留行、三棱、莪术、石韦各

15g，大黄、车前子、路路通、杜仲各 10g，硼砂、竹叶、甘草各 6g）每日 1 剂，水煎，早、晚分服。98 例中，临床痊愈 56 例，显效 31 例，有效 5 例，无效 6 例，总有效率为 93.9%[2]。

2. 重症肝炎　采用大黄、芒硝煎剂结合西医常规治疗 50 例，对照组采用西医常规治疗 25 例。7 天为 1 个疗程，一般治疗 1~2 个疗程。治疗组显效 29 例，好转 13 例，无效 8 例。治疗组疗效明显优于对照组（$P<0.05$）[3]。

3. 腰椎管内麻醉术后腹胀　以芒硝、大黄水冲剂用于腰椎管内麻醉术后腹胀病人 30 例，特效 6 例，显效 18 例，有效 6 例，无效者无[4]。

4. 消化道造影　以芒硝、大黄开水浸泡后于服钡剂半小时后服下，用于消化道造影 110 例。服钡剂 4 个小时后，芒硝、大黄加速组 78%到达乙状结肠，普通组仅 2%到达乙状结肠；服钡剂 6 个小时后，加速组 99%到达乙状结肠，其中大部分病例已排出钡剂，普通组仅 26%到达乙状结肠，芒硝、大黄能清晰显影且具有清肠作用[5]。

5. 下肢静脉血栓致水肿　采用芒硝 4000g、大黄 100g，冰片 10g 外敷，治疗下肢深静脉血栓形成患肢水肿 30 例。结果：显效 10 例，有效 12 例，好转 8 例，无效者无[6]。

6. 外阴水肿　以芒硝、大黄外敷，治疗会阴水肿 36 例；对照组用 75%乙醇和 25%硫酸镁纱布湿敷患处 28 例。8~12 小时外阴水肿消退率治疗组和对照组分别是 91.67%、21.43%，经统计学处理，差异有高度显著性（$P<0.01$）[7]。

7. 慢性肾衰竭　以芒硝、葡萄糖交替灌肠治疗慢性肾衰竭 11 例，10~14 天为 1 个疗程。经 2~3 个疗程治疗，除 1 例多囊肾病例死亡外，其余病例均有明显改善[8]。

8. 急性乳腺炎　以芒硝外敷结合中药内服治疗急性乳腺炎 98 例，7 天为 1 个疗程。治疗 1 个疗程 34 例，2 个疗程 62 例，3 个疗程 2 例。痊愈 90 例，好转 6 例，未愈 2 例，总有效率 98.0%[9]。

9. 静脉高营养致静脉炎　以芒硝外敷治疗静脉高营养致静脉炎 35 例，治疗第 5 天，治愈 20 例，显效 9 例，有效 4 例，无效 2 例，总有效率为 94.29%[10]。

10. 角膜翳　以玄明粉、食醋散外用治疗角膜翳 37 例 46 只眼，其中角膜云翳 19 只，特效 10 只，显效 6 只，好转 2 只，共有效 18 只，有效率为 94.74%；

角膜斑翳 20 只，特效 6 只，显效 7 只，好转 4 只，共有效 17 只，有效率为 85%；角膜白斑 7 只，好转 2 只，有效率为 28.57%。总有效率为 80.43%[11]。

11. **骨折肿胀** 取纱布 2 块，将捣碎的芒硝 2～3kg 平铺于纱布夹层中，敷于患处，外用绷带包扎。治疗骨折肿胀 38 例，均在 12～48 小时疼痛显著减轻、肿胀消退或部分消退[12]。

【备注】

1. **关于硝石与芒硝** 硝石，原作"消石"，始载于《神农本草经》，云：消石"一名芒消"，即芒硝为硝石的异名。芒硝，原作"芒消"，始载于《名医别录》，云：芒消"生于朴消"。《雷公炮炙论》云："芒消是朴消中炼出形似麦芒者"，说明芒硝为朴硝的炼制品。两者同名异物，功用有别，不能混同一物。

2. **关于朴硝、芒硝与玄明粉** 三者同出一物，因加工不同而有别。将天然产品用热水溶解，滤过，放冷析出结晶，通称"皮硝"。再取萝卜洗净切片，置锅内加水与皮硝共煮，取上层液，放冷析出结晶，即芒硝；下层的结晶称朴硝。芒硝经风化失去结晶水而成白色粉末称玄明粉（元明粉）。三者功相近似，但朴硝含杂质较多，多做外敷用；芒硝质地较纯，可内服；玄明粉质纯净，除内服外，常作口腔眼病外用药。

参考文献

[1] 国家药典委员会. 临床用药须知·中药饮片卷 [M]. 北京：中国医药科技出版社，2011：380.

[2] 王倩. 芒硝和硼砂组方治疗泌尿系结石98 例 [J]. 光明中医，2010，25（4）：700.

[3] 华伟，王仁荣，田永淮. 大黄、芒硝为主治疗重症肝炎 50 例 [J]. 中西医结合肝病杂志，1993，3（4）：36.

[4] 舒旭，田国兴，高元嘉. 黄硝水冲剂治疗腰椎管内麻醉术后腹胀等症的体会 [J]. 中医药学报，1987，（6）：31.

[5] 祝宝章，张振东. 大黄芒硝在全消化道造影中应用价值的进一步探讨 [J]. 中医药学报，1989，（4）：49-50.

[6] 刘惠洁. 冰硝散外敷治疗下肢深静脉血栓形成患肢水肿的疗效观察 [J]. 中国现代医生，2010，48（8）：127-128.

[7] 罗勤. 大黄、芒硝治疗外阴水肿 36 例临床分析 [J]. 南通医学院学报，1993，13
（3）：297.

[8] 林文广. 芒硝、葡萄糖灌肠治疗慢性肾功能衰竭 11 例 [J]. 中西医结合杂志，1989，
（9）：198.

[9] 徐崇华，李晶. 中药内外合治急性乳腺炎 98 例 [J]. 实用中医药杂志，2010，27（5）：
308-309.

[10] 章敏. 芒硝外敷治疗周围静脉高营养致静脉炎的效果观察 [J]. 护理与康复，2011，10
（9）：800-801.

[11] 苏宜春. 玄明粉食醋散治疗角膜翳 37 例疗效观察 [J]. 陕西中医，1987，（8）：348.

[12] 袁德札. 芒硝在骨伤科临床中的新用察 [J]. 上海中医药杂志，1993，（1）：31.

巴豆 Bādòu

为大戟科植物巴豆 *Croton tiglium* L.的成熟果实。辛，热；有大毒。归胃、大肠经。

【处方用名】巴豆、巴豆霜。

【功效主治】

1. 峻下冷积　本品辛热峻下，开通闭塞，能"入肠胃而能荡涤一切有形积滞之物"（《神农本草经疏》），"祛脏腑沉寒，通大便寒结"（《本草求真》），有"斩关夺门"之力。适用于寒实冷积，病起急骤，气血未衰，形证俱实者。症见卒然腹满胀痛，大便不通，甚至气急口噤。每与大黄、干姜同用，如三物备急丸（《金匮要略》）。

2. 逐水退肿　本品峻泻，能"荡炼五脏六腑，开通闭塞，利水谷道"（《神农本草经》）。适用于腹水臌胀，二便不通之水湿实证。

3. 祛痰利咽　本品能祛痰利咽以利呼吸，"巴豆气热味辛，生猛熟缓，能吐能下，能行能止，是可升可降药"（《本草纲目》），大抵治疗痰涎壅于上者，取其涌吐之性，急祛痰涎，痰涎毒物在下者，取其峻下之功。白散用于治疗痰涎壅闭，胸膈室闷，肢冷汗出之寒实结胸证，与贝母、桔梗配伍，服方后"病在膈上可吐，在膈下必利"（《伤寒论》）。适用于喉痹痰涎壅塞气道，呼吸困难，甚则室

息欲死者。

4. 外用蚀疮　本品性"剽悍"（《本草崇原》），"一味（巴豆）炒，烟尽存性，研膏，治溃后腐肉不落，敷上即拔毒祛瘀生新"（《神农本草经疏》）。外用有较强的腐蚀性，能蚀腐肉、疗疮毒。用于痈疽成脓未溃，或溃后腐肉不脱，或疥癣恶疮等，可研末涂患处，或捣烂以纱布包擦患处。

【用量用法】

仲景用巴豆见于白散 1 方。

1. 用量　本品在原方中用"一分"。现常用量为 0.1～0.3g。

2. 炮制　仲景云："去皮心，熬黑，研如脂。"现多制霜用，名巴豆霜。炮制法：取净巴豆仁，研如泥状，里层用纸，外层用布包严，蒸热，压榨去油，如此反复数次，至药物松散成粉，不再粘结成饼为度。或取净巴豆研细，按含量测定方法，测定脂肪油含量，加适当淀粉混匀，使含油量为 18%～20%。

3. 用法　多入丸、散用，外用适量。因本品毒大，内服当慎。故《药典》仅载外治法。

【使用注意】

（1）体弱者忌用。《本草汇言》指出："苟非气壮力强之人，不可轻用。张氏曰，如不审而妄用，耗却天真，使人津液枯竭，胸热口燥，留毒不去，他病转生，则巴豆之危害昭昭矣。"《本草通玄》亦谓："老羸虚弱之人，轻妄投之，祸不旋踵。"

（2）"无寒积者忌之"（《本草衍义补遗》）。

（3）宜制霜少用。《本草汇言》谓："凡一概汤、散、丸剂，切勿轻投即有万不得已之急症，欲借其辛烈攻冲、开通道路之力，必须煮熟，压令油净，入厘许即止，不得多用。"

（4）仲景于白散方后指出："不利，进热粥一杯；利过不止，进冷粥一杯。"《伤寒直解》注曰："巴豆性大热，进热粥者，助其热势，以行之也；进冷粥者，制其热势，以止之也。"说明巴豆有得热则泻剧，得冷则泻止的作用特点，临证当视病情而用之。

（5）巴豆为大毒之品，若使用过程中发生中毒现象，则以"大黄、黄连、凉水，或黑豆绿豆解之"（《本草撮要》）。

（6）孕妇忌用，畏牵牛。

（7）《本草纲目》引张元素云："巴豆禀火热之性，沾人肌肉无有不灼烂者。"说明本品腐蚀性较强，在外用时应注意对皮肤的腐蚀性。

【现代研究】 主含脂肪油、巴豆苷，尚含巴豆毒素、巴豆异鸟嘌呤、β-谷甾醇及酶等。本品具有泻下、促进平滑肌运动、抗肿瘤、抗菌、抗炎等作用[1]。

【临床应用】

1. 鹅口疮 巴豆 1g，西瓜子仁 0.5g，共研后加少许香油调匀，然后揉成小团块敷印堂穴，15 秒钟后取下，日 1 次，连用 2 次。治疗 190 例，结果：治愈率 90%，有效率 7.9%，无效率 2.1%[2]。

2. 乳腺增生 将巴豆仁 120g 放入已溶化黄蜡 120g 的锅内炸成深黄色，滤出黄蜡液弃之。在竹筛上散开巴豆仁，待其上之黄蜡凝后收起备用。每日 5 粒，分 3 次温开水冲服。1 个月为 1 个疗程。疗程间间隔 10 天。观察 458 例，除 3 例癌变外，皆痊愈或基本痊愈[3]。

3. 胆绞痛 巴豆仁切碎置胶囊内，每服 100mg，小儿酌减。3～4 小时用药 1 次，到畅泻为度，每 24 小时不超过 400mg。治疗 100 例，均获满意疗效[4]。

4. 疥癣 用巴豆仁末、香油、酸醋搅拌成糊状，每次取 2～3g 放于双手掌心内，深吸药气 3 次，随后将药涂于双侧膝部，并以双手掌揉擦至双膝皮肤发红、发热，每晚 1 次，5～7 天为 1 个疗程。治疗 47 例，均愈[5]。

5. 喉梗阻 采用生熟巴豆散治疗白喉及麻疹后喉炎引起的喉梗阻 116 例，有效率达 91.4%，白喉病例有效率为 80.4%，喉炎病例有效率为 8.6%[6]。

此外，本品对痹证[7]、牙痛[8]及面神经麻痹有较好疗效[9]。

不良反应：巴豆毒大性猛，可致孕妇流产。巴豆对皮肤黏膜有强烈的刺激作用，可产生急性皮炎，误食巴豆可致口腔炎、咽喉炎、剧烈腹泻；亦有报道服用 20 滴巴豆油而致死者。

参考文献

[1] 国家药典委员会. 临床用药须知·中药饮片卷 [M]. 北京：中国医药科技出版社，2011：399.

[2] 林长喜，徐仲国. 巴豆、西瓜子敷印堂穴治疗小儿鹅口疮 [J]. 中西医结合杂志，1987，7

（9）：548.

[3] 吴运苍. 巴蜡丸治疗乳癖458例小结 [J]. 河南中医，1983，8（3）：359.

[4] 武汉医学院附二院中西医结合治疗急腹症小组. 巴豆缓解胆绞痛 100 例小结 [J]. 武汉医学院学报，1977，21（3）：81-82.

[5] 陶子迷. 巴豆擦剂治疗疥疮47例 [J]. 广西中医药，1987，11（6）：24.

[6] 王子野，林守靛，邱碧芳. 生熟巴豆散治疗白喉及喉炎引起喉梗阻症116例报告 [J]. 福建中医药，1961，6（8）：16-18.

[7] 龙吟玖. 隔姜巴豆灸治疗痹证 [J]. 四川中医，1988，7（12）：40.

[8] 芦志敏. 巴豆治疗牙痛 [J]. 黑龙江中医药，1965，8（6）：35.

[9] 王松. 巴豆为主药外用治疗周围性面瘫87例 [J]. 四川中医，2002，21（2）：44.

甘遂 Gānsuí

为大戟科植物甘遂 *Euphorbia kansui* T.N.Liou ex T.P.Wang 的块根。苦，寒；有毒。归肺、肾、大肠经。

【处方用名】甘遂、生甘遂、醋甘遂。

【功效主治】

1. 泻水逐饮　本品苦寒降泄，"专于行水，攻决为用"（《本草衍义》）。能"直达水气所结之处，乃泄水之圣药"（《本草汇言》）。作用迅猛，药后可连续泻下，使体内潴留水饮排泄体外。主要用于水肿、大腹臌胀、胸胁停饮而正气未衰者。如仲景十枣汤主治悬饮"心下痞满，引胁下痛"；大陷胸汤主治"结胸热实，脉沉而紧，心下痛，按之石硬"；甘遂半夏汤以治留饮病人"脉伏，其人欲自利，利反快，虽利，心下续坚满"等，均取甘遂逐饮泻水之功。此外，本品尚逐饮行痰，可用于顽痰凝结，癫痫发狂。如《济生方》遂心丹，以本品为末，入猪心内煨过，与朱砂末为丸服，"服后，大便连泻七八次，降下痰涎若干，癫狂顿愈"（《医学衷中参西录》）。

2. 消肿散结　《金匮·妇人杂病篇》云："妇人少腹满如敦状，小便难而不渴，生后者，此为水与血俱结在血室也，大黄甘遂汤主之。"其水、血互结血室，少腹如敦状，肿毒已成矣!而用大黄、甘遂等，乃因甘遂功可消肿散结也。本品外用也可消肿散结，治疮痈肿毒。

【用量用法】

仲景用甘遂计有 5 方，即甘遂半夏汤、大陷胸汤、大陷胸丸、十枣汤、大黄甘遂汤。

1. **用量** 用甘遂 5 方中，"大者三枚"及"二两"各 1 方，3 方为"一钱匕"。现常用量为 0.5～1.5g，外用适量。

2. **炮制** 仲景未详。现据《药典》分生用、醋制、煮甘遂和煨甘遂 4 种。生用者毒性较大，泻下力猛，易伤正气；一般常用醋制和煮甘遂、畏甘遂。

3. **用法** 因本品有效成分水溶性差，宜入丸、散，或装胶囊用，其量不宜过大。生用外敷可加大剂量。

【使用注意】

（1）本品专于行水攻逐为用，且攻下力量最猛，副作用较大，故非正盛邪实者禁用。即或治大实水肿亦暂时使用，不可久服。其性迅利，大损真元，对脾胃虚弱者应慎用，孕妇禁用。

（2）前贤于《十八反》中云："藻戟芫遂俱战草。"然仲景半夏甘草汤中甘遂与甘草同用，为攻逐痰饮之峻剂，实开甘遂与甘草同用之先河。不过，临证时仍须注意，以防不测。

【现代研究】主含二萜、三萜类化合物、甾体化合物等。二萜类化合物是其主要有效成分，分为巨大戟二萜醇型和假白榄酮型 2 种类型；三萜类化合物主要有大戟醇型和甘遂醇型 2 种类型；以及 β–谷甾醇、stigmast–5–ene–3β，7β–diol、stigmast– 5–ene–3β，7α–diol 3 种甾体化合物[1-8]。有抗肿瘤、抗生育、杀虫、抗病毒、抗氧化、致泻、炎症反应等作用[9-19]。

【临床应用】

1. **小便不通** 甘遂 30g，研为细末，装瓶备用。用时以甘遂 10g，面粉适量，麝香少许（亦可用冰片代），加温开水调成糊状，外敷中极穴处，方圆约 2 寸，一般 30 分钟即见小便通利，无效时可继续使用或加热敷。治疗不同原因引起的小便不通 8 例，外敷 1 次即排尿者 5 例，外敷 2 次排尿者 2 例，外敷 2 次再加热敷而排尿者 1 例[20]。

2. **单纯性肠梗阻** 甘遂末三分口服或胃管注入，2～4 小时重复 1 次。配合输液纠正水电解质功能紊乱，呕吐、腹胀甚者插胃管，肥皂水或生理盐水洗肠。治疗 50 例，治愈 44 例，治愈率为 88%[21]。

3. 妊娠中期引产　羊膜腔注入的甘遂注射液剂量，按 1kg 体重 5～6mg 计算给药。194 例注药 0.5～0.6ml（含甘遂生药 250～300mg），23 例注入 0.4ml，6 例注入 0.7ml，5 例注入 0.8ml。妊娠 14～26 周引产成功者 227 例，成功率 99.56%；而对妊娠 16 周以上者，成功率达 100%[22]。

4. 百日咳　甘遂、巴戟各 4g，面粉 20g，日服 3 次，白开水送服。4 个月～1 岁者，每次 0.5g；1～3 岁，每次 1g；3～6 岁，每次 1.5g；6～10 岁，每次 2g。每克中含纯甘遂粉 0.16g。治疗 50 例，服药 10 天获痊愈 30 例，显效 8 例，无效 1 例；10～15 天获痊愈 8 例；15～20 天获痊愈 2 例，显效 1 例[23]。

5. 无名肿毒　将甘遂、芫花放入铁锅内炒干，后碾碎成末状，与天仙子拌均匀，放入 一小碗内，把甘草浸泡水煎沸，待凉后倒入少许盛药小碗内，使药末及天仙子调拌成稠状，根据红肿、疼痛的范围大小将该散剂外敷在患处，用敷料包扎固定，待散尽水分被吸收干后，又倒上少许甘草水，1 日 6～8 次，散剂保持湿润状态。治疗 37 例均痊愈[24]。

6. 肝硬化腹水　用制甘遂（醋炒至连珠）、川贝母各 15g，共为细末。清晨空腹时用大枣 20 枚煎汤送服，每周 2～3 次。另将白茅根煎水代茶饮。腹水消失后续服补中益气丸。治疗 36 例，18 例痊愈，13 例有效，5 例无效，总有效率为 86.1%[25]。

7. 重型急性胰腺炎　以中医辨证论治为主，配合西医非手术疗法，其中重用甘遂末 1～3g 口服或经胃管注入，每 3～4 小时重复给药，解决严重腹胀、腹痛、麻痹性肠梗阻。治疗 72 例，生存率为 83.33%；手术治疗 66 例，生存率为 72.73%[26]。

8. 癫狂　用甘遂末 10g，辰砂末、代赭石末各 12g，连血猪心 1 个。以猪心 1 个剖开，取 3 管血，将甘遂末、代赭石末和猪心血拌匀，纳入猪心内，线缚好，外用牛皮纸湿裹，慢火煨熟，勿焦为度，而后将药取出与朱砂和匀分作 8 丸。每日清晨空腹服 1 丸，开水送服，重症者每日早、晚各服 1 丸，4 天为 1 个疗程。68 例病人中，1 个疗程痊愈者 14 例，显著好转者 9 例；2 个疗程痊愈者 21 例，显著好转者 7 例；3 个疗程痊愈者 12 例，显著好转者 4 例，无效者 3

例，总有效率达 93.56%[27]。

9. 腰椎压缩性骨折腹胀　用甘遂 0.5g，大黄、木香各 0.3g，均研粉末，适量生姜汁调糊成贴，在禁食、持续胃肠减压、补液支持治疗基础上，将甘遂通腑贴外敷脐周，1 日 2 次，每次约 3 小时。治疗腰椎压缩性骨折腹胀 26 例，总有效率为 87%。对照组单纯采用常规疗法治疗 23 例，总有效率为 70%[28]。

参考文献

[1] 王立岩. 甘遂的化学成分及其生物活性研究 [D]. 沈阳药科大学硕士论文，2003.

[2] 刘悦，刘志强，李慧琳，等. 传统中药甘遂根中二萜类化学成分的电喷雾质谱研究 [J]. 高等学校化学学报，2008，29（9）：1727-1735.

[3] 陈云利，袁丹，徐鑫，等. 甘遂中麻风树烷型大环二萜类化学成分研究 [J]. 中国中药杂志，2008，33（15）：18-36.

[4] 张本印，王环，沈建伟，等. 大戟属三萜类结构及生物活性 [J]. 化学进展，2010，22（5）：877-887.

[5] Guo J，He HP，Fang X，et al. Kansuinone，a novel euphane–type triterpene from Euphorbia kansui [J]. Tetrahedron Lett，2010，51（48）：6286-6289.

[6] Bernd S，Erich H. Chemisty of ingeno Ⅱ esters of ingenol and 7，8–isoingenol [J]. Zeitschrift für Naturforschung. Teil B：Anorganische Chemie，Organische Chemie，1982，37（6）：748-756.

[7] Gewall M B，Hattori M，Tezuka Y，et al. Constituents of the latex of Euphorbia antiquorum [J]. Phytochemistry，1990，29（5）：1625-1628.

[8] 彭勋，李国玉，张珂，等. 甘遂的 C_{21} 甾体类化学成分 [A] //中华中医药学会中药炮制分会 2009 年学术研讨会论文集 [C]. 中华中医药学会，武汉，2009.

[9] Wu T S，Lin Y M，Haruna M，et al. Kansuiphorins A and B，two novel antileukemic diterpene esters from Euphorbia kansui [J]. J Prod，1991，54（3）：823-829.

[10] Wang L Y，Wang N L，Yao X S，et al. Kansuinone，a novel euphane–type triterpene from Euphorbia kansui [J]. Nat Prod，2003，（66）：630-633.

[11] 曹艳，周云云，宋成武，等. 甘遂醇提取物及不同极性溶剂萃取物对肿瘤细胞增殖的影响 [J]. 医学导报，2010，29（11）：1416-1418.

[12] 韩向阳. 中药甘遂注射液妊娠中期引产效果的观察 [J]. 哈尔滨医科大学学报，1979，13
　　（4）：21–29.

[13] 韩向阳. 中药甘遂抗生育作用研究及其临床应用 [J]. 医学研究通报，1980，9（5）：
　　8–11.

[14] 潘实清，王玲，罗海华，等. 甘遂和贯众不同提取物对蚊幼虫的杀伤作用 [J]. 热带医学
　　杂志，2002，2（3）：252–254.

[15] Zheng W F，Cui Z，Zhu Q. Cytotoxicity and activity of the compounds from Euphorbia kansui
　　Liou [J]. Planta Med，1998，64（8）：754–756.

[16] 宗倩倩，唐于平，沈祥春，等. 甘遂醇提物对家兔离体回肠平滑肌张力的影响 [J]. 中药
　　新药与临床药理，2008，9（6）：438–440.

[17] Chai YS，Hu J，Wang XK，et al. Euphorbia kansui roots induced–diarrhea in mice
　　correlates with inflammatory response [J]. Chin J Nat Me，2013，（11）：231–239.

[18] Shu X Y，Yu L，Tang Y P，et al. Bioassay–guided separation of the proinflammatory
　　constituents from the roots of Euphorbia kansui [J]. J Nat Med，2010，64（1）：
　　98–103.

[19] Tang B，Ding J，Wu F，et al. 1H NMR–based metabonomics study of the urinary
　　biochemical changes in Kansui treated rat [J]. J Ethnopharmacol，2012，（141）：134–142.

[20] 四川省三台县康复村医院门诊室. 甘遂散外敷治疗小便不通 [J]. 新医学，1972，
　　（1）：55.

[21] 广东省五华县人民医院外科. 甘遂末治疗单纯性肠梗阻 50 例报告 [J]. 新中医，1976，
　　（3）：40.

[22] 韩向阳，李伯如. 中药甘遂注射液妊娠中期引产效果的观察 [J]. 哈尔滨医科大学学报，
　　1979，（4）：24–29.

[23] 王万富. 甘遂散治疗百日咳 50 例 [J]. 上海中医药杂志，1984，（10）：24.

[24] 潘冬旺. 甘遂芫花甘草散外敷治无名肿毒效佳 [J]. 新中医，1988，（6）：16.

[25] 王永山，曲廷海，杨春光. 甘遂川贝末治疗肝硬化腹水 36 例 [J]. 浙江中医杂志，1994，
　　（4）：149.

[26] 曲欣，许评，吕洪光，等. 重型急性胰腺炎重用甘遂 138 例报告 [J]. 中国中西医结合外
　　科杂志，1996，（5）：36–37.

[27] 沈骐，陈洁. 甘遂散为主治疗癫狂症 68 例 [J]. 吉林中医药，1997，（1）：13.

[28] 唐东晖. 甘遂通腑贴外用治疗腰椎压缩性骨折腹胀 26 例 [J]. 陕西中医，2005，26
　　（8）：849.

大戟 Dàjǐ

为大戟科植物大戟 *Eughorbia pekinensis* Rupr. 的根。苦，寒；有毒。归肺、脾、肾经。

【处方用名】京大戟、大戟、醋大戟。

【功效主治】

1. 泻水逐饮　本品苦寒降泄，能"逐诸有余之水湿、湿热及留饮、伏饮在中下二焦，为蛊毒，为胀满，为大小便不通，用之立时奏效"（《本草汇言》）。"大戟，性禀阴毒，峻利首推"（《本经逢原》），"故能逐诸有余之水"（《本草经疏》）。适用于水肿、臌胀、胸胁停饮而正气未衰者。正如张寿颐所言："大戟，《本经》谓主十二经水腹满急痛积聚。盖谓十二经之水湿积聚以致外肿内满，而为急痛耳。然苟非体充邪实者，亦不可概投。"如治悬饮之十枣汤，方中用本品与甘遂、芫花同用，以直达水饮留之处而攻之；配大枣以安中而调和诸药。

2. 消肿散结　本品能"散颈腋痈肿"（《本草经疏》），"治瘾疹及风毒脚肿"（《本草图经》）。内服、外用均可。适用于热毒壅滞之痈肿疮毒，痰火凝结之瘰疬痰核。前者可鲜用捣烂外敷；后者可与鸡蛋同煮，食鸡蛋。如近代用以煎煮鸡蛋治疗淋巴结结核（《中草药新医疗法资料选编》）和扁桃体炎（《中草药新医疗法处方集》）等，足证其消肿散结之功。

【用量用法】

仲景用大戟仅见十枣汤 1 方。

1. 用量　方中未注明其用量。现临床常用量为 1.5～3g。

2. 炮制　仲景未明。现今多醋煮或醋炒用，以降低毒性。

3. 用法　入丸、散服，每次 1g。外用适量，生用。

【使用注意】

（1）不宜与甘草同用　《本草经集注》谓："反甘草。"

（2）体弱、阴寒水肿及孕妇忌服　《本经逢原》云："脾胃肝肾虚寒，阴水泛滥，犯之立毙，不可不审。"

【现代研究】主含京大戟素、大戟醇、大戟苷、大戟酸，还含有生物碱、有机酸、鞣质、树脂胶、多糖等。有泻下、镇静、镇痛等作用[1]。

【临床应用】

1. **急、慢性肾炎水肿**　取京大戟 500g，研末装胶囊。每粒重 0.3g，日服 2 次，每次 0.45～0.6g，隔日空腹温水送服，6～9 次为 1 个疗程。共治 60 例，均有明显消肿作用，并对小便异常有一定改善[2]。

2. **慢性咽炎**　用红大戟 3g，放入口中含服，每天 2 次。共治 54 例，痊愈 24 例，显效 21 例，有效 6 例，无效 3 例[3]。

3. **狂躁型精神分裂症**　用新鲜红大戟全草 500g，煎取汁 300ml，顿服。得吐下后，狂势衰减不显者，次日续用 250g 煎服。狂势得挫后，糜粥调养。治疗 12 例均获痊愈。经随访 5 年以上，均未见复发[4]。

【备注】关于红大戟　又名红芽大戟。为茜草科植物红大戟 *Knoxia valerianoides* Thorel et Pitard 的块根。为国家基本医疗保险药品、保健食品禁用物品。其性能、功用、用法用量与京大戟相似。但京大戟偏于泻水逐饮，红大戟偏于消肿散结。

参考文献

[1] 国家药典委员会. 临床用药须知·中药饮片卷 [M]. 北京：中国医药科技出版社，2011：393.

[2] 江苏新医学院. 中药大辞典（上册）[M]. 上海：上海人民出版社，1977：108.

[3] 李治方. 红芽大戟含服治疗慢性咽炎 54 例 [J]. 江西中医药，1987，37（4）：3.

[4] 余惠民. 重用红芽大戟治疗狂证 12 例 [J]. 广西中医药，1987，10（4）：9.

芫花 Yuánhuā

为瑞香科植物芫花 *Daphne genkwa* Sieb. Et Zucc.的花蕾。苦、辛，温；有毒。归肺、脾、肾经。

【处方用名】芫花、醋芫花。

【功效主治】

1. 泻水逐饮 本品能"消胸中痰水，喜唾，水肿，五水在五脏皮肤"(《名医别录》)，具有泻水逐饮之效。与甘遂、京大戟配伍之十枣汤能治"心下痞硬满，引胁下痛，干呕短气，汗出不恶寒者""病悬饮者""咳家其脉弦，为有水"诸证。因其以泻胸胁水饮见长，兼能祛痰止咳。故以治胸胁停饮所致的喘咳痰多，胸胁引痛最为适宜。

2. 外用杀虫疗疮 本品外用杀虫疗疮，治头疮、白秃、顽癣等皮肤病及痈肿。可研末单用，或加雄黄研末，猪脂调敷。

【用量用法】

仲景用芫花仅十枣汤 1 方。

1. 用量 强人可用 1/3 钱匕，赢者可用 1/6 钱匕。现常用量为 1.5~3g。醋芫花研末吞服，1 次 0.6~0.9g，每日 1 次。外用适量。

2. 炮制 仲景于十枣汤方芫花后注云："熬"。《本草纲目》谓："用时以好醋煮十数沸，去醋，以水浸一宿，晒干用，则毒灭也。"可见熬即为减低其毒性。醋炙亦可减轻毒性。

3. 用法 只入散剂使用末，仲景于方后注云："先煮大枣肥者十枚，取八合，去渣，纳药末，……平旦服"，现仍遵此法用之，以保用药安全。

【使用注意】芫花毒副作用甚强，故仲景用之慎之又慎，如其在方后注："强人服一钱匕，赢者服半钱……得快下利后，糜粥自养。"所言皆保安全，以免伤正。体弱及孕妇禁用；不宜与甘草同用。

【现代研究】主含芫花素、3'-羟基芫花素、芹菜素、木犀草素、芫根苷、芫花酯甲~戊、芫花瑞香宁、挥发油、脂肪酸等。本品有泻下、利尿、祛痰、抗生育等作用[1]。

【临床应用】

1. 引产 从芫花中提取出的芫花花醇液用于中期妊娠引产，共观察 360 例。结果：采用羊膜腔注药 322 例，成功率为 100%；宫腔注药 38 例，成功率为 94.7%[2]。以芫花有效成分制成的芫花萜膜用于妊娠 10～18 周引产，共观察 68 例。结果：成功率为 89.7%，且以妊娠 12～16 周效果最好[3]。

2. 瘰疬 将净芫花用文火焙，边焙边往芫花上喷醋、拌匀，直至芫花放在手指上捻动即成细末为好。每晚睡前用黄酒送服 1～1.25g，然后覆盖衣被取微汗为宜。15 天为 1 个疗程，停药 1 周后，可进行第 2 个疗程。大体经过 2～6 个疗程，瘰疬即可渐小乃至化除[4]。

参考文献

[1] 国家药典委员会. 临床用药须知·中药饮片卷［M］. 北京：中国医药科技出版社，2011：395.

[2] 王重梅，徐风英. 芫花花醇液中期妊娠引产 360 例临床观察［J］. 河南医学院学报，1981，16（2）：393–396.

[3] 孟昱时，章晓梅. 芫花萜膜引产 68 例临床应用［J］. 云南医药，1995，16（4）：286–287.

[4] 王雪华. 芫花治疗瘰疬的临床应用［J］. 中医杂志，1992，33（12）：52–53.

商陆 Shānglù

为商陆科植物商陆 *Phytolacca acinosa* Roxb.或垂序商陆 *Phytolacca americana* L.的干燥根。苦，寒；有毒。归肺、脾、肾、大肠经。

【处方用名】商陆、醋商陆。

【功效主治】

1. 逐下逐水 本品苦寒通降，"其性下行，专于行水，与大戟、甘遂，盖异性而同功"（《本草纲目》）。"能行壅淤停蓄之水"（《本经疏证》），"散至阴之水结"（《本草求原》），使水湿之邪从二便排除，"善治水肿胀满之病，神效非常"（《长沙药解》）。如治"大病瘥后，从腰以下有水气"之牡蛎泽泻散，方中商陆根"攻水积，而疏水之流"（《伤寒论浅注补正》）。适宜于水肿臌胀、二便不利之实证。

2. 解毒散结 本品外用能以毒攻毒，有消肿散结之功。能"熨除痈肿"（《神农本草经》）。如"喉痹室塞不通，醋熬敷外肿处；石痈坚如石者，捣擦取软成脓；如或捣烂加盐，总敷无名肿毒"（《本草蒙筌》）。故凡肿毒、瘰疬、恶疮等均可用之捣敷或涂擦。

【用量用法】

仲景用商陆者仅牡蛎泽泻散 1 方。

1. 用量 仲景用本品在方中与诸药共等份。今常用量为 3～9g，外用适量。

2. 炮制 原方注明"熬"。今用醋制以降低毒性。

3. 用法 仲景用散。今煎服，或入丸、散剂；或煎汤熏洗。

【使用注意】本品"但可治阳水实邪，若脾肾虚寒属阴水者，不宜用之"（《本草便读》）。"妊娠不可服"（《本草品汇精要》）。

【现代研究】主含商陆皂苷甲、商陆皂苷辛、商陆苷 A～N、美商陆皂苷元、商陆苷元等；还含甾醇、萜类及多糖等。商陆皂苷甲是本品的毒性成分，也是有效成分。本品有利尿、抗肾损伤、抗炎、祛痰、抗肿瘤等多种药理作用[1]。

【临床应用】

1. 肝硬化顽固性腹水 用商陆 50g 研细末，以食醋调匀成膏备用，将膏敷于 8cm×8cm 玻璃纸上，于睡前贴于肚脐上，固定，次日晨起时去掉。可反复外敷，待水消为止。共治疗 16 例，效果良好[2]。

2. 急性肾小球肾炎 用商陆麻黄汤（生麻黄、商陆各 6g，茯苓皮、泽泻各 15g，赤小豆 12g），随症加减，每日 1 剂，水煎取汁 200ml，早、晚 2 次分服。1 周为 1 个疗程，治疗 2 个疗程统计疗效。结果：治疗 22 例，痊愈 10 例，显效 6 例，好转 5 例，无效 1 例，总有效率为 95%[3]。

3. 原发性血小板减少性紫癜 共观察 23 例，分为脾不统血、肝郁化火、阴虚火旺、热盛迫血 4 型，在辨证施治基础上均加用商陆 6～10g。结果：基本治愈 9 例，显效 7 例，有效 5 例，无效 2 例。

【备注】关于商陆根 本品因药用其根而得名，现均以"商陆"为正名。

参考文献

[1] 国家药典委员会. 临床用药须知·中药饮片卷 [M]. 北京：中国医药科技出版社，2011：395-396.

[2] 代斌. 商陆敷脐治疗顽固性腹水 16 例 [J]. 中医外治杂志，1997，（1）：42.

[3] 翟瑞柏，王素芹. 商陆麻黄汤治疗急性肾小球肾炎 40 例临床观察 [J]. 吉林中医药，2009，29（12）：1042-1043.

[4] 薛芳芳. 辨证加商陆治疗原发性血小板减少性紫癜 23 例临床观察 [J]. 湖南中医杂志，1993，9（2）：10-11.

麻子仁 Mázirén

为桑科植物大麻 *Cannabis sativa* L.的干燥成熟果实。甘，平。归脾、胃、大肠经。

【处方用名】麻子仁、麻仁、火麻仁。

【功效主治】

1. 润肠通便　本品质润多脂，"甘平滑利，柔中有刚，能入脾滋其阴津，化其燥气"（《本草思辨录》）。如治"脾约"之麻子仁丸。方以麻子仁为君，润可去燥，滑能通便，兼可补虚。"盖以胃腑燥结，非此不解"（《本草求真》）。"凡年老血液枯燥、产后气血不顺、病后原气未复，或禀弱不能运行者皆治"（《药品化义》）。适用于老人、产后、病后体虚之津枯血少引起的肠燥便秘。

2. 滋养补虚　本品味甘，能"补中益气"（《本经》），"益血补阴"（《本草经疏》）。因其力缓，故在补益方中常作为辅助药用。如治"脉结代，心动悸"之"复脉汤用之，则佐姜桂以通阳，佐胶地麦冬以益阴"（《本草思辨录》）。

【用量用法】

仲景用麻子仁共计 2 方。

1. 用量　本品在麻子仁丸中用二升，在炙甘草汤中用半升。现常用量为9～15g。

2. **炮制**　仲景未详。现多打碎用。

3. **用法**　水煎服。或入丸、散剂。

【使用注意】因其质润滑肠，故"肠滑者尤忌"（《本草从新》）。

【现代研究】主含胡芦巴碱、甜菜碱、胆碱、木犀草素、牡荆素、荭草苷，及酚类、蛋白质、多种脂肪酸等。本品有缓泻、降脂、抗动脉粥样硬化、抗氧化、抗衰老、降血压等多种药理作用[1]。

【临床应用】

1. **便秘**　用麻仁枳术汤（火麻仁 30g，柏子仁 18g，郁李仁、杏仁、当归、枳实、肉苁蓉、炒白术各 12g），水煎服，每日 1 剂，2 周为 1 个疗程。共观察 80 例，结果：总有效率为 97.5%[2]。用火麻仁丸加减（火麻仁、何首乌、白术各 20g，杏仁、厚朴、枳实、白芍各 12g，当归、肉苁蓉各 15g，甘草 10g），每日 1 剂，3 次分服，7 天为 1 个疗程。共观察 83 例，结果：总有效率为 97.6%[3]。

2. **慢性咽炎**　用火麻仁 50g，加水 300ml 浸泡 60 分钟。文火煎取 15 分钟，复煎加水 150ml，煮沸 20 分钟取汁，混合煎液，早、晚分服，每日 1 剂，以软便 2～3 次/日为度，不必尽剂。共观察 30 余例，疗效确切[4]。

【备注】关于火麻仁入药部位　《神农本草经》首记"麻蕡"与"麻子"之名，但对其具体药用部位未作详细描述。著名本草学家尚志钧等[5]考证认为，麻蕡应是大麻科植物大麻 *Cannabis sativa* L.雌株的花或花序，也可能包括幼嫩的果实或果序。麻子是大麻连壳果实，麻仁是大麻的果实经加工脱壳后的果仁，又称大麻仁、火麻仁。《本草纲目》指出："大麻壳有毒而仁无毒也。"《中国药典》（2015 版）在火麻仁【炮制】项中强调要"除去杂质及果皮"。说明火麻仁药用其脱壳后的果仁，而不是连壳的果实，故安全无毒。

参考文献

[1] 国家药典委员会. 临床用药须知·中药饮片卷 [M]. 北京：中国医药科技出版社，2011：386.

[2] 王进. 自拟麻仁枳术汤治疗便秘80例 [J]. 云南中医中药杂志，2012，33（9）：85.

[3] 王永新. 火麻仁丸加减治疗便秘83例 [J]. 实用中西医杂志，2010，26（9）：625.

［4］于小勇. 单味火麻仁治疗慢性咽炎 ［J］. 新中医，2002，34（1）：29.

［5］刘晓龙，尚志钧.《神农本草经》麻黄的本草考证 ［J］. 江西中医药，1992，23（5）：40–41.

猪膏 Zhūgāo

为猪科动物猪 *Sus scrofadomestica* Brisson.的脂肪油。甘，微寒。归膀胱经。

【处方用名】猪脂、猪膏、猪油。

【功效主治】

1. **润燥滑肠**　如治"诸黄"与"阴吹"之猪膏发煎。"按《伤寒类要》云：男子、女子黄疸，饮食不消，胃胀，热生黄衣，在胃中有燥屎使然，猪膏煎服之则愈"（《金匮要略心典》）。"前阴气吹而正喧鸣，此谷气之实，后窍结塞而不通也"（《金匮悬解》）。由是观之，两者表现不一，皆由腑气不通，燥屎使然也。方中猪膏，甘凉滋润，能润燥滑肠。"利阳明之阴，以泄谷气之实"（《金匮要略论注》）。

2. **解毒杀虫**　如小儿疳虫蚀齿方，方中"腊月猪脂杀虫"（《本草拾遗》），可用于小儿疳热生虫，牙龈糜烂，或牙齿蛀蚀等口牙疾患。又能"化毒，杀虫，清热，消肿"（《随息居饮食谱），"治皮肤风，敷恶疮"（《日华子本草》），用于皮肤皲裂，疮疡，烫火伤等。

【用量用法】

仲景用猪脂者共计 2 方。

1. **用量**　本品在猪膏发煎中用量为半斤，小儿疳虫蚀齿方中未注明用量。今内服、外用皆适量。

2. **炮制**　《随息居饮食谱》载猪脂"俗呼板油……以白厚而不腥燥者良。腊月炼之，瓷器收藏。每油一斤，入糖霜一钱于内，经久不坏。暑月生猪脂，以糖霜腌之，亦可久藏"。

3. **用法**　仲景用以熬膏煎服和外用涂敷。今多从之。

【使用注意】本品甘凉滋润，故"外感诸病，大便滑泄者均忌"（《随息居饮食谱》）。

【现代研究】主含胆固醇、维生素、微量元素及多种脂肪酸，其中饱和脂肪酸约占 43%，油酸（单不饱和脂肪酸）约占 44%，亚油酸和亚麻酸（多不饱和脂肪酸）约占 9%，其他脂肪酸约占 3%[1]。

【临床应用】

鼻前庭炎　用大黄猪脂膏（生大黄 30g，研极细末，过 120 目筛，加猪脂适量搅匀，装瓶备用）。用生理盐水清洁创面，取本品适量，日 2 次，均匀搽布于患处表面，1 周为 1 个疗程。结果：68 例中，1～2 个疗程治愈 47 例，3～6 个疗程治愈 18 例，显效 1 例，好转 2 例[2]。

参考文献

[1] 《中医堂》编委会. 食物功效与食疗全典［M］. 哈尔滨：黑龙江科学技术出版社，2015：162.

[2] 吴洪俊，刘剑灵. 大黄猪脂膏治疗鼻前庭炎 68 例分析［J］. 实用中医内科杂志，2004，18（3）：259.

白蜜 Báimì

为蜂蜜科昆虫中华蜜蜂 *Apis cerana* Fabricius 或意大利蜂 *Apis mellifera* Linnaeus 所酿的蜜。甘，平。归肺、脾、大肠经。

【处方用名】白蜜、蜂蜜。

【功效主治】

1. 滋阴润燥　本品味甘，"柔而润泽，故能润燥"（《本草纲目》）。上能"润肺清燥，所以治嗽甚效"（《医学衷中参西录》）。"如怯弱咳嗽不止，精血枯槁，肺焦叶举，致成肺燥之证，寒热均非，诸药鲜效，用老蜜日服两许，约月余未有不应者，是'燥者润之'之意也"（《药品化义》）。适用于肺燥咳嗽，肺虚久咳，咽干咽痛。如治"少阴病，下利咽痛、胸满心烦"之猪肤汤，方中白蜜之用，旨在滋阴以润燥。下能"滋大肠之结燥难通"（《本草便读》），"善治手足阳明燥盛之病"（《长沙药解》），"老年便结，更宜服之"（《药品化义》）。适用于体虚津亏，肠燥便秘。"如仲景治阳明燥结大便不解，用蜜煎导（乘热纳入谷道），取其能通结燥而不伤脾胃也"（《本草求真》）。又如脾约证之麻子仁丸，方后云"蜜和，丸如梧桐子大"，皆取其润肠滋燥，缓通大便之用。

2. 补中缓急 本品"甘味益脾，脾和则谷纳，所以益气补中也"（《本草经解》）。可用于脾虚诸证，使"脾气得所养，而饮食自下，肠澼止矣"（《本草经疏》）。如治"胃反呕吐"之大半夏汤，方中重用半夏以化饮降逆，用"人参、白蜜益虚安中"（《金匮要略心典》）。又因其"甘缓可以去急，故止心腹肌肉疮疡诸痛"（《本草思辨录》）。如治"寒疝绕脐痛"之大乌头煎，方中乌头大辛大热，善祛沉寒痼冷而止痛，配以蜂蜜同煎，既可缓和乌头之毒性，又能增强止痛和延长疗效。

3. 解毒 本品"甘而和平，故能解毒"（《本草纲目》），主要用以缓解药物的毒性、烈性或副作用。大凡仲景用乌头、甘遂、葶苈子、大黄、芒硝、半夏等毒剧药时，常以蜜和为丸或用蜜与诸药煎煮，如抵当丸、大陷胸丸、大半夏汤、大陷胸丸、乌头汤、乌头煎、甘遂半夏汤等，诸方"妙在于用蜜，故若不用蜜则不特不效，且瞑眩而生变，宜遵守古法"（《类聚方广义》）。

此外，本品作为炮制辅料，可增强某些药物的补益作用；作为丸、膏剂的赋形剂，不仅有矫味和黏合作用，也能增强补益之力。

【用量用法】

仲景用白蜜共 8 方。

1. 用量 用量最大为二升，如大乌头煎；用量最小为二合，如大陷胸丸。今常用量为 15～30g。

2. 用法 仲景多入丸剂、汤剂或膏剂。今多煎服或冲服。

【使用注意】痰湿内蕴，中满痞胀及大便不实者禁服。《本经逢原》云："脾胃不实，肾气虚滑，及实热痰滞，胸痞不宽者，咸须忌之。"

【现代研究】主含葡萄糖、果糖、蔗糖等糖类，亦含有挥发油、蜡质、有机酸、花粉粒等物质[1]。本品有促进肠运动、解川乌毒、抗氧化等多种药理作用[2]。

【临床应用】

1. 婴幼儿便秘 将 10～15ml 蜂蜜小火熬制浓缩，做成状如子弹头的栓剂，塞至患儿肛内，1 天 1 次，观察 30 天。共治疗 50 例。结果：有自主排便反应 39 例，腹泻、便血、肛周红肿等并发症发生率低于对照组[3]。

2. **小儿干燥性鼻炎** 将纯蜂蜜和生理盐水或者纯净水，以 1:2 的比例稀释成蜂蜜水进行点鼻治疗，1 日 4 次，1 次滴 3 滴。1 个月为 1 个疗程，治疗 3 个疗程。共观察 34 例。结果：显效 23 例，有效 7 例，无效 4 例，总有效率为 88.2%[4]。

3. **感染性伤口** 用天然蜂蜜外涂伤口，再予天然蜂蜜混合干纱布块制成蜂蜜敷料覆盖于伤口表面，再外覆盖干纱布块 1 块或 2 块后外贴透明薄膜敷料固定，1～2 天更换 1 次，依据病情观察 2～5 天。共治疗 30 例。结果：显效 26 例，有效 4 例，总有效率令人满意[5]。

4. **陈旧性肛裂** 用 10%～15%的蜂蜜溶液洗涤肛门，用棉棒蘸取蜂蜜清洁伤口，将高温灭菌处理后的含有蜂蜜的纱布敷于伤口处，外用无菌敷料包扎固定。观察 1 周，共治疗 32 例。结果：治愈 21 例，好转 10 例，无效 1 例，总有效率为 96.9%[6]。

5. **干眼症** 用蜂蜜滴眼液滴眼，6 次/天，疗程为 1 个月。共治疗 30 例。结果：显效 17 例，有效 11 例，无效 2 例，总有效率为 93.33%[7]。

【备注】关于白蜜 《神农本草经》名"石蜜"。《本草衍义》曰："《本经》以谓白如膏者良。由是知石蜜字，乃白蜜字无疑。去古既远，亦文字传写之误。"可见，石蜜即白蜜。《本草纲目》曰："蜜以密成，故谓之蜜。《本经》原作石蜜，盖以生岩石者为良耳，而诸家反致疑辩。今直曰蜂蜜，正名也。"现多从之。

参考文献

[1] 雷载权，张廷模. 中华临床中药学（上、下卷）[M]. 北京：人民卫生出版社，1998：1646.

[2] 国家药典委员会. 临床用药须知·中药饮片卷 [M]. 北京：中国医药科技出版社，2011：1044.

[3] 王军，马翠芳，苑海英. 自制蜂蜜栓治疗婴幼儿便秘 50 例效果观察 [J]. 齐鲁护理杂志，2008，14（17）：45–46.

[4] 王素琴. 蜂蜜水治疗小儿干燥性鼻炎的临床观察 [J]. 大家健康，2015，9（11）：99–100.

[5] 黎少芳，聂凤妹，黎凤凡，等. 天然蜂蜜治疗感染性伤口临床疗效观察 [J]. 护理研究，

2014，27（4）：915–916.

［6］余智涛，王悦辉，李绮瀚，等. 蜂蜜治疗陈旧性肛裂的临床观察［J］. 中国现代药物应用，2011，5（5）：223–224.

［7］张红丽，叶小丽，陈淑萍. 蜂蜜滴眼液治疗干眼症 30 例［J］. 浙江中医杂志，2011，46（3）：187.

第四章

祛湿药

本类药物能通利水道，渗泄水湿；能祛除肌肉、经络、筋骨、关节等处的风寒湿邪；能化湿浊，醒脾胃。主要用治水肿、淋证、黄疸、风湿痹痛及湿阻中焦证。

滑石 Huáshí

为硅酸盐类矿物滑石族滑石，主含含水硅酸镁 $[Mg_3(Si_4O_{10})(OH)_2]$。甘、淡，寒。归膀胱、肺、胃经。

【处方用名】滑石、滑石粉。

【功效主治】

1. **利尿通淋** 本品"体滑主利窍，味淡主渗利"（《药品化义》），"沉降下行，祛湿热从小肠膀胱而出"（《本草便读》）。凡"因热小便不利者，滑石最为要药"（《医学衷中参西录》）。如治"脉浮发热，渴欲引水，小便不利"之猪苓汤，治"小便不利"之蒲灰散等，方中滑石之用，在于"清水湿之源"（《得配本草》），"通水道之淋涩"（《长沙药解》）。适用于湿热下注之小便不利、尿淋涩痛等。后世以"淋家多用"（《本草衍义》），在诸淋中，又"偏主石淋为要药"（《本草衍义补遗》）。

2. **清热解暑** "暑多挟湿，滑石能清热兼能利湿"（《医学衷中参西录》），使暑热水湿从小便而去。所谓解暑，即"暑病恒以湿为病，而治湿即所以治暑"（《金匮要略心典》）之意。故"夏月犯暑口渴者，必须用之以解"（《本草新编》)。适用于暑热烦渴、小便短赤等。每与甘草为伍，即后世治暑湿证之名方"六一散"（《宣明论方》）。

此外，本品外用有清热收湿，敛疮止痒之功。可用治湿疹、湿疮、痱子等。

【用量用法】

仲景用滑石共计 6 方，其注明用量者 4 方。

1. 用量 滑石用量依次六两、三两、一两和三分。现临床常用量为 10～20g，外用适量。

2. 炮制 仲景未明。现多为水飞后入药。煎服，10～20g，先煎。

3. 用法 布包入煎，先煎。外用涂敷。

【使用注意】脾虚及热病伤津，孕妇忌用。

【现代研究】主含硅酸镁、氧化铝、氧化镍等。硅酸镁有吸附和收敛作用，内服能保护发炎的胃肠黏膜而发挥镇叶、止泻作用，还能阻止毒物在胃肠道中的吸收。滑石粉撒布创面形成被膜，有保护创面、吸收分泌物、促进结痂的作用。对伤寒杆菌与副伤寒甲杆菌、脑膜炎球菌有抑制作用[1]。

【临床应用】

1. 慢性前列腺炎 用滑石甘草汤（由连翘、蒲公英各 15g，牡丹皮、滑石、生地黄、柴胡、川楝子各 12g，香附 10g，甘草 9g，金银花 30g 组成），水煎服，治疗慢性前列腺炎 30 例，共治疗 4 周。结果：治愈 13 例，显效 12 例，好转 5 例，有效率为 100%[2]。

2. 湿疹 运用三石汤合黄芩滑石汤加减（由滑石、生石膏、寒水石、大腹皮、车前草、生地黄各 15g，黄芩、生白术、白豆蔻、猪苓、茯苓皮、赤芍各 10g，通草 6g 组成）治疗湿疹 40 例，共治疗 4 周。痊愈 16 例，显效 15 例，有效 4 例，无效 5 例，总有效率为 87.5%[3]。

3. 带状疱疹 用滑石粉、青黛粉加乙醇局部涂敷，治疗带状疱疹 56 例。结果：均获痊愈。其中 55 例用药后 4～7 天结痂，随后脱落；1 例疱疹面积较大者 25 天治愈。平均敷药 4.6 天。全部病例无不良反应发生，愈后皮肤颜色正常，无触痛[4]。

4. 淋病性尿道炎 用加味八正散（由土茯苓、滑石各 30g，萆薢、瞿麦、萹蓄各 20g，黄柏、车前子、苍术各 15g，木通、栀子、大黄各 10g，甘草 5g 组成）治疗 36 例，水煎服，每日 1 剂，3 日为 1 个疗程。结果：痊愈 20 例，显效 15 例，无效 1 例，总有效率为 97%[5]。

5. 小儿暑泻 应用加味天水散（由滑石、怀山药、甘草组成），水煎服，治疗 26 例小儿暑泻伤阴型病人，最短 1 天，最长 6 天即可痊愈，治愈率为 100%（个别病人适当加味）[6]。

6. 小儿急性肾炎 用滑石配白茅根、益母草等中药煎水内服，共治疗 110 例。结果：痊愈 78 例，显效 19 例，好转 12 例，无效 1 例。浮肿消退平均 3.6 天，血压下降至正常平均 6.8 天，尿检转阴平均 17.5 天[7]。

不良反应：滑石在直肠、阴道或创面等处可引起肉芽肿，滑石粉又常用作避孕器具及会阴的撒布剂，常如此应用，其卵巢癌发生率比不用者高约 3 倍。故滑石不宜久服与久用[8]。

参考文献

[1] 黄兆胜. 中药学［M］. 北京：人民卫生出版社，2002：208.

[2] 袁晓冬，王智. 滑石甘草汤治疗慢性前列腺炎的临床观察［J］. 中医药学报，2007，35（3）：52–53.

[3] 王朋军. 三石汤合黄芩滑石汤加减治疗湿热型急性湿疹 40 例［J］. 中国中医药现代远程教育，2014，12（13）：20–21.

[4] 姚春杨，周学华. 青黛、滑石治疗带状疱疹 56 例［J］. 山东中医杂志，2009，（12）：861.

[5] 姜永富. 加味八正散治疗淋病性尿道炎 36 例［J］. 安徽中医学院学报，1994，13（4）：30.

[6] 陈勇. 加味天水散治疗小儿暑泻伤阴型 26 例疗效观察［J］. 天津中医，1987，4（8）：42.

[7] 刘建中. 中国儿科秘方全书［M］. 北京：科学技术文献出版社，2001：393.

[8] 高学敏. 中药学［M］. 北京：中国中医药出版社，2002：257.

通草 Tōngcǎo

为木通科植物木通 *Akebia quinata*（Thunb.）Decne.、三叶木通 *Akebia trifoliata*（Thunb.）Koidz.或白木通 *Akebia trifoliata*（Thunb.）Koidz. var. *australis*（Diels）Rehd.的干燥藤茎。苦，寒。归心、小肠、膀胱经。

【处方用名】木通。

【功效主治】

1. 通利血脉　如治血虚寒厥"手足厥冷"之当归四逆汤和当归四逆加吴茱萸生姜汤，方中"通草者，《本经》称其通利九窍血脉关节。盖邪气阻塞于血分，以通草之入血分而破阻塞者治之，即众药亦借通草之力而无不通矣"（陈亮斯《伤寒论集注》）。此方证为寒在血分，本品为苦寒之品，似非所宜，有违"治寒以热药"（《本经》）之大法。然仲景每与当归、桂枝、细辛等养血温经之品为伍，取其"宣通"之用，而无"凉遏"之忧也。

2. 清心除烦　仲景未详。本品苦寒，"善泄降祛湿，而专治湿热之蕴结不通"（《本草正义》），清热利尿力强，"为利小便，清淋浊之要药"（《医学衷中参西录》）。适用于淋证，水肿。尤"为热淋尿痛专药"（《药性切用》）。因其上清心经之热以除烦，下导小肠之火以利尿，"为心与小肠要剂"（《本草汇言》），凡"心火为邪，用木通导赤"（《药品化义》）。适用于心火上炎之口舌生疮，或心火下移于小肠之心烦、尿赤等。

3. 通经下乳　仲景未详。本品能"行经下乳"（《药品化义》），适用于血瘀经闭、产后乳少或乳汁不通。"以猪前蹄一只，浓煮清汤，去浮面之油，和入木通汁饮之，于行血之中，隐寓养阴之法，通乳而不致伤阴，堪为良法"（《本草正义》）。

此外，本品"通利九窍血脉关节"（《神农本草经》），"治周身拘挛，肢体痹疼"（《医学衷中参西录》）。尤以治湿热痹痛为宜。

【用量用法】

仲景用通草者仅当归四逆汤和当归四逆加吴茱萸生姜汤 2 方。

1. 用量　仲景两方中本品用量均为二两。现常用量为 3～6g。

2. 用法　水煎服。

【使用注意】本品"性通利，凡精滑不梦自遗，及阳虚气弱，内无湿热者，禁用。妊娠忌之"（《本草经疏》）。因苦寒易伤脾胃，故"又不可多用，多用则泄人元气"（《本草新编》）。

【现代研究】主含常春藤皂苷元、齐墩果酸、木通皂苷、白桦脂醇、木通苯乙醇苷 B、甾醇等。本品有抗炎、抗菌、利尿、抗血栓等多种药理作用[1,2]。

【临床应用】

小儿口疮 用竹叶木通汤（淡竹叶、知母、金银花各 10g，木通 3g，鲜芦根 30g，连翘 8g，栀子、牡丹皮各 6g）随症加减，日 1 剂水煎服，5 日为 1 个疗程。并用中药口腔炎喷雾剂局部喷雾，日 2 次。结果：36 例中痊愈 34 例，无效 2 例，总有效率为 94.44%[3]。

【备注】

1. 关于木通与通草的古今称谓 两者药名中均有"通"字，但有草、木之分。"通草"之名，始载于《神农本草经》，列为中品。《本草经集注》云："茎有细孔，两头皆通。含一头吹之，则气出彼头者良。"《药性论》直接以"木通"名之。说明唐以前，通草即木通。至宋，通草之名开始出现混乱。如《本草图经》曰：通草"今人谓之木通，而俗间所谓通草，乃通脱木也"。把木通与通脱木均混称为通草。明以后，木通与通草区分使用。如《本草纲目》将通草与通脱木分列二条论述，分别以"木通"与"通草"为别名，并明确指出"有细细孔，两头皆通，故名通草，即今所谓木通也。今之通草，乃古之通脱木也。宋本混注为一，名实相乱，今分出之"。由此可见，今之"木通"，古称"通草"；今之"通草"，古称"通脱木"，在阅读古代医籍和本草著作时应予以注意。据谢宗万先生考证，汉代张仲景《伤寒论》"当归四逆汤"方中之通草应是木通科木通而无疑[4]。

2. 关于取消关木通药用标准 国家药品监督管理局《关于取消关木通药用标准的通知》（国药监注［2003］121 号）指出：决定取消关木通（马兜铃科）药用标准。国家食品药品监督管理局药品《关于加强含关木通中药制剂监督管理的通知》（食药监市函［2004］34 号）指出：凡是 2003 年 4 月 30 日以后生产的含关木通的龙胆泻肝丸（含浓缩丸、水丸）、龙胆泻肝胶囊（含软胶囊）、龙胆泻肝颗粒、龙胆泻肝片，一律按假药查处。凡是 2003 年 6 月 30 日以后生产的其他国家标准处方中含有关木通的中药制剂，一律按假药查处。

参考文献

[1] 国家药典委员会. 临床用药须知·中药饮片卷［M］. 北京：中国医药科技出版社，2011：520-521.

[2] 国家中医药管理局《中华本草》编委会. 中华本草（第三册）[M]. 上海：上海科学技术出版社，1999：329-334.

[3] 姚敏华. 竹叶木通汤治疗小儿口疮 36 例 [J]. 浙江中医杂志，2000，35（9）：17.

[4] 谢宗万. 通草与木通品种的本草考证 [J]. 中药通报，1986，11（5）：13-15.

茯苓 Fúlíng

为多孔菌科真菌茯苓 *Poria cocos*（Schw.）Wolf 的干燥菌核。甘、淡，平。归心、肺、脾、肾经。

【处方用名】茯苓、云苓、云茯苓、白茯苓、赤茯苓。

【功效主治】

1. 利水渗湿 如治"小便不利"之五苓散、猪苓汤等，方中茯苓甘淡渗湿，能"利小便"（《神农本草经》），"功专行水"（《本草分经》），"为利水除湿要药"（《本草求真》）。适用于水湿内停，水肿、小便不利等。其中，"小便利不利"是仲景加减运用茯苓的重要指征。如仲景于小柴胡汤后明确指出：若"小便不利者"，"加茯苓四两"；于真武汤后明确指出："若小便利者，去茯苓"。证诸临床，本品药性平和，利水而不伤阴。故凡水肿、小便不利，无论寒热虚实，用之咸宜。诚如《本草思辨录》所云："上中下之水，应皆从小便出，舍茯苓其奚属。"

2. 健脾补中 本品"味独甘淡，甘则能补，淡则能渗"（《药品化义》）。入脾经，能健脾渗湿。如治"虚劳诸不足，风气百疾"之薯蓣丸，"治大风四肢烦重，心中恶寒不足"之侯氏黑散，方中茯苓旨在健脾渗湿，助脾之转输，使中土之令得行。本品又"能化胃中痰饮为水液，引之输于脾而达于肺，复下循三焦水道以归膀胱，为渗湿利痰之主药"（《医学衷中参西录》）。可用于痰饮眩晕。如治"伤寒，若吐若下后，心下逆满，气上冲胸，起则头眩，脉沉紧"之茯苓桂枝白术甘草汤，方中茯苓旨在补脾和中以制水。

3. 宁心安神 本品入心经，"善安心神"（《药性论》）。如治"虚劳虚烦不得眠"之酸枣仁汤。又如仲景于理中丸、小柴胡汤方后均明确指出：凡"悸"或"心下悸"，均在原方中加用茯苓。由此可见，心悸、不眠是运用茯苓的重要指征，足证茯苓有宁心安神之功。

【用量用法】

仲景用茯苓共 35 方。

1. **用量** 仲景标明剂量者 25 方，其中四两者 10 方，三两者 5 方，半斤者 3 方，二两者 2 方，一两、六两、一两半、十八铢、六铢各 1 方。观仲景用茯苓，凡治奔豚、消渴则量重，如茯苓桂枝甘草大枣汤治奔豚用半斤，茯苓泽泻汤治消渴亦用半斤；治小便不利者一般用 3～4 两，如苓桂术甘汤用四两，真武汤用三两；入养阴剂中则小量，如猪苓汤用一两，酸枣仁汤用二两。现常用量为 10～15g。

2. **炮制** 仲景未详。根据其药用部位不同，茯苓又分为茯苓皮、赤茯苓、白茯苓、茯神、茯神木。其中，茯苓皮、赤茯苓偏于利水渗湿，水肿、小便不利者多用；茯神、茯神木长于宁心安神，善治心神不安；白茯苓优于健脾补中，脾虚诸证多用之。

3. **用法** 仲景用茯苓诸方，仅茯苓桂枝甘草大枣汤方后云"先煎茯苓"。今多入汤剂，或入丸、散。

【使用注意】仲景于真武汤方后曰："若小便利者，去茯苓。"《本草经疏》指出："病人肾虚，小水自利或不禁，或虚寒精清滑，皆不得服。"

【现代研究】主含茯苓聚糖、茯苓酸、茯苓素、块苓素、齿孔酸、麦角甾醇、蛋白质、脂肪、卵磷脂、腺嘌呤等。本品有调节免疫、延缓衰老、利尿、抗肿瘤等多种药理作用[1]。

【临床应用】

1. **不寐** 取茯苓 50g，水煎 2 次，共取汁 100ml 左右，分 2 次服用，分别于午休及晚睡前半小时各服 1 次。用药 1 个月为 1 个疗程。共观察 24 例，结果：临床痊愈 7 例，显效 9 例，有效 5 例，无效 3 例，总有效率为 87.5%[2]。

2. **慢性结肠炎** 用茯苓梅方加减（茯苓、乌梅各 20g，党参、白术、白芍、败酱草、葛根、枳实各 15g，当归 12g，木香、黄连各 10g，甘草 8g），日 1 剂，每天 3 次。每周复查 1 次，根据症状调整处方，连续治疗 4 周。同时口服美沙拉嗪每次 0.5～1g，每天 3 次，连续治疗 4 周。共观察 40 例，结果：临床治愈 13 例，显效 19 例，有效 6 例，无效 2 例，总有效率为 95.0%[3]。

3. **心律失常** 用茯苓远志散（茯苓、炙甘草各 15g，远志、川芎、党参各

9g，石菖蒲、白术、丹参各 12g，陈皮 6g，磁石 30g，龙齿 24g），日 1 剂，早、晚温服，4 周为 1 个疗程。共观察 60 例，结果：治愈 29 例，好转 25 例，无效 6 例，总有效率为 90%[4]。

4. 异位妊娠 用桂枝茯苓汤（桂枝 9g，桃仁 10g，茯苓、丹参、赤芍各 15g，牡丹皮 12g，莪术、三棱 6g，天花粉 30g），每日 1 剂，分 2 次服，持续用药 7 周，同时配合甲氨蝶呤单次肌内注射。共观察 30 例，结果：治愈 18 例，显效 10 例，无效 2 例，总有效率为 93.3%[5]。

5. 产后尿潴留 用葱白 2 根、茯苓 10g，先将茯苓捣碎，再将葱白捣烂为泥状，然后两者混合，加食盐 5g，加少量水拌成泥状备用。病人取仰卧位，将上药贴敷于脐下气海和关元穴位上，其范围约 10cm×10cm 为宜，外覆盖塑料薄膜，薄膜上用热水袋热敷，温度以 50℃～60℃为宜。共观察 100 例，结果：穴位贴敷后 20～25 分钟自行排尿者 10 例，25～30 分钟自行排尿者 25 例，30～35 分钟排尿者 40 例，35～40 分钟排尿者 20 例，40 分钟以上仍未排尿者 5 例。总有效率达 95%[6]。

参考文献

[1] 国家药典委员会. 临床用药须知·中药饮片卷 [M]. 北京：中国医药科技出版社，2011：499-500.

[2] 范桂滨. 大剂量茯苓治疗不寐 24 例 [J]. 中医研究，2006，19（2）：35-36.

[3] 李建超. 茯苓梅方用于慢性结肠炎抗炎和促免疫辅助治疗的临床研究 [J]. 四川中医，2016，34（9）：88-90.

[4] 申艳慧，唐欣荣. 茯苓远志散治疗心律失常临床观察 [J]. 长春中医药大学学报，2010，26（6）：871-872.

[5] 林盈. 自拟桂枝茯苓汤治疗异位妊娠 30 例效果观察 [J]. 中华全科医学，2012，10（8）：1267，1279.

[6] 赵体连，赵爱荣. 茯苓、葱泥穴位贴敷治疗产后尿潴留 [J]. 菏泽医专学报，2000，12（3）：101-102.

猪苓 Zhūlíng

为多孔菌科真菌猪苓 *Polyporus umbellatus*（Pers.）Fries 的干燥菌核。甘、淡，平。归肾、膀胱经。

【处方用名】猪苓。

【功效主治】

利水渗湿　如猪苓汤治"下利六七日，咳而呕渴，心烦不得眠"之阴虚有热，水热互利证；猪苓散治"呕吐而病在膈上，后思水"之饮邪内停证；五苓散治"脉浮，小便不利，微热消渴"，表邪不解，循经入腑，邪水互结膀胱，气化不利之蓄水证。三方中均用猪苓，以其甘淡渗湿，其性沉降，主入肾与膀胱经。"功专于行水，凡水湿在肠胃、膀胱、肢体、皮肤者，必须猪苓以利之"（《本草新编》），有"分利阴阳之妙用也"（《本草汇言》）。可广泛用于水肿，泄泻，淋浊，带下等水湿滞留或湿浊下注之证。"猪苓，渗利泄水，较之茯苓更捷。但水之为性，非土木条达，不能独行。猪苓散之利水，有白术之燥湿土也；猪苓汤之利水，有阿胶清风木也；五苓之利水，有白术之燥湿土，桂枝之达木也"（《长沙药解》）。可见仲景配伍用药之妙也。

【用量用法】

仲景用猪苓共有 3 方。

1. **用量**　猪苓在方中的用量分别三分、十八铢和一两。今常用量为 6～12g。

2. **炮制**　仲景用猪苓均注明"去皮"，即洁净药材，今多从之。

3. **用法**　水煎服，或研末服。

【使用注意】本品"行水之功多"（《本草衍义》），"多用能亡津液，久服必损肾气，昏人眼目，无湿证者勿服"（《本草害利》）。

【现代研究】主含猪苓多糖、麦角甾醇、有机酸、蛋白质等。本品具有利尿、抗肾结石形成、抗肿瘤、调节免疫等多种药理作用[1, 2]。

【临床应用】

1. **尿路感染**　用加味猪苓汤（猪苓、茯苓、泽泻、阿胶、白花蛇舌草、黄柏），煎液浓缩、干燥，制成颗粒，每包 3g，每次 3g，每日 3～4 次，口服。4 周为 1 个疗程。结果：100 例中，痊愈 62 例，显效 26 例，有效 10 例，总有效率为 98%[3]。

2. 尿路结石　以猪苓汤（猪苓、茯苓、泽泻、阿胶、石膏、鸡内金、丹参、车前草）随症加减，15 天为 1 个疗程，共观察 102 例。治疗 1～4 个疗程后，治愈 42 例，有效 41 例，总有效率为 81.4%[4]。

3. 糖尿病性肾病　用猪苓汤（猪苓、茯苓、丹参各 15g，泽泻、滑石、阿胶、大黄各 9g）随症加减，日 1 剂，水煎服。结果：本组 35 例，临床控制 6 例，有效 24 例，总有效率为 85.7%[5]。

4. 玻璃体积血　用猪苓汤加减（猪苓、茯苓、当归、丹参、旱莲草、阿胶、生地黄、玄参、枸杞子、益母草、蒲黄、三七粉、车前子、泽泻），日 1 剂，水煎服，每日 3 次，1 个月为 1 个疗程。结果：本组 65 例，显效 38 例，有效 21 例，总有效率为 90.76%[6]。

5. 渗出性中耳炎　用猪苓汤加味（猪苓、阿胶各 10g，滑石、茯苓、黄芪、石韦、益母草、赤芍各 9g，桑白皮、葶苈子、白术、黄芩各 6g，仙鹤草 20g），煎取 50～150ml，日 1 剂，分 2 次口服，2 周为 1 个疗程。结果：60 例患儿，显效 34 例，有效 23 例，总有效率为 95%[7]。

参考文献

[1] 国家药典委员会. 临床用药须知·中药饮片卷 [M]. 北京：中国医药科技出版社，2011：504.

[2] 雷载权，张廷模. 中华临床中药学 [M]. 北京：人民卫生出版社，1998：829-832.

[3] 邓伟. 加味猪苓汤治疗泌尿系感染 100 例 [J]. 新中医，2003，35（7）：53-54.

[4] 刘云，孙安兵. 猪苓汤加减治疗泌尿系结石 102 例 [J]. 现代中西医结合杂志，2009，18（19）：2312.

[5] 桑岚. 猪苓汤治疗糖尿病性肾病 35 例临床报道 [J]. 河南中医药学刊，2000，15（3）：34-35.

[6] 张佐红，李凤册. 猪苓汤加减治疗玻璃体积血 65 例 [J]. 陕西中医，2000，21（11）：487.

[7] 李雪生，王根民. 猪苓汤加味治疗渗出性中耳炎疗效观察 [J]. 辽宁中医杂志，2005，32（7）：692.

泽泻 Zéxiè

为泽泻科植物泽泻 *Alisma orientalis*（Sam.）Juzep.的块茎。甘、淡，寒。归肾、膀胱经。

【处方用名】泽泻、盐泽泻、建泽泻、川泽泻。

【功效主治】

1. 利水渗湿 本品"气平，味甘而淡，淡能渗泄，气味俱薄，所以利水而泄下"（《本草纲目》），"可逐膀胱三焦停水"（《本草经集注》），"尤长于行水"（《本草衍义》），"为利水之主药"（《本草汇言》），"为利水第一良品"（《药品化义》），"泽泻最善渗泄水道，专能通行小便"（《本草正义》）。仲景治太阳膀胱蓄水证的五苓散、猪苓汤，均用其治"小便不利"；牡蛎泽泻散治"腰以下有水气者"；泽泻汤治"心下有支饮，其人苦冒眩"；茯苓泽泻汤治"胃反，吐而渴欲饮水者；霍乱，吐利后，烦渴欲饮水"等，仲景用泽泻之旨，皆是取其利水渗湿之功，并说："凡服泽泻散人，未有不小便多者。"以上皆说明泽泻是利水渗湿之要药。

2. 泄热 本品甘淡性寒，长于"泻膀胱及肾经火邪"（《本草分经》）而利湿泄热。凡"因湿热所生之病，靡不除矣"（《本草经疏》）。"能入膀胱气分，以泻肾经火邪"（《本草求真》）。如治相火妄动而遗泄者，"得泽泻清之而精自藏"（《本草通玄》）。观仲景所用泽泻诸方亦多兼热证。如五苓散证有"微热"症，猪苓汤有"发热"症，茵陈五苓散主治湿热黄疸等。

3. 化浊降脂 仲景未详。现泽泻常与决明子、山楂、制何首乌配伍治疗高脂血症，如血脂灵片（《中国药典》）。

【用量用法】

仲景用泽泻计 8 方。注明用量者 4 方。

1. 用量 最大半斤，最小一两，一般常用 4～5 两。观仲景用泽泻，凡用于祛水邪者量重，用于泄热剂中量较轻。现常用量为 6～12g。

2. 炮制 ①酒泽泻：是借酒的窜散之性，以加强泽泻行水渗湿之功。②盐泽泻：长于补肾渗湿，用于腰痛，遗精，脚膝痿软。③炒泽泻：偏于和脾渗湿，用于痰饮，泻痢，头目晕眩。（《实用中药手册》）

3. **用法**　煎汤，或入丸、散。

【使用注意】"凡淋、渴、水肿，肾虚所致者，不可用。"（《医学入门》）"病人无湿无饮而阴虚，及肾气乏绝，阳衰精自流出，肾气不固精滑，目痛，虚寒作泄等候，法咸忌之。"（《本草经疏》）故肝、肾虚而无湿热者忌服。

【现代研究】主含四环三萜酮醇类成分：泽泻醇 A、B、C，泽泻醇 A 乙酸脂，泽泻醇 B 单乙酸脂等；还含少量挥发油、生物碱、黄酮、磷脂、蛋白质及淀粉等。有抗肾结石形成、降血脂、抗动脉粥样硬化、降血糖、保肝、肾保护等作用[1]。

【临床应用】

1. **高脂血症**　泽泻汤加味治疗临床观察。泽泻汤加味为主方：泽泻 30g，白术、萹蓄、草薢各 15g。睡眠欠佳者加夜交藤 30g，酸枣仁 10g；头晕加白术、半夏各 10g，天麻 12g；肩背痛者加葛根、桂枝各 12g。每日 1 剂，水煎 2 次，取汁 400ml，早、晚 2 次分服。连服 10 天。120 例高脂血症病人经治疗后后血清胆固醇（TC）值与甘油三酯（TG）值均明显降低[2]。

2. **糖尿病**　用泽泻、葛根、刺五加各等量，制成片剂，每片重 0.307g，约含生药 1.11g，每日 3 次，每次 5~7 片，于饭前 1 小时内服。30 天为 1 个疗程。观察 24 例，结果：显效 9 例，有效 9 例，无效 6 例，总有效率为 75%[3]。

3. **痰浊中阻型颈性眩晕**　54 例痰浊中阻型颈性眩晕病人给予泽泻汤加味颗粒治疗，方用泽泻、白术各 35g。年老体虚者加黄芪 30g；项强者加葛根 20g；晕则旋转甚者加川芎 12g，白芍 9 g。总有效率为 85.18%[4]。

4. **遗精**　泽泻 10~12g，水煎服，早、晚各服一煎，治疗相火妄动遗精 14 例，均获良效[5]。

参考文献

[1] 国家药典委员会. 临床用药须知·中药饮片卷 [M]. 北京：中国医药科技出版社，2011：506.

[2] 吕少锋，曹克强，王培，等. 泽泻汤加味治疗高脂血症 120 例临床观察 [J]. 中医药临床杂志，2005，17（5）：454-455.

[3] 赵冠英，王瑞鹏. 五加参降糖片治疗 24 例糖尿病报告 [J]. 中医杂志，1983，（9）：25-26.

［4］牛朝阳，琚保军，孙永强，等. 泽泻汤加味治疗痰浊中阻型颈性眩晕５４例临床观察［J］. 中医杂志，2012，53（15）：1298-1299.

［5］侯士林. 泽泻治疗相火妄动遗精［J］. 中医杂志，1983，（7）：53.

薏苡仁 Yìyǐrén

为禾本科植物薏苡 *Coix lacryma-jobi* L.var.*mayue*n（Roman.）Stapf 的成熟种仁。甘、淡，凉。归脾、胃、肺经。

【处方用名】薏苡仁、苡仁米、苡仁、苡米、麸炒薏苡仁。

【功效主治】

1. 祛湿舒筋除痹　本品长于祛肌肉筋骨间之湿邪而除痹，可使"湿去则脾胃健而筋骨利，痹愈则拘挛退而脚膝安"（《本经逢原》），"主筋急拘挛，不可屈伸，风湿痹"（《本经》）。对于湿痹，"筋急拘挛，屈伸不便者最效"（《本草蒙筌》）。如治"病者一身尽疼，发热，日晡所剧者"之麻黄杏仁薏苡甘草汤，方中用甘淡微寒的薏苡仁，以祛风湿、止痹痛，兼以清热；又治"胸痹挛急"之薏苡附子汤，方中薏苡仁之用，旨在除湿宣痹、缓解筋脉。《本草纲目》用单味薏苡仁研末与粳米煮粥治疗风湿痹痛；《广济方》以之配伍桑寄生、续断等药煎服，而疗风湿痫痹，腰脊酸疼，无不取此功能。

2. 清热消痈排脓　本品性寒凉，上能清肺热而治肺痈，下可清大肠热而疗肠痈。临床凡肺痈、肠痈无不相宜。前者多配苇茎、鱼腥草之类，后者宜伍红藤、败酱草之属。如治"肠内有痈脓"之薏苡附子败酱散，方中重用薏苡仁，旨在清热消痈而排脓；佐以解毒、活血、排脓的败酱草，则功力更宏，可使污脓瘀血除、肠痈愈。

3. 利水渗湿　仲景未言此效。《本草正》称其"味甘淡，气微凉，性微降而渗，故能祛湿利水"。《本草纲目》记载："煎饮，利小便热淋。"《本草新编》则指出："薏苡最善利水，不至损耗真阴之气，凡湿盛在下身者，则阴阳不伤，而湿病易去。故凡遇水湿之证，用薏苡仁一二两为君，而佐之健脾去湿之品，未有不速于奏效者也。"临证每多与茯苓相须配用，习用治水湿内停所致的小便不利、水肿脚气等证。

4. 健脾止泻 仲景未详。《本草纲目》谓："薏苡阳明药也，能健脾、益胃。"《药品化义》谓："苡米，味甘气和，清中浊品，能健脾阴，大益阳胃。主治脾虚泄泻。"上述足证本品能补中健脾以止泻，故治脾虚湿盛之泄泻更为适宜。薏苡仁性纯良，药力缓和，利而不猛，补而不峻，既可扶正，又能祛邪，与茯苓配用，其力相得益彰，为临床常用治疗脾虚水湿停蓄者之佳药。《本草述》谓本品："除湿不如二术助燥，清热而不如芩、连辈损阴，益气而不如参、术辈犹温热，诚为益中气要药。然其味淡，其力缓，如不合群以济，厚集以投，冀其奏然之效也能乎哉?"提示本品味淡力薄，当以配伍他药运用为宜。

【用量用法】

仲景用薏苡仁共见 3 方。

1. 用量 本品在薏苡附子散中用十五两，薏苡附子败酱散中用"十分"，麻黄杏仁薏苡甘草汤中用半两。现以 10~30g 为常用量。

2. 炮制 仲景未详。《雷公炮炙论》谓："凡使（薏苡仁）一两，以糯米二两同熬，令糯米熟，去糯米，取使。若更以盐汤煮过，别是一般修制，亦得。"《太平圣惠方》谓其"微炒"。《本经逢原》云其"入理脾肺药姜汁拌炒，入利水湿药生用"。现各地多炒用或生用。亦有麸炒、土炒等炮制方法。一般健脾宜炒用，其余均生用。

3. 用法 入汤剂内服，或入丸、散。亦可作羹或与粳米煮粥饭食用，为食疗佳品。

【现代研究】主含脂类成分如甘油三油酸酯等，甾醇类成分及苯并唑酮类成分，还含薏苡仁多糖等。有降糖、镇痛、抑制溃疡、免疫调节、抗肥胖、抗癌等作用[1]。

【临床应用】

1. 扁平疣 取薏苡仁 100g，加水 1000ml，煮取汁约 500ml，口服半量，其余用纱布浸药液擦洗皮损范围约 10 分钟。每天 2 次，治疗 1 周为 1 个疗程。病程较短、有痒感者连续治疗 1~2 个疗程；病程较长、疣体色深者连续治疗 3~5 个疗程。治疗 11 例，2 个疗程痊愈者 5 例，3 个疗程痊愈者 3 例，5 个疗程痊愈者 3 例，治愈率 100%[2]。取 100g 薏苡仁煮粥，加白糖食用 7~10 天。治疗 31 例，结果：疣体脱落 23 例，症状减轻 3 例，无效 5 例[3]。

2. 类风湿关节炎　用薏苡仁 30g，白芍 24g，当归 12g，防风、川芎、麻黄、苍术、桂枝、甘草各 10g，制川乌 6g，水煎服，1 剂/日，早、晚分服，辅助口服双氯芬酸钠，持续用药 2 周。对照组单用双氯芬酸钠。每组各 22 例。结果：治疗组肿胀指数、疼痛指数、功能障碍与压痛指数、晨僵症状改善情况及总有效率均显著优于对照组（均为 $P<0.05$）[4]。

参考文献

[1] 国家药典委员会. 临床用药须知·中药饮片卷 [M]. 北京：中国医药科技出版社，2011：501.

[2] 赵亚平. 单味薏苡仁治疗扁平疣 11 例 [J]. 新中医，2007，39（11）：74.

[3] 马磊，孟凡英，张勇. 薏苡仁白糖治疗扁平疣 31 例 [J]. 中国民间疗法，2007，15（2）：61.

[4] 仝涛. 薏苡仁汤治疗类风湿关节炎临床疗效探析 [J]. 亚太传统医药，2014，10（20）：123-124.

茵陈蒿 Yīnchénhāo

为菊科植物滨蒿 *Artemisia scoparia* Waldst.et Kit.或茵陈蒿 *Artemisia capillaris* Thunb.的干燥地上部分。苦、辛，微寒。归脾、胃、肝、胆经。

【处方用名】茵陈、茵陈蒿、绵茵陈。

【功效主治】

清利湿热，利胆退黄　本品苦寒，能"利水道而泻湿淫，消瘀热而退黄疸"（《长沙药解》）。"为治湿病黄疸之要药"（《本草便读》），"投于外感之阳黄阴黄皆宜"（《本草述钩元》）。纵观"《伤寒》《金匮》二书，几若无疸不茵陈者"（《本经疏证》）。故无论湿热郁蒸之阳黄，或寒湿郁滞之阴黄均可配伍运用。"总以茵陈为君，随佐使之寒热，而理黄症之阴阳也"（《本草通玄》）。因其药性苦寒，以"治寒少而属湿热为多"（《本草发明》），故尤以湿热黄疸最宜。如治"瘀热在里，身必发黄"之茵陈蒿汤，治"黄疸病"之茵陈五苓散。

此外，本品"苦寒沉降，能清热利湿，湿热去则诸证自退矣"（《本草汇言》）。"故凡下焦湿热痒搔，及足胫跗肿，湿疮流水，并皆治之"（《本草正义》）。适用于湿疮瘙痒，亦可用于湿温或暑湿。

【用量用法】

仲景用茵陈蒿仅见于茵陈蒿汤和茵陈五苓散 2 方。

1. **用量**　本品在汤剂中用"六两"，在散剂中用"十分"。现常用量为 6～15g，外用适量。

2. **用法**　入汤煎服，仲景强调"先煮茵陈"；外用煎汤熏洗。

【使用注意】《本草经疏》指出："蓄血发黄者，禁用。"《得配本草》谓："热甚发黄，无湿气，二者禁用。"概言之，非湿热所致之发黄宜当慎用。

【现代研究】主含滨蒿内酯、茵陈黄酮、绿原酸、挥发油等。本品有抗肝损伤、利胆、抗病原微生物、抗肿瘤等多种药理作用[1]。

【临床应用】

1. **黄疸**　用茵陈蒿汤加味（绵茵陈 30g，栀子 10g，大黄 3～6g，苍术 10～20g，赤小豆、白茅根各 30g，败酱草 15g，田基黄、鸡内金各 20g，竹茹 8g，甘草 6g），水煎服，治疗 1 个月为 1 个疗程。共观察 50 例，总有效率为 98%[2]。

2. **母儿血型不合**　用单味茵陈 30g，煎服，每日 1 剂。共观察 186 例，结果：有效 158 例，无效 28 例，总有效率为 84.9%[3]。

3. **脂肪肝**　茵陈五苓散（猪苓、白术、茯苓各 10g，泽泻 15g，茵陈 20g）随症加减，每日 1 剂，水煎服，早、晚分服，治疗 2 个月。共观察非酒精性脂肪肝 50 例，结果：显效 25 例，有效 19 例，无效 6 例，总有效率为 88%[4]。

4. **阴道炎**　用茵陈蒿汤（茵陈 20g，栀子、紫荆皮、蒲公英各 15g，大黄、苦参各 10g）随症加减，每日 1 剂，水煎分 3 次服，10 剂为 1 个疗程。并用 10% 中药洗液（即取药液 100 ml 加开水至 1000 ml 混匀）熏洗坐浴患处，1 日 3～4 次。共观察阴道炎 160 例，结果：痊愈 36 例，显效 60 例，有效 54 例，无效 10 例，总有效率为 93.75%[5]。

5. **糖尿病**　用茵陈蒿汤（茵陈 30g，栀子 10g，大黄 9g）随症加减，每日 1 剂，水煎 2 次，共取汁 400ml 分早、晚 2 次温服，1 个月为 1 个疗程，服用 3～4 个疗程。共观察 2 型糖尿病 60 例，结果：临床显效 22 例，有效 28 例，无效 10 例，总有效率为 83.33%[6]。

【备注】关于茵陈的用法　仲景于茵陈蒿汤中明确提出"先煮茵陈"。《本草思辨录》诠释说："茵陈发扬芳郁，禀太阳寒水之气，善解肌表之湿热，欲其驱邪由小便而去，必得多煮，以厚其力。"说明茵陈先煎，旨在去其轻扬外散之气，以厚其味，使其专于苦降，不达表而直入里，以利湿热从小便而出，则黄疸自去。

参考文献

[1] 国家药典委员会. 临床用药须知·中药饮片卷［M］. 北京：中国医药科技出版社，2011：532.

[2] 张春英. 茵陈蒿汤治疗黄疸50例［J］. 青海医药杂志，2002，3（12）：59.

[3] 王志新，陈孝银，闻良珍. 单味茵陈治疗母儿血型不合的临床观察［J］. 四川中医，2003，21（2）：20–21.

[4] 阳航. 茵陈五苓散治疗非酒精性脂肪肝的临床研究［J］. 中外医学研究，2015，13（5）：39–40.

[5] 朱光，费新潮. 茵陈蒿汤治疗阴道炎160例［J］. 河南中医，2005，25（1）：68–69.

[6] 赵昕，周江，邹烈寰. 茵陈蒿汤治疗2型糖尿病60例临床观察［J］. 新疆中医药，2005，23（3）：18–19.

瞿麦 Qúmài

为石竹科植物瞿麦 *Dianthus superbus* L.或石竹 *Dianthus chinensis* L.的地上部分。苦，寒。归心、小肠经。

【处方用名】瞿麦。

【功效主治】

1. 利尿通淋　本品苦寒，主入心与小肠经，长于"利小肠而降心火，逐膀胱湿热，为通淋要药"（《药性切用》）。"性滑利，能通小便，降阴火，除五淋"（《本草正》）。"其性阴寒，泄降利水，必实有湿热壅滞者为宜"（《本草正义》）。本品"阴寒而降，能通利下窍而行小便，故主关格诸癃结小便不通因于小肠热甚者"（《本草经疏》）。如治"小便不利"的栝楼瞿麦丸，方中瞿麦之用，旨在渗湿利水，以逐膀胱癃结之水而使小便自利。治热淋，常与车前子、栀子、木通等同用，如八正散（《太平惠民和剂局方》）；若治下焦常与萹蓄、车前子、滑石等同用，如清淋颗粒（《中国药典》）。上述足证瞿麦能导热下行而利小便，观之临床，凡小便短赤、淋漓涩痛者均可选用，为治疗淋证的常用药物。

2. 活血通经　本品苦泄下行，能"利血脉"（《本草正》），"破血，破胎堕子下闭血"（《本草经疏》），"治月经不通"（《日华子本草》）。如治"癥瘕""疟母"之鳖甲煎丸，方中用瞿麦，一取利水道，二取入血分，行血脉，散郁滞的作用。治疗血热瘀阻之经闭或月经不调，可配益母草、赤芍、丹参等同用。

本品临床较为常用，上能通心经走血分而破血通脉，善治瘀滞经闭痛经之证；下能走小肠导热通窍以利小便，治疗淋证涩痛。实为利水通淋之佳品，破血散结之良药。

【用量用法】

仲景用瞿麦仅见 2 方。

1. 用量　本品在栝楼瞿麦丸中用"一两"，鳖甲煎丸中用"二分"。今临床常用量为 9～15g。

2. 用法　煎汤内服，或入丸、散用。

【使用注意】

（1）因其破血通经，故孕妇忌用。《本草品汇精要》谓其"妊娠不可服用"。

（2）其性寒凉，脾胃虚弱者不宜用。《本草经疏》指出："水肿蛊胀，脾虚者不得施。"

【现代研究】主含花色苷、水杨酸甲酯、丁香油酚、维生素 A 类物质、皂苷、糖类等。具有利尿、抗衣原体、抗过氧化作用[1]。

【临床应用】

1. 尿路感染　用瞿麦 50g（鲜草加倍），水煎服，每日 2 次，治疗尿路感染病人 56 例（包括尿潴留），除 8 例全身症状严重而加用蒲公英、忍冬藤外，其余 48 例单独使用瞿麦，均获痊愈，疗程最短者 1 天，最长 7 天[2]。

2. 盆腔炎性包块　60 例病人均伴有不同程度的慢性盆腔炎体征，B 超检查示：囊性包块，囊内为液性暗区，直径最大 6cm，最小 2cm；单侧 52 例，双侧 8 例。用瞿麦 50g，加水 1000ml，文火煎 20 分钟。每日 1 剂，当茶饮。连用 1～2

个月。服药 1 个月包块消失者 57 例，另 3 例服用 2 个月包块消失，全部病人自觉症状消失[3]。

参考文献

[1] 国家药典委员会. 临床用药须知·中药饮片卷［M］. 北京：中国医药科技出版社，2011：532.

[2] 宜兴县扶风公社潘高大队卫生室. 瞿麦治疗尿路感染［J］. 江苏医药，1977，3（8）：33.

[3] 马秀，张淑荣. 瞿麦煎治疗盆腔炎性包块 60 例［J］. 山西中医，2002，18（增刊）：73.

石韦 Shíwéi

为水龙骨科植物庐山石韦 *Pyrrosia sheareri*（Bak.）Ching、石韦 *Pyrrosia lingua*（Thunb.）Farwell 或有柄石韦 *Pyrrosia petiolosa*（Christ）Ching 的干燥叶。甘、苦，微寒。归肺、膀胱经。

【处方用名】石韦。

【功效主治】

1. **利尿通淋** 本品苦寒下行，入膀胱经。"利小便水道之功为尤擅"（《本经疏证》）。长于"通膀胱而利水湿，善能通淋"（《本草分经》），"利水开癃"（《长沙药解》）。"凡膀胱一切火郁气闭之证，用此立清"（《本草汇言》）。故为治诸淋涩痛，小便不利之常用药物。仲景鳖甲煎丸中用本品，治疟疾引起的肝脾肿大、胁下痞块。以其性善降泻，利水消肿，与鳖甲、射干、鼠妇、蜂巢等药同用，具有软坚消癥、泻水逐瘀之作用。

2. **清肺止咳** 本品性寒，归肺经，能"清肺气，主劳热，下咳逆"（《本草汇言》），可用于肺热咳嗽。如《圣济总录》用本品与槟榔捣为细散，名石韦散，用生姜汤送服治咳嗽。

3. **凉血止血** 本品入血分，善清分血之热而有凉血止血之功。适用于吐血、衄血、尿血、崩漏等血热妄行之多种出血，尤以治血淋为佳。如《千金要方》中石韦散用本品配芍药、当归、蒲黄等研末，用酒送服治血淋；《卫生易简方》用本品为末，酒调服下，治崩中血凝经。

此外，本品用于放疗或化疗引起的白细胞减少症，取本品配红枣、甘草等补气养血药，可使白细胞升高（《全国中草药汇编》）。

【用量用法】

仲景用石韦仅 1 方，见于鳖甲煎丸。

1. **用量**　原方本品用量仅为"三分"。现常用量为 6～12g。

2. **炮制**　仲景云"去毛"用之。现一般除去杂质，洗净，切段，干燥，筛去细屑用。

3. **用法**　原方用之入丸剂。现多入汤剂，或入丸、散及外用涂敷。

【使用注意】阴虚及无湿热者禁服。《本草从新》云："无湿热者勿用。"《得配本草》云："真阴虚者禁用。"

【现代研究】主含绿原酸、山柰酚、槲皮素、异槲皮素、三叶豆苷、达玛辛烷等。本品具有肾保护、镇咳祛痰、降血糖以及抗 Ⅰ 型单纯疱疹病毒等多种药理作用[1]。

【临床应用】

1. **尿路感染**　用用复方石韦片（由石韦、黄芪、苦参、萹蓄组成，每片含生药量为 2.96g）口服，每次 5 片，每日 3 次。上尿路感染疗程为 6 周，下尿路感染疗程为 1 周。共治疗 316 例。结果：痊愈 129 例，显效 106 例，有效 49 例，无效 32 例，总有效率为 89.9%[2]。

2. **肾结石**　用石韦散（通草、石韦、滑石、当归、炙甘草各 15g，王不留行30g，白术、瞿麦、白芍、冬葵子各 20g）水煎服，每日 1 剂，日服 2 次，8 周为1 个疗程，观察 1 个疗程。共治疗 76 例。结果：痊愈 27 例，有效 44 例，无效 5例，总有效率为 93.4%[3]。

3. **湿疹及皮炎类皮肤病**　用复方石韦制剂（石韦、虎杖、大黄、地榆、生地黄等）外擦患处，1 天 1 次，疗程不超过 4 周。共治疗 115 例。结果：治愈 61例，显效 34 例，有效 18 例，无效 2 例，总有效率为 98.3%[4]。

4. **扁平疣**　用新鲜石韦 500g 切碎放入 75%乙醇 1000ml 内浸泡 1 周，用棉棒蘸药水后反复在疣体上进行螺旋式涂擦 15～20 秒，3 次/天，连续治疗 10 天为1 个疗程，共治疗 60 例。结果：1 个疗程治愈者 16 例，2 个疗程治愈者 30 例，3个疗程治愈者 14 例[5]。

5. 高血压　用 10～15g 石韦，开水冲泡，代茶饮，每天 1 次，共治疗 15 例。结果：经治疗，15 例病人皆显效[6]。

参考文献

［1］国家药典委员会. 临床用药须知·中药饮片卷［M］. 北京：中国医药科技出版社，2011：527–528.

［2］占永立，李秀英，吴圣贤，等. 复方石韦片治疗尿路感染的临床观察［J］. 中国中西医结合杂志，2007，27（3）：249–251.

［3］张登峰. 石韦散治疗肾结石 76 例疗效观察［J］. 新中医，2013，45（5）：57–59.

［4］王萍，崔向军，姜廷艾，等. 复方石韦制剂外用治疗湿疹及皮炎类皮肤病的临床观察［J］. 中国皮肤性病学杂志，2000，14（5）：316–317.

［5］沈庆毅. 石韦外治扁平疣 60 例疗效观察［J］. 现代中西医结合杂志，2003，12（10）：1078.

［6］崔希凤，刘永宁. 石韦代茶饮治疗高血压病 15 例［J］. 中国民间疗法，2006，14（1）：59.

防己 Fángjǐ

为防己科植物粉防己 *Stephania tetrandra* S.Moore 的根。苦，寒。归膀胱、肺经。

【处方用名】防己、粉防己、汉防己。

【功效主治】

1. 利水消肿　本品苦寒降泄，入膀胱经，功专行水决渎，"清利湿热是其专职"（《本草正义》）。其"性险而健，善走下行，长于除湿、通窍、利道，能泻下焦血分湿热，及疗风水要药，故风……脚气、水肿……及湿热流入十二经，以致二阴不通者，皆可用此调治"（《本草求真》），以治下部水湿停留之证尤宜。己椒苈黄丸以之与椒目、葶苈子、大黄配伍，治水饮停积，走于肠道，漉漉有声，腹满便秘。防己黄芪汤中与黄芪、白术、甘草同用，治表虚不固，风水客搏，腿脚浮肿，上轻下重，不能屈伸。

2. 祛风湿止痛　本品既祛风湿，又止痹痛，能疗"中风手足挛急"（《名医别录》），为治风湿痹痛之常用药，如防己黄芪汤治"风湿，脉浮，身重，汗出恶风者"。因其性寒清热，故对风湿热邪壅滞经络，关节红肿热痛之热痹尤宜。

【用量用法】

仲景用防己共计 6 方。

1. **用量** 最大量为三两，最小量为一分。现内服常用量为 5～10g。

2. **用法** 入汤剂煎服。

【使用注意】本品苦寒，易伤胃耗阴，胃纳不佳及阴虚体弱者慎服。"凡胃虚阴虚，自汗盗汗，口苦舌干，肾虚小水不利，及胎前产后血虚，虽有下焦湿热，均忌。""留痰非由脾胃中湿热而得者，亦不宜服。肺气喘嗽，不因风寒湿所郁、膝理壅滞者勿用。"（《本草经疏》）

【现代研究】主含粉防己碱、防己诺林碱、轮环藤酚碱、氧防己碱、防己斯任碱、小檗胺等。有利尿、镇痛、抗炎、抗菌、免疫抑制、降压、降血糖、抗肿瘤等作用[1]。

【临床应用】

1. **肺源性心脏病** 以防己 12g，椒目 3g，葶苈子 9g，大黄 6g（后下）为基础方加减，治疗肺源性心脏病急性发作 36 例。结果：治愈 18 例，显效 16 例，无效 2 例，总有效率为 94.4%[2]。

2. **心绞痛** 以汉防己甲素治疗心绞痛 20 例，对照组采用综合疗法治疗 30 例。结果：显效 8 例，改善 10 例，无效 2 例，有效率为 90%；对照组显效 9 例，改善 19 例，无效 2 例，有效率为 93%。两组疗效无显著差异（$P > 0.05$）[3]。

3. **坐骨神经痛** 用防己茯苓汤（防己、茯苓、刘寄奴、乌梢蛇、炙土鳖虫、炙僵蚕、广地龙各 10g，威灵仙、鸡血藤各 30g，牛膝 15g，甘草 6g）加减，每日 1 剂，水煎，早、晚分服。41 例中，临床痊愈 25 例，显效 12 例，有效 3 例，无效 1 例，总有效率为 97.56%[4]。

4. **膝关节慢性滑膜炎** 用防己茯苓汤加味，每日 1 剂，水煎，早、晚分服。62 例中，临床痊愈 38 例，显效 16 例，有效 4 例，无效 4 例，总有效率为 93.55%[5]。

5. **慢性肾炎** 用防己黄芪汤加味（汉防己、制何首乌、泽泻、白术各 15g，菟丝子、茯苓各 20g，益母草 25g，生黄芪 30g，炙甘草 6g），每日 1 剂，水煎服。对照组采用西医疗法。两组各 42 例，均持续治疗 60 天。结果：治疗组总有效率优于对照组，24 小时尿蛋白量低于对照组，红细胞（RBC）计数水平亦低于对照组（均为 $P<0.05$）[6]。

【备注】关于取消广防己药用标准　广防己为马兜铃科植物广防己 *Aristolochia fangji* Y.C.Wu ex L.D.Chow et S.M.Hwang 的根，又称"木防己"，过去曾作为"防己"药用。因广防己含有马兜铃酸，用量过大可致肾衰竭。故国家食品药品监督管理局《关于加强广防己等 6 种药材及其制剂监督管理的通知》（国食药监注［2004］379 号）明确指出：取消广防己药用标准，凡国家药品标准处方中含有广防己的中成药品种应于 2004 年 9 月 30 日前将处方中的广防己替换为《中国药典》2000 年版一部收载的防己。

参考文献

［1］国家药典委员会. 临床用药须知·中药饮片卷［M］. 北京：中国医药科技出版社，2011：448-450.

［2］王宏伟，郭芳，朱会友. 己椒苈黄丸治疗肺心病急性发作 36 例［J］. 实用中医药杂志，1999，15（5）：21.

［3］于世龙，周本财，高浴. 汉防己甲素治疗心绞痛的临床评价［J］. 临床心血管病杂志，1986，2（1）：10-13.

［4］赵海云，安玉芳，宋全玲. 防己茯苓汤加减治疗坐骨神经痛 41 例［J］. 内蒙古中医药，2012，（9）：29.

［5］邵萍. 防己茯苓汤治疗膝关节慢性滑膜炎 62 例［J］. 上海中医药杂志，1996，（9）：9.

［6］马翠英. 防己黄芪汤加味治疗慢性肾炎患者的疗效及对其 24h 尿蛋白量、尿 RBC 计数水平的影响［J］. 光明中医，2017，32（10）：1386-1388.

赤小豆 Chìxiǎodòu

为豆科植物赤小豆 *Vigna umbellate* Ohwi et Ohashi 或赤豆 *Vigna angularis* Ohwi et Ohashi 的干燥成熟种子。甘、酸，平。归心、小肠经。

【处方用名】赤小豆。

【功效主治】

1. 利湿退黄 如麻黄连翘赤小豆汤治"伤寒瘀热在里，身必发黄"，方中赤小豆"其性下行，通乎小肠，能入阴分，治有形之病。故行津液，利小便，消胀除肿"（《本草纲目》），"主下水"（《本经》），"主小儿急黄"（《药性论》），具有利湿退黄之功效。"诸病黄家，但利其小便"为治黄疸之大法。后世多遵此用之，如《圣惠方》以之配丁香、黍米、瓜蒂、熏陆香等治急黄身如金色。

2. 解毒排脓 如赤小豆当归散治"目赤如鸠眼，七八日目四皆黑；若能食者，脓已成也"，或治"下血，先血后便"。方中赤小豆能"消热毒痈肿，散恶血不尽"（《药性论》）。"痈肿脓血，是血分病，水肿是气分病，何以赤小豆均能治之?盖气血皆源于脾，以是知血与水同源而异派，浚其源，其流未有不顺者矣"（《本经疏证》），可见仲景治阴阳毒及脏毒皆用赤小豆意在于此。故《肘后》独用本品以苦酒煮之治肠痔大便带血，《梅师集验方》以之为末治热毒下血，《疡科惜泡》以之配薏苡仁、防己、甘草等治大小肠痈，皆用此功能。

【用量用法】

仲景用赤小豆计3方。

1. 用量 大量为一升，小量为一分。现常用量为10～30g。

2. 炮制 仲景于赤小豆当归散方赤小豆后注云："浸令芽出，曝干。"现用多无此加工过程。

3. 用法 水煎服，或入散剂。

【使用注意】

（1）品种 《本草纲目》云："赤小豆以紧小而赤黯色赤入药，其稍大而鲜红淡色者，并不治病。"

（2）不宜久食 陶弘景曰："性逐津液，久食令入枯燥。"《本草纲目》云："久服则降令太过，津液渗泄，所以令肌瘦身重也。"《本草新编》亦曰："赤小豆，可暂用以利水，而不可久用以渗湿。"

【现代研究】主含三萜皂苷、赤豆皂苷Ⅰ～Ⅵ、糖类、蛋白质等[1]。

【临床应用】

1. 急性淋巴结炎 赤小豆60粒研末与1枚鸡蛋清调为糊状，以约0.5cm厚度敷于患处皮肤。每日1～2次，直至肿痛消失。共观察21例，结果：总有效率为 100%[2]。

2. 奶癣 麻黄连翘赤小豆汤加减（麻黄 3g，连翘、白鲜皮各 10g，赤小豆 15g，防风、蝉蜕、苍术各 6g），水煎服，每日 1 剂。共观察 32 例，结果：总有效率为 90.6%[3]。

3. 慢性荨麻疹 自拟方（赤小豆 20g，连翘、桑白皮、刺蒺藜、金银花、白鲜皮、当归、牡丹皮、乌梢蛇各 15g，蝉蜕、杏仁各 9g，麻黄、甘草各 6g），水煎服，每日 1 剂，4 周为 1 个疗程。共观察 30 例，结果：总有效率为 96.27%[4]。

4. 脚气 赤小豆和枯矾各等份研末，黑醋调至糊状，敷脚部患处。20 天为 1 个疗程。共观察 136 例，结果：总有效率为 100%[5]。

参考文献

[1] 国家药典委员会. 临床用药须知·中药饮片卷［M］. 北京：中国医药科技出版社，2011：513.

[2] 金喻，刁娟娟，王媛媛，等. 赤小豆方外敷治疗急性淋巴结炎［J］. 现代中医药，2013，33（1）：39-40.

[3] 李会霞. 麻黄连翘赤小豆汤加味治疗奶癣［J］. 四川中医，2007，25（4）：80.

[4] 徐树槐. 加味麻黄连翘赤小豆汤治疗慢性荨麻疹 30 例［J］. 四川中医，2004，22（2）：81.

[5] 黄有彬. 自拟赤小豆膏治疗脚气 136 例［J］. 中医外治杂志，2006，15（2）：9.

泽漆 Zéqī

为大戟科草本植物泽漆 *Euphorbiahelioscopia L.* 的地上部分，为大戟科二年生草本植物泽漆的全草。辛、苦，微寒；有毒。归大肠、小肠、肺经。

【处方用名】泽漆。

【功效主治】

1. 化痰止咳，散结 《日华子本草》谓其可"消痰"。《本草备要》中亦谓其可"止咳"。《长沙药解》谓其"能治痰饮阻格之咳"。仲景泽漆汤主治"咳而脉沉者"，此方仲景以泽漆为君药，旨在逐饮化痰以治咳喘。《医宗金鉴》释本方"以泽漆为君者，因其功专于消痰行水也"。《圣济总录》以泽漆配桑根白皮、杏仁、陈皮等，治气急喘嗽，小便涩赤如血者；《补缺肘后方》用其配大黄、葶苈，治心下有物大如杯，不得食者；《便民图纂》用其熬膏，治癥瘕。皆取其逐饮化痰以止咳平喘、散结之效。

2. 利水消肿 《长沙药解》曰："泽漆，苦寒之性，长于泄水。"《本草纲目》谓："泽漆利水，功类大戟。"《本草汇言》："泽漆，主治功力，与大戟同，较之大戟，泽漆稍和缓，而不甚伤元气也。"《本经》云泽漆"主大腹水气，四肢面目浮肿"。《别录》亦谓其"可利大小肠"。《药性论》说泽漆可"利水便"。《唐本草》还说其可"逐水"。《本经疏证》认为："惟皮肤热之水病，则泽漆所专治矣。"《圣惠方》用泽漆煎汤和酒服，治水气；《千金方》泽漆汤，用其配鲤鱼、赤小豆等，治水气通身洪肿，四肢无力。皆说明泽漆是味能利水消肿的良药。

3. 杀虫解毒 《日华子本草》谓泽漆能"止疟疾"。《本草备要》谓其可"杀虫"。《植物名实图考》还谓"煎熬为膏，敷无名肿毒"。《四川中药志》说泽漆"治一切恶毒、梅疮"。《江西中药手册》和《高原中草药治疗手册》还分别记载泽漆能"治淋巴结核"和"治骨髓炎"。《卫生易简方》用其为末，香油调搽，治癣疮有虫。实践证明，泽漆有杀虫解毒之功。

【用量用法】

仲景用泽漆者仅见泽漆汤 1 方。

1. 用量 泽漆汤方中注明泽漆的用量为三斤。今人内服常用 5～10g，外用适量。

2. 用法 仲景于泽漆汤方中注明。"泽漆三斤，以东流水五斗，煮取一斗五升"，再纳余药于"泽漆汁中，煮取五升，温服"。提示泽漆内服入汤宜先煎，去毒。外用：煎水洗，熬膏涂或研末调敷患处均可。

【使用注意】《得配本草》指出："气血虚者禁用。"《本草汇言》亦谓泽漆"性亦喜走泄，如胃虚人亦宜少用"。故脾胃虚弱着慎用。

【现代研究】主要含二萜酯类成分：棕榈酸峰花醇酯、棕榈酸十六醇酯、棕榈酸羽扇醇酯等；黄酮类成分：槲皮素、异槲皮素、新异芸香苷、金丝桃苷、芸香苷等；还含三萜、留醇、多酚、氨基酸等[1]。

【临床应用】

1. 淋巴结核 取新鲜泽漆 500g（干品亦可），洗净后加水 1000ml，煎至 500ml，去渣装瓶备用。用时以药液反复冲洗患处，每日 1 次，直至痊愈。观察破溃颈淋巴结核 18 例均愈[2]。

2. 腮腺炎 取泽漆 30g（干品 15g）加水 300ml 浓煎至 150ml，每次服 50ml，1 日 3 次，以愈为度。观察 140 例，均于 3～7 天治愈，无 1 例发生合并症[3]。

3. 复发性口疮 取干燥泽漆 30g，加水 250ml，煎煮 15 分钟，过滤取汁 100ml，待温口服，早、晚各 1 次。或用新鲜泽漆 40g，加水 200ml，煎煮 10 分钟，过滤取汁 100ml，待温口服，早、晚各 1 次。经上述方法治疗，78 例中 62 例痊愈（溃疡面愈合，不留瘢痕），10 例显效（溃疡面缩小，疼痛程度减轻），6 例有效（溃疡愈合面积及疼痛程度较显效差）[4]。

参考文献

[1] 国家药典委员会. 临床用药须知·中药饮片卷 [M]. 北京：中国医药科技出版社，2011：514.

[2] 谭学宜，陈旭东. 泽漆煎液外洗治疗破溃性颈淋巴结结核 [J]. 中级医刊，1983，(9)：49.

[3] 苏道祥. 复方泽漆膏治疗流行性腮腺炎 203 例临床观察 [J]. 中级医刊，1985，(2)：21.

[4] 翟本超. 泽漆治疗复发性口疮 78 例 [J]. 浙江中医杂志，2004，(8)：331.

椒目 Jiāomù

为芸香科植物花椒 *Zanthoxylum bungeanum* Maxim. 或青椒 *Zanthoxylum schinifolium* Sieb. et Zucc. 的种子。苦，寒。归肺、肾、膀胱经。

【处方用名】椒目、川椒目。

【功效主治】

1. 利水消肿 本品苦寒，能"泄水消满"（《长沙药解》），"治腹满，去十二种水气"（《金匮要略心典》），"主水，腹胀满，利小便"（《唐本草》）。适用于体内积水之水肿实证。如治"腹满，口舌干燥"之己椒苈黄丸（《金匮要略》），方中用辛宣苦泄的椒目，旨在利尿行水，除胀满，导水从小便而出，并与泻肺气，利小便的葶苈子和苦寒攻下，善于推荡的大黄为伍，以攻坚决壅，水气从大便而去。诸药合用，更能前后分消，二便畅通，腹满自除，脾气转输，津液自生。故方后云："口中有津液"，这是服药后饮去病解之征。

2. **行水平喘** 仲景未详。能"定痰喘"（《本草蒙筌》），"治喘，似于水气之喘更为得宜"（《本草述》）。适用于痰饮喘逆。如治"水泛于肺，……喘不得卧"之椒目散（《赤水玄珠》），以单品研末姜汤调下，取其行水平喘之效。

总之，椒目既能利水，又可平喘，而尤善通肠间水气以除胀满，故朱震亨谓："椒目下达止行渗道，不行谷道。"说明本品具有较良好的利水湿、消胀满之效用。

【用量用法】

仲景用椒目仅见 1 方。

1. **用量** 本品在方中量为一两。现常用量为 3～10g。

2. **炮制** 仲景未详。今多拣去杂质，炒出汁（油）用。

3. **用法** 入丸、散。现宜煎汤内服，或入丸、散。

【使用注意】因其性偏苦燥，故阴虚火旺者不宜用。

【现代研究】主要含有脂肪酸、挥发油、氨基酸和微量元素等成分。本品具有抗血栓形成、调血脂、平喘镇咳及抗炎等药理作用[1]。

【临床应用】

1. **胃癌腹水** 将 45 例病人随机分为两组，对照组 22 例常规抽放腹水后，腹腔注入白细胞介素–2 及榄香烯注射液；治疗组 23 例在对照组治疗的基础上口服己椒苈黄丸合五苓散汤剂。两组腹水改善情况比较：治疗组显效 7 例，有效 13 例，无效 3 例，总有效率为 87.0%；对照组显效 3 例，有效 9 例，无效 10 例，总有效率为 54.5%。治疗组明显优于对照组[2]。

2. **慢性阻塞性肺疾病** 用椒目润肺蛤蚧散（由椒目 150g、蛤蚧 50g、沉香 60g、紫苏子、白芥子、葶苈子、制南星、半夏、杏仁、黄芩、川贝母、白人参各 100g 配方而成）40g，每次用 350～400ml 温水浸泡 30 分钟后再煮开约 5 分钟。15 天为 1 个疗程，共治疗 96 例，结果：显效 67 例（69.8%），有效 26 例（27.1%），无效 3 例（3.1%），总有效率为 96.9%[3]。

参考文献

[1] 李卿, 秦剑, 欧燕. 椒目化学成分及药理作用研究进展 [J]. 中国中医急症, 2012, 21（5）: 762–764.

[2] 杨志新. 己椒苈黄丸合五苓散治疗胃癌腹水 23 例临床观察 [J]. 新中医, 2012, 44（4）: 79–81.

[3] 吴继良. 椒目润肺蛤蚧散治疗慢性阻塞性肺病急性发作期 96 例临床观察 [J]. 实用中西医结合临床, 2007, 7（4）: 14–15.

冬葵子 Dōngkuízǐ

为锦葵科植物冬葵 *Malva verticillata* L.的成熟种子。甘，寒。归大肠、小肠、膀胱经。

【处方用名】冬葵子。

【功效主治】

1. **清热利尿**　本品甘寒滑利通窍，主入小肠、膀胱经，性"滑利"（《本草蒙筌》），能"滑窍而开癃闭，利水而泻膀胱"（《长沙药解》），"利小便，消水气"（《本草纲目》）。适用于热淋涩痛，水肿尿少。治疗妊娠水肿，与茯苓、桑白皮等配伍，如葵子茯苓散。

2. **下乳**　本品"性最滑利，能宣积壅"（《药性解》），"主奶肿，下乳汁"（《证类本草》），"能疗妇人乳难内闭"（《名医别录》）。常用于产后乳汁不通、乳房胀痛。如"治乳妇气脉壅塞，乳汁不行，乳房胀痛，留蓄作痈者，用此药炒香为末，热酒调服三钱，立时消"（《本草汇言》）。

3. **滑胎**　本品性滑利，能"滑胎"（《本草纲目》），"下胞衣"（《本草汇言》），"逆生者得之即顺，胎死者即下"（《雷公炮制药性解》）。被用作滑胎常用药物，适用于难产，产后胞衣不下。

4. **润肠**　本品质润滑利，能"润大便"（《本草便读》），有缓泻之功。适用于肠燥津亏，大便秘结。可单用，或与郁李仁、杏仁、桃仁等同用。

【用量用法】

仲景制方仅于《金匮要略》葵子茯苓散 1 方中用到本品。

1. **用量** 葵子于方中用一斤，其制散后每服"方寸"，约今量 2g。现常用量为 10～15g。

2. **炮制** 仲景未特别提示。现一般去杂质，洗净，晒干备用即可。

3. **用法** 仲景之用为散剂。现今多以汤剂为用，亦可入丸剂。

【使用注意】本品性寒而滑利，通达诸窍，故脾虚肠滑者忌用，孕妇亦慎用。《本草便读》云冬葵子宜于"中虚气陷者，尤宜禁之，不可施于虚羸之人"。本品属于去实之品，其性滑利下达，故中气下陷、虚羸者不宜使用。

【现代研究】主含中性多糖、酸性多糖、肽聚糖、脂肪油及蛋白质等[1]。本品具有抗胃溃疡等药理作用[2]。

【现代应用】

急、慢性腰腿疼 用自配药酒送服渗透药物的野冬葵子细末，每次 10～18g，每日 2 次，7 天为 1 个疗程。对急、慢性腰腿痛总有效率为 97.5%[3]。

参考文献

[1] 周祯祥，唐德才. 中药学 [M]. 北京：中国中医药出版社，2016：194.

[2] 朱凯，赵欣. 冬葵子对胃溃疡模型小鼠的预防效果研究 [J]. 中国药房，2015，26（1）：49-52.

[3] 刘桂花，李建国. 野冬葵子治疗腰腿痛 1221 例 [J]. 陕西中医，2002，23（12）：1070.

云母 Yúnmǔ

为硅酸盐矿物白云母。甘，温。归肺、脾、膀胱经。

【处方用名】云母、白云母。

【功效主治】

1. **泄湿行痰** 本品甘温，能"利水泄湿，消瘀除疟"（《长沙药解》）。"盖云母，……性温而升，最能驱湿运痰，稍加蜀漆则可以治太阴之湿疟"（《张氏医通》）。《金匮》蜀漆散，用之治牝疟多寒寥以其泄湿而祛痰也。疟以寒湿之邪，结于少阳之经，与淋利之证，皆缘土湿而阳陷，云母泄湿行痰，故治牝疟而除淋利。皆说明本品具有泄湿行痰截疟之功。

2. 止痢　本品甘温，能"止痢"（《名医别录》）。主"下痢肠澼，补肾冷"（《药性论》）。治"小儿赤白痢及水痢"（《食医心镜》）。"其曰止痢者，久痢则肠胃俱虚，甘温足以回其虚，下坠足以去其积，故亦主之也"（《本草经疏》）。适用于肠澼痢疾。用云母研粉煮白粥食之，有效。

【用量用法】

仲景用云母仅见于蜀漆散 1 方。

1. 用量　仲景未详。今常用量为 10～15g。

2. 炮制　方中云"烧二日夜"。《证类本草》记载："密闭煅通赤水飞"，此法后世一直沿用。现今仍用煅法炮制。即取净云母石，置耐火容器中，煅至红透，取出放凉，碾碎。

3. 用法　入汤剂，或入丸、散。

【使用注意】《本经逢原》谓："阴虚火炎者，慎勿误与。"《药性论》谓："忌羊血。"

【现代研究】主含硅酸盐。本品具有保护胃黏膜的作用[1]。

参考文献

[1] 钱云，姒健敏，王良静，等. 云母对胃黏膜保护作用机制研究 [J]. 中国中药杂志，2004，29（8）：781-785.

文蛤 Wéngě

为帘蛤科动物文蛤 *Meretrix meretrix* Linnaeus 或青蛤 *Cyclina sinensis* Gmelin 的贝壳，今称海蛤壳。苦、咸，寒。归肺、肾、胃经。

【处方用名】蛤壳、文蛤、青蛤、海蛤壳、煅蛤壳、蛤粉。

【功效主治】

1. 清热化痰　本品苦寒，主入肺经，擅长"降肺火，化痰涎"（《本草正》）。用于痰热壅肺，肺失清肃之咳嗽喘满，痰黄黏稠，常与桑白皮、浙贝母、黄芩等配伍使用。治痰火内郁，灼伤肺络之胸胁疼痛，咯吐痰血，常配青黛同用，如黛蛤散（《医说》）。

2. 软坚散结　本品咸寒，功擅软坚散结，为"化痰软坚之药"（《本草汇言》），能"软坚消痞"（《长沙药解》），"消积聚"（《本草纲目》），治"项下瘿瘤"（《药性本草》）。适用于瘿瘤、瘰疬、痰核等。治瘿瘤，常与海藻、昆布、瓦楞子等同用；治瘰疬，常与玄参、牡蛎、夏枯草等用。

3. 清热利水　本品性味咸寒，性寒清热，能"清金利水，解渴除烦"（《长沙药解》），"治水气浮肿，下小便"（《药性论》）。适用于水肿，小便不利。治疗心移热于肺，传为上消见热渴上消，饮水不止者，以本品研粉，开水送服，清热利湿，使热去水利，津液上承，口渴得解，如文蛤散（《伤寒论》）；用于治疗饮热互结于中焦之"渴欲得水而贪饮者"，常与石膏配伍，如文蛤汤（《金匮要略》）。正如《金匮方歌括》所云"中有燥热上焚，脾干胃燥，文蛤能洒除热气"。

4. 外用收湿敛疮　本品研末外用，可收湿敛疮。用于湿疹，烧烫伤等病证，可与煅石膏、黄柏、青黛等共为末调敷。

此外，本品煅用可制酸止痛，用于胃痛泛酸，常与白及、乌贼骨等同用。

【用量用法】

仲景用文蛤见于文蛤散和文蛤汤 2 方。

1. 用量　本品在上方汤剂中的用量为五两。现常用量为 6～15g。

2. 用法　入煎剂宜先煎，蛤粉宜包煎；或入丸、散。生用清热化痰效佳；煅用收敛制酸力胜。外用适量，研极细粉撒布或油调后敷患处。

【使用注意】《本草经疏》谓："病属邪热痰结者宜之，气虚有寒者不得用。"

【现代研究】主含碳酸钙、壳角质、氨基酸、多种微量元素。本品具有利尿、抗炎、止血、降低动物过氧化脂质、提高超氧化物歧化酶、降糖、降脂等药理作用[1]。

参考文献

[1] 国家药典委员会. 临床用药须知·中药饮片卷［M］. 北京：中国医药科技出版社，2011：876.

连轺 Liánsháo

为木犀科植物连翘 *Forsythia suspensa*（Thunb.）Vahl 的根。苦，寒，归心、肝、胆。

【处方用名】连翘根、连轺。

【功效主治】

清热利湿　如治疗"伤寒瘀热在里，身必发黄"的麻黄连轺赤小豆汤，方中"连翘根寒降，专下热气，治湿热发黄"（《本经逢原》），善治"伤寒瘀热欲发黄"（《本草纲目》），具有清热利湿之效，常配赤小豆、生梓白皮等药同用。

【用量用法】

仲景用连轺仅见麻黄连轺赤小汤 1 方。

1. **用量**　原方中本品用"二两"。现常用量为 10～15g。

2. **用法**　水煎服。

【现代研究】主含熊果酸、连翘甙、连翘脂素等。本品有抗菌等多种药理作用[1]。

【临床应用】

过敏性皮肤病　麻黄连轺赤小豆汤（麻黄 6～10g，连轺 10～15g，赤小豆 30g，梓白皮 12～15g，杏仁、生姜各 12g，大枣 15g，甘草 10g），水煎服，每日 1 剂，4 天为 1 个疗程。共观察 30 例，结果：总有效率为 96.67%[2]。

【备注】《本经》载有"翘根"，《唐本草》列入有名未用，李时珍《本草纲目》则认为，翘根就是连翘的根，而并于连翘条下。据考，连轺与连翘同出一物，其药用部位不同，一为根，一为果实，故两者功用即不尽相同。今连轺已少用。凡古方中用连轺者，每以连翘代之。故《本经逢原》谓："如无根以实代之"，现医生多从此。

参考文献

[1] 王中秋，王军宪，李教社，等. 连翘化学成分研究 [J]. 西北药学杂志，1996，11（1）：14-16.

[2] 曹飚. 麻黄连轺赤小豆汤治疗过敏性皮肤病 30 例 [J]. 右江民族医学院学报，1997，19（67）：107-108.

生梓白皮 Shēngzǐbáipí

为紫葳科植物梓 *Cortex Catalpae* Ovatae.的根皮或树皮的韧皮部。苦，寒。入胆、胃经。

【处方用名】生梓白皮、梓白皮、梓皮。

【功效主治】

清利湿热退黄 如治"伤寒，瘀热在里，身必黄"之麻黄连轺赤小豆汤，方中梓白皮"苦寒清利，入胆胃而泻湿热，湿热消则黄自退"（《长沙药解》），主治湿热黄疸。《订正伤寒论注》指出："如无梓皮，以茵陈代之"，其说可从。

此外，本品能"清烦热，止呕吐，洗癣疥，除瘙痒"（《长沙药解》），有降逆止呕，杀虫止痒之功。如煮汁饮之，可治胃热呕吐；"煎汤洗小儿壮热，一切疮疥，皮肤瘙痒"（《日华子本草》）等。

【用量用法】

本品仅见于麻黄连轺赤小豆汤1方。

1. **用量** 本品在原方中用"一升"。现常用内服量为5～9g，外用适量。

2. **炮制** 原方中"切"用，今多从之。

3. **用法** 煎汤内服；外用，或煎取汁外洗，或研末调敷患处。

【备注】关于生梓白皮 麻黄连轺赤小豆汤为仲景治黄疸的常用方。其中，梓白皮现代应用甚少。吴氏[1]对168篇有关麻黄连轺赤小豆汤的文献进行了统计分析。结果：用梓白皮20篇，占11.90%；用桑白皮116篇，占69.05%；用白鲜皮4篇，占2.38%；用茵陈24篇，占14.29%；上述诸药均不用者4篇，占2.38%。可见，现代临床多以桑白皮或茵陈替代梓白皮使用，占83.34%。

参考文献

[1] 吴名杰. 麻黄连轺赤小豆汤中梓白皮替代文献研究[J]. 大众健康，2015，9（8）：35.

白鱼 Báiyú

为衣鱼科动物衣鱼 *Lepisma saccharina* Linnaeus 和毛衣鱼 *Ctenolepisma Villosa* Fabr 的干燥全体。咸，温。归膀胱、肝经。

【处方用名】白鱼、衣鱼。

【功效主治】

利水通淋 如"小便不利"之滑石白鱼散，方中白鱼之用，"善行水道。最通淋涩"（《长沙药解》）。"故治小便之不利，水不行也"（《本草崇原》）。若"小儿淋闭，以摩脐及小腹，即溺通也"（《本草经集注》），本品与滑石、头发等份为末服，共奏利水通淋之功。大凡水肿、淋证皆宜，尤以治血淋为佳。

此外，本品尚能祛风明目，解毒散结。如《圣济总录》治中风，口眼㖞斜，用白鱼七枚，局部按摩；《外台秘要》治目翳，以本品为末，注少许于翳上；《千金方》治瘢痕凸出，与鹰屎白共为末，调蜜外敷等。

【用量用法】

本品仅见于滑石白鱼散1方。

1. **用量** 白鱼在上方中用"二分"。现内服常用5～10只，外用适量。

2. **用法** 原方为散剂。现多作散剂或煎剂；外用研末撒或调敷。

【使用注意】"妊娠不可服"（《本草品汇精要》）。

【备注】本品始载于《本经》，原名"衣鱼"，又名"白鱼""衣中白鱼""食衣白鱼"。衣鱼是衣鱼科昆虫的通称。因其形稍似鱼，其尾又分二岐，故得鱼名。

戎盐 Róngyán

为卤化物类石盐族湖盐结晶体，主含氯化钠（NaCl）。咸，寒。归心、肾、膀胱经。

【处方用名】大青盐、青盐、石盐、戎盐。

【功效主治】

1. **清热利尿** 如治"小便不利"之茯苓戎盐汤，方中戎盐咸寒，"入足太阳膀胱经，清膀胱而泄热，开癃闭而利水"（《长沙药解》），适用于下焦湿热较甚之小便不利。

2. **凉血止血** 《本经疏证》云："《别录》以之主溺血、吐血、齿舌血出，仲景以之利小便止血者，止血之因火迫而散乱；利水者，利水之不归壑而漫于土也。"《长沙药解》云："其诸主治，能止吐血、尿血、齿舌诸血，以咸走血而性清降也。"可见，戎盐具有凉血之功，可用于多种血热出血。因其长于利尿，故对血尿最为适宜。

此外，本品"咸能使火降，寒能使火清，是以允为明目治目痛，清火降火之物"（《本经疏证》），"《本经》首主明目目痛，是热淫于内，治以咸寒"（《本经逢原》）。可用于肝火上炎之目赤肿痛、羞明多泪等。

【用量用法】

本品仅见于茯苓戎盐汤1方。

1. **用量**　原方中本品用"如弹丸大一枚"。现常用量为0.9～1.5g，外用适量。

2. **用法**　原方为汤剂，宜后下。现亦可入丸、散；或外用，以之研末擦牙，水化漱口、洗目。

【使用注意】

（1）水肿者慎用。

（2）呕吐、脾胃虚弱者慎用。《本草品汇精要》云："性冷不宜多服。"《得配本草》云："呕吐者禁用。"

【现代研究】《中国药典》（2015年版）规定：本品含NaCl不得少于97.0%[1]。

【临床应用】

1. **非阻塞性尿潴留**　以青盐500g装入10cm×15cm布袋中，放入微波炉中以中火档位加热5～10分钟，取出后盐袋表面温度60℃～75℃。病人取舒适平卧位，以薄毛巾包裹盐袋，置于病人脐腹正中，热敷持续15～20分钟，待盐袋自然冷却后治疗即结束。每4小时1次，每日3～4次。共观察44例，结果：痊愈42例，好转1例，无效1例，总有效率为97.73%[2]。

2. **婴幼儿腹泻**　用青盐150g，麦麸500g，炒热后敷脐部。1日5～7次，每次20分钟左右。共观察24例，用药后均使大便次数减少，性状渐稠直至成形[3]。

3. **肩周炎**　用大青盐1500g，放入铁锅内炒热，再加入苍术、羌活、花椒、骨碎补各30g，桂枝、续断、千年健、秦艽、乳香、川芎各40g，川乌、草乌各20g，透骨草50g拌炒，至微变色为度，装入药包内热熨患肩。每日2～3次，每次30～60分钟，连续治疗10天为1个疗程，共治疗5个疗程。并配合中药内服和功能锻炼。共观察63例，5个疗程后，临床治愈14例，显效46例，无效3

例，总有效率为95.24%[4]。

4. 牙痛 以知柏地黄汤加青盐治疗肾阴不足型牙痛43例，每日1剂，每剂煎服2次，3天为1个疗程。治疗1～3个疗程后显效12例，占27.91%；有效26例，占60.46%；无效5例，占11.63%。总有效率为88.37%[5]。

5. 遗尿 以大青盐、补骨脂各50g，怀山药150g，桑螵蛸25g，乌药30g，蜂蜜适量，诸药共研细末，炼蜜为丸，制成30丸，日服3次，每次1丸（饭后）。10岁以下小儿剂量减1/3。10天为1个疗程，较顽固者坚持服药2～3个疗程。40例中经治疗后痊愈27例，占67.5%；显效9例，占22.5%；有效3例，占7.5%；无效1例，占2.5%。总有效率为97.5%[6]。

【备注】关于戎盐与食盐 戎盐为卤化物类石盐族湖盐结晶体，性味咸寒，归心、肾、膀胱经；食盐为海水或盐井、盐池、盐泉中的盐水经煎、晒而成的结晶体，性味咸寒，归胃、肾、大小肠经。两者来源不同，功用同中有异。诚如《本经疏证》所云："戎盐，为明目治目痛，清火降火之物，其坚肌骨，正与食盐同。而其所以异者，食盐则劫痰涩而使吐，戎盐则挽血液而使凝也。"

参考文献

[1] 国家药典委员会. 中华人民共和国药典·一部 [M]. 北京：中国医药科技出版社，2015：22.

[2] 李艳霞. 青盐熨脐治疗非阻塞性尿潴留的护理观察 [J]. 护理实践与研究，2012，9（16）：118.

[3] 包桂英，高希源. 麦麸青盐敷脐治疗婴幼儿腹泻24例 [J]. 内蒙古中医药，1994，（1）：21.

[4] 王位杰. 中药内服加青盐药包热敷治疗肩周炎63例 [J]. 中医外治杂志，2008，17（2）：6-7.

[5] 胡贤林. 知柏地黄汤加青盐治疗肾阴不足型牙痛43例 [J]. 浙江中医杂志，2008，43（10）：600.

[6] 剡海瑜. 遗尿丸治疗遗尿症40例疗效介绍 [J]. 人民军医，1979，（12）：75-76.

乱发 Luànfà

为人发制成的炭化物。苦，平。归肝、胃经。

【处方用名】乱发、血余、血余炭。

【功效主治】

1. 化瘀利尿　本品苦降下行，能通窍利水，"主五癃关格不通，利小便水道"（《神农本草经》）。如"仲圣猪膏发煎治黄疸与阴吹正喧，以猪膏润燥，乱发引入下焦血分，消瘀通关格，利水道。滑石白鱼散，乃利小便之重剂，病不专在气分，滑石利窍驱湿热，不辅以白鱼乱发血中之气药，则膀胱之水道犹不得气利。凡仲景用血余，与《本经》正如符节之合"（《本草思辨录》）。故凡小便不利，或点滴不通，湿热黄疸等，仲景每常相机为用。

2. 收敛止血　本品苦泄能散瘀，炭能涩血，"治诸血证，能止能行"（《医林纂要》），且药性平和，有止血而无留瘀之弊。凡体内外诸出血证皆宜，内服外用皆效。如"吐血、衄血之证，皆宜用血余也"（《本草崇原》）；"鼻衄以血余烧炭，吹之立止，即齿血便血与诸窍出血，烧灰送服，亦无不止"（《本草思辨录》）。

【用量用法】

仲景用乱发共计 2 方。

1. 用量　大量"如鸡子大三枚"，小量为"方寸匕"。现常用量为 5～10g，外用适量。

2. 炮制　仲景于滑石白鱼散方中乱发后注"烧"用。现多经闷煅后入药用。

3. 用法　入汤、散剂用。

【使用注意】本品"熬煅成末后气味不佳，胃弱者勿服"（《本草经疏》）。

【现代研究】主要成分是一种优质蛋白，含水分 12%～15%，脂肪 3.5%～5.8%，氮 17.4%，硫 5.0%，灰分 0.3%。本品能明显缩短出、凝血时间及血浆复钙时间。对金黄色葡萄球菌、伤寒杆菌、甲型副伤寒杆菌及福氏痢疾杆菌有较强的抑制作用[1]。

【临床应用】

1. **血尿**　血余茅根汤加减（白茅根 15～30g，血余炭、生地黄、淡竹叶、知母、怀牛膝各 6～12g，甘草梢 2～5g），水煎分服。治疗小儿迁延性血尿 50 例。服药 10～70 剂后，连续 3 次尿检血尿转阴者 36 例；肉眼血尿消失，尿检蛋白转阴，红细胞（+～++）或阴性时有反复者 10 例；病情无改善者 4 例[2]。

2. **鼻出血**　取头发适量，装入容器内，加入 95%乙醇焚烧成炭灰为止备用，或现烧现用。治疗 31 例中，痊愈 27 例，好转 2 例，无效 2 例，有效率达 93.5%[3]。

3. **烧烫伤**　用血余炭烧伤膏（血余炭、大黄、地榆炭、冰片、麻油）涂搽烧伤处，不须覆盖，每天上药 3 次。共治疗 620 例，一般用药 1～2 分钟疼痛消失，1 周可痊愈。总有效率为 98%[4]。

4. **放射性皮炎**　以血余炭、蛋黄油制成黑绛丹油膏，涂搽于急性放射性皮肤溃疡创面处及放射区域内发红皮肤处。治疗病人 30 例，治愈 23 例，有效 5 例，无效 2 例，治愈率 76.7%，总有效率为 93.3%[5]。

【备注】关于乱发 《本草经集注》云："此常人头发尔。"中医学认为，发为血之余，故"方家呼发为血余"（《本草纲目》）。因血余不直接入药，故仲景强调"烧"（即闷煅）。《医学衷中参西录》指出："血余者，发也，不煅则其质不化，故必煅为炭然后入药。"现多从之，且以"血余炭"为正名。

参考文献

[1] 国家药典委员会. 临床用药须知·中药饮片卷 [M]. 北京：中国医药科技出版社，2011：706.

[2] 何思卿，彭世桥，崔文羡，等. 血余茅根汤治疗小儿迁延性血尿 50 例 [J]. 浙江中医杂志，1998，（11）：517.

[3] 吴祖政. 侗药"并交炭"治疗鼻出血的体会 [J]. 中国民族医药杂志，2004，12（3）：35.

[4] 王静业，宋信平. 血余炭烧伤膏外用治疗烧烫伤 [J]. 中国伤残医学，2014，22（3）：296.

[5] 富琦，王笑民，杨杨，等. 黑绛丹治疗放射性皮炎 30 例 [J]. 中医杂志，2007，48（12）：1101-1102.

厚朴 Hòupò

为木兰科植物厚朴 *Magnolia officinalis* Rehd.et Wils.或凹叶厚朴 *Magnolia officinalis* Rehd.et Wils.var.*biloba* Rehd.et Wils.的干燥干皮、根皮及枝皮。苦、辛，温。归脾、胃、肺、大肠经。

【处方用名】厚朴、川厚朴、姜厚朴。

【功效主治】

1. **燥湿消痰** 本品苦燥辛散，既能燥湿，又能行气。"主治多在中焦"（《本草思辨录》），"善破壅塞而消胀满"（《长沙药解》），为消胀除满之要药。如主治阳明腑实证的大、小承气汤，仲景均以厚朴苦辛温行气除满。主治"痛而闭"的厚朴三物汤，还有主治"支饮腹满"的厚朴大黄汤、厚朴七物汤、栀子厚朴汤等，虽方证各异，然仲景以厚朴为方中的君药，皆是取其行气以除腹满为旨。李杲曰："厚朴，苦能下气，故泄实满，温能行气，故能散实满。"朱震亨亦曰："厚朴气药也，温而能散，消胃之实也。"并说："厚朴能治腹胀，因其味辛以提其气。"《本草经疏》指出：厚朴"辛能散结，苦能燥湿"。《别录》中亦谓：厚朴"主温中，能疗腹痛胀满"。《本草汇言》曰："厚朴，宽中化滞，平胃气之药也。凡气滞于中，郁而不散，食积于胃，羁而不行，或湿郁积而不去，湿痰聚而不清，用厚朴之温可以燥湿。"

2. **下气除满** 本品苦燥而降，能燥湿化痰，下气平喘，主治痰饮咳喘。仲景《伤寒论》"咳而脉浮者，厚朴麻黄汤主治""喘家作，桂枝汤加厚朴、杏子佳"，仲景用半夏厚朴汤主治"妇人咽中如有炙脔"，皆取厚朴下气消痰、止咳平喘之功。王好古谓其"主肺气胀满，膨而咳喘"。《别录》指出厚朴能"消痰下气"，疗"胃中冷逆及胸中呕不止"。《本草经读》述："厚朴，气味厚而主降，降则温而专于散，苦而专于泄。中风有便溺阻隔症，伤寒有下之微喘症……头痛有浊气上冲症，俱宜主以厚朴也。"《医学衷中参西录》亦谓其"为温中下气之要药"。《斗门方》以厚朴用姜汁炙，治气胀心闷者。

【用法用量】

仲景用厚朴者计 14 方。

1. **用量** 注明用量者 11 方，最大者八两，最小者二两，一般常用量四两。综观仲景用厚朴：凡作除胀者量重，如厚朴三物汤用八两；大承气汤、厚朴七物汤、厚朴生姜半夏甘草人参汤各用半斤；凡作下气消痰者量随症状而定。现内服常用量为 3～10g。

2. **炮制** 仲景用厚朴 14 方中，6 方注明"炙，去皮"。《炮制药歌》论："厚朴……最忌连皮用，去净方能不耗神。"现代研究发现，厚朴主要含挥发油，但在木栓皮中挥发油含量不高，去外皮可使生药中挥发油含量增高，作用增强。姜炙厚朴免刺咽喉，增强辛散力，能化湿和胃。治脾胃气滞，饮食不佳，喘咳短气。

3. **用法** 仲景用厚朴方中有先煮之例，如：大承气汤、厚朴三物汤等。提示内服入汤剂，要先煎，可充分发挥行气除满之功；亦可为末入药作丸、散服。

【使用注意】《本草经读》谓厚朴"所主皆为实证"。故五脏虚损、气血不足者慎用；又本品温燥，孕妇，阴虚有热者忌用。

【现代研究】主含 β-桉油醇和厚朴酚等挥发油，还含少量木兰箭毒碱、厚朴碱及鞣质等。有抑菌、抑制病毒、兴奋肠管（小剂量，大剂量则抑制）、兴奋呼吸、抗溃疡、降压、镇痛抗炎、松弛肌肉、抑制皮肤肿瘤等药理作用[1]。

【现代应用】

1. **手术腹胀** 在腹部针麻手术前 12 小时吞服 5～10g 厚朴粉，观察 36 例子宫切除手术，对消除和减轻鼓肠现象有较好的疗效[2]。

2. **急性肠炎** 用厚朴适量研末，每次服 3g；或与适量面粉制成糊丸，每次服 4.5～9g，每日 2～3 次；或制成注射液（1ml 含生药 1g），每次肌内注射 2ml，每日 2～3 次；或用厚朴煎剂内服，每次 1ml（相当于生药 6g），每日 2 次。观察治疗细菌性和阿米巴痢疾 46 例，用药 3～9 天后，治愈 43 例，2 例显效，1 例无效[3]。

3. **恢复妇科术后胃肠功能** 厚朴排气合剂主要成分为厚朴、枳实、大黄、木香。厚朴排气合剂用于术后早期肠麻痹具有明显的效果，总有效率高达 95.50%[4]。

4. **肠麻痹** 取 10g 厚朴，用水煎成汤，取 100ml 汤汁，分别在病人术后 6 小时和 18 小时时进行服用。与西药西沙必利组比较，发现治疗肠麻痹可将中药材厚朴作为首选治疗方案，此治疗方式可改善病人临床指标和神经功能缺损状况，进而提高病人生活质量，具有较大临床应用价值[5]。

参考文献

[1] 国家药典委员会. 临床用药须知·中药饮片卷［M］. 北京：中国医药科技出版社，2011：486.

[2] 上海第一医学院妇产科医院. 试用厚朴制止针麻下全子宫切除术中鼓肠现象的小结［J］. 新医药学杂志，1973，（4）：25.

[3] 孙心楚. 川厚朴治疗阿米巴痢疾46例的效果［J］. 中级医刊，1960，（7）：453.

[4] 杨弋弋. 厚朴排气合剂在妇科术后恢复胃肠功能的疗效观察［J］. 中国医药导报，2012，9（7）：97-98.

[5] 李健. 中药材厚朴治疗肠麻痹的疗效观察及药理分析［J］. 世界最新医学信息文摘，2016，16（1）：185-186.

独活 Dúhuó

为伞形科植物重齿毛当归 *Angelica pubescens* Maxim. f. *biserrata* Shan et Yuan 的根。辛、苦，微温。归肾、膀胱经。

【处方用名】独活。

【功效主治】

1. 祛风除湿，通痹止痛 本品辛散苦燥，气香温通，功善祛风湿，通经络，蠲痛止痹，"凡风寒湿邪之痹于肌肉，着于关节者，非利用此气雄味烈之品，不能直达于经脉骨节之间，故为风痹痿软诸大证必不可少之药"（《本草正义》）。凡风寒湿痹，无论新久，用之皆宜。如"治中风手足拘急，百节疼痛"之《千金》三黄汤，方中独活之用无出其右。因其主入肾经，性善下行，"专理下焦风湿"（《本草正》），"故两足湿痹，不能动履，非此莫痊"（《本草蒙筌》），以治下半身之风湿痹痛，症见腰膝、腿足关节疼痛者尤宜。

2. 解表 本品辛能发散，苦能燥湿，温能祛寒，主入足太阳膀胱经，为"解散肌表风寒湿邪之药"（《本草便读》）。能"散肌表八风之邪，利周身百节之痛"

（《本草经疏》），使"邪散则肌表安和"（《汤液本草》）。适用于外感风寒挟湿之表证，症见恶寒发热，头痛身重，一身尽痛者。

此外，本品尚能祛风止痛、止痒，用于少阴头痛，皮肤瘙痒等。

【用法用量】

仲景书用独活仅见千金三黄汤1方。

1. **用量**　方中注明独活的用量为"四分"。今人常用内服量为3～10g。

2. **用法**　煎汤或入散服。

【使用注意】本品药性温燥，易耗伤阴液，故阴虚血燥者慎用。如《本经逢源》谓："气血虚而遍身痛及阴虚下体痿弱者禁用。一切虚风类中，咸非独活所宜。"

【现代研究】主含二氢欧山芹醇当归酸酯、蛇床子素等。本品有抗炎、镇痛、抗心律失常、延缓衰老等多种药理作用[1]。

【临床应用】

1. **肝炎后胁痛**　肝炎后证属肝郁气滞、脾虚胃弱、肝胆湿热或瘀血阻滞胁痛者，在辨证用药的基础上，加用小剂量独活（6g），一般服3～10剂，即可止痛。观察43例，痊愈39例，好转4例[2]。

2. **骨质疏松症**　用独活寄生汤（独活、当归、干地黄、人参、甘草各12g，桑寄生、秦艽、杜仲各10g，防风20g，细辛1g，芍药15g，川芎6g，牛膝、茯苓各9g，桂心3g），每日1剂，水煎400ml，分2次服，4周为1个疗程。共观察85例，总有效率为90.9%，病人骨密度上升明显[3]。

3. **膝骨关节炎**　用独活寄生汤（独活、杜仲、茯苓、当归各15g，桑寄生、党参各20g，牛膝18g，细辛、肉桂、甘草各6g，秦艽、防风、川芎、生地黄各12g，白芍18g）随症加减，水煎2次，合并，分为3次口服，每日1剂，疗程为4周。共观察56例，总有效率为96.43%[4]。

4. **类风湿关节炎**　用独活寄生汤（独活、寄生、杜仲、川牛膝各15g，当归、白芍、川芎、茯苓、人参、熟地黄各10g，甘草6g）随症加减，每日1剂，水煎，分早、晚饭后温服，10剂为1个疗程。本组68例，服药最少10天，最多30天。结果：痊愈38例，好转28例，无效2例，总有效率为97%[5]。

【备注】关于独活　本品在本草中始载于《神农本草经》，云：独活"一名羌活"。即羌活为独活之别名，为一药二名。其后，独活与羌活逐渐分开，并区别使用。如《新修本草》云："疗风宜用独活，兼水宜用羌活。"《本草品汇精要》云："按旧本羌独不分，混而为一，然其形色、功用不同，表里行径亦异，故分为二则，各适其用也。"今多从之。

参考文献

[1] 国家药典委员会. 临床用药须知·中药饮片卷 [M]. 北京：中国医药科技出版社，2011：404.

[2] 杜曦. 独活治肝炎后胁痛 [J]. 浙江中医学院学报，1986，(6)：16.

[3] 郑乃旭，张学红，郭海梅，等. 独活寄生汤治疗骨质疏松症临床观察 [J]. 河北医学，2011，17 (2)：225-226.

[4] 余建华，张衡. 独活寄生汤治疗膝骨关节炎临床观察 [J]. 中国实验方剂学杂志，2010，16 (7)：215-217.

[5] 杨新玲，宋晓莉. 独活寄生汤治疗类风湿关节炎 68 例 [J]. 陕西中医，2010，31 (4)：439-440.

鸡屎白 Jīshǐbái

为雉科动物家鸡粪便上的白色部分。苦、咸，凉。归膀胱经。

【处方用名】鸡矢、鸡子粪、鸡粪。

【功效主治】

祛湿舒筋　如治"转筋之为病，其人臂脚直，脉上下行，微弦，转筋入腹者"之鸡屎白散。方中仲景独用鸡屎白一味，其意正如《长沙药解》所言："鸡屎白，性微寒，利水而泄热，达木而舒筋。鸡屎白散治转筋为病，臂脚直，脉上下微弦，转筋入腹。筋司于肝，水寒土湿，肝木不舒，筋木挛急，则病转筋。鸡屎白利水道而泄湿寒，则木达而筋舒也"。故古本草多论其有祛湿舒筋之功。如《名医别录》曰："破石淋及转筋，利小便。"《本草经疏》载："王太仆注云：《本草》鸡矢并不治蛊胀，但能利小便，……能通利下泄，则湿热从小便而出，臌胀自愈。故曰治湿不利小便，非其治也。《本经》主石淋，利小便，止遗溺者，正此意耳。"

【用量用法】

仲景用鸡屎白仅见鸡屎白散 1 方。

1. **用量** 原方中本品每服量为"方寸匕"。今常用量为 3～6g。

2. **用法** 入散剂冲服。今已十分罕用。

【临床应用】

老年抽筋症 取鸡笼内陈年鸡粪（色白者为佳）适量，置瓦上焙黄，研末，每服 1g，生姜、红糖煲水冲服，每日早、晚各 1 次。观察 86 例，结果：总有效率为 100%[1]。

参考文献

[1] 陈军梅，刘世恩. 鸡屎白散治疗老年抽筋症 86 例 [J]. 四川中医，2007，25（5）：58.

第五章
温里药

本类药物药性温热，偏走脏腑，能温里散寒，温经止痛，主要用治里寒证。部分药物尚有回阳、助阳之功，可用治亡阳证和阳虚证。

附子 Fùzǐ

本品为毛茛科植物乌头 *Aconitum carmichaelii* Debx.的子根的加工品。辛、甘，大热；有毒。归心、肾、脾经。

【处方用名】附子、黑顺片、白附片、淡附片、炮附片。

【功效主治】

1. 回阳救逆 本品辛甘大热，为纯阳燥烈之品，能逐退在内之阴寒，急回外越之阳气。凡属阳虚阴极之候，服之有起死之殊功。适用于阳气衰微，阴寒内盛之亡阳证，症见：大汗淋漓，四肢厥冷，脉微欲绝。如四逆汤、通脉四逆汤、白通加胆汁汤等回阳救逆之剂，方中皆以生附子为君，其功如《神农本草经读》所言："附子，味辛气温，火性迅发，无所不利，故为回阳救逆第一品药"。《本草正义》亦谓："附子，本是辛温大热，其性善走，故为通行十二经纯阳之药，外则达皮毛而除表寒，里则达下元而温痼冷，彻内彻外，凡三焦经络，诸脏诸腑，果有真寒，无不可治。但生者尤烈，如其群阴用事，汩没真阳，地加于天，仓猝暴症之肢冷肤清，脉微欲绝，或上吐下泻，澄澈不臭者，非生用不为功。"而《长沙方歌括》则认为"阳气不能执行，宜四逆汤。元阳虚甚，宜附子汤。阴盛于下格阳于上，宜白通汤。阴盛于内格阳于外，宜通脉四逆汤。盖以生气既离，亡在顷刻，若以柔缓之甘草，岂能疾呼散阳而使返耶"。可见仲景以之急救即亡之阳，以拯危难之意明矣。后多遵此用之，如《传家秘宝方》单用大附子 1 枚（烧为灰，存性，蜜水调服）治阴盛格阳证；《济生方》则以之配姜汁治四肢厥逆，腹痛身冷，一切冷气。

2. 温经散寒 本品气雄性悍，走而不守，能温经散寒止痛。凡寒凝脏腑、经络所致之疼痛皆可运用。因其性大热，故尤善治寒痹痛剧者。如桂枝加附子汤、白术附子汤、甘草附子汤、桂枝芍药知母汤、乌头赤石脂丸、九痛丸等散寒止痛之剂，方中皆伍炮附子，其功如《本经》所载："主风寒咳逆邪气……寒湿踒躄，拘挛膝痛，不能行步"。《名医别录》亦言其主治"脚疼冷弱，腰脊风寒，心腹冷痛"诸疾。再如《本草思辨录》所释："附子阳药，以其入阳虚而寒重，非扶阳则风不能以徒驱，故扶阳与驱风并行。寒为阴邪，湿亦为阴邪，风湿之风，与伤风之风，亦致不同，非阳虚不尔，故亦需附子。"《医学衷中参西录》亦认为"凡一切凝寒痼冷之结于脏腑，著于筋骨，痹于经络血脉者，服此莫不奏效"。故后世多用附子治寒痛之证，如《宣明论方》以之配郁金、橘红等治一切厥心痛、小肠膀胱痛等；《济生方》则以之配木香、延胡索等治心腹冷痛。

3. 补火助阳 本品辛甘助阳，能益火消阴。上助心阳以通脉，中温脾阳以散寒，下补肾阳以益火，外达皮毛除表寒，故为补火助阳之要药。大凡心、脾、肾诸脏阳气衰弱诸证均可应用。仲景之用附子，常取其温补肾阳，化气行水之功。如八味肾气丸、真武汤等温肾化气之剂，方中皆以炮附子为君，其功如张元素所言："益火之源，以消阴翳，则便溺有节，乌、附是也"。《本草正》解之亦详："附子，因其善走诸经，故曰与酒同功，能除表里沉寒，厥逆寒噤，温中强阴，暖五脏，回阳气，格阳喉痹，阳虚二便不通及妇人经寒不调，小儿慢惊等证。大能引火归原，制伏虚热……无论表证里证，但脉细无神，气虚无热者所当急用。"后世医家亦常遵此制方，如《普济方》以之配泽泻等治小便不通，两尺脉俱沉微，用淋闭通滑之剂不效者；《朱氏集验医方》则以之配赤小豆、薏苡仁等治脾虚受湿发肿，一切虚肿。

4. 引火归元 《本草汇言》云："附子，回阳气，散阴寒，逐冷痰，通关节之峻药也。诸病真阳不足，虚火上升，咽喉不利，饮食不入，服寒药愈甚者，附子乃命门主药，能入窟穴而招之，引火归元，则浮游之火自熄矣。凡属阳虚阴极之候，肺肾无热证者，服之有起死之殊功。"故《长沙方歌括》认为"四逆汤为少阴正药，此证用之以招纳欲散之阳……生附子……彻上彻下，开避群阴，引阳归舍"，可见仲景之用附子亦有引火归原之意。

【用法用量】

仲景用附子计34方。

1. **用量** 大量三枚（每枚约重 30g），小量一两，多数用一枚。现常用量为3～15g。

2. **炮制** 仲景用附子有生用与炮用之别。一般回阳多生用，如于四逆汤方附子后注"生用，去皮，切八片"，且常与干姜为伍；散寒多炮用，如于桂枝附子汤方附子后注"炮"。

3. **用法** 多入汤剂。附子有毒，宜先煎、久煎。现入汤剂多先煎 30～60 分种，或煎至口尝无麻辣感为度。

【使用注意】

（1）仲景于桂枝附子去桂加白术汤方后注明"三服尽，其人如冒状，勿怪。此以附子、白术并走内逐水气，未得除，故使之尔。法当加桂四两"。以此提示附子在发挥温阳逐水之疗效时，可能使病人出现"如冒状"的反应，若出现可加桂枝以消降之。

（2）阴虚内热、真热假寒证当忌。《本草汇言》云："若病阴虚内热或阳极似阴之证，误用之，祸不旋踵。"

（3）孕妇忌用。《本草品汇精要》："妊娠不可服。"因其为大辛大热之品，孕妇用之，恐有堕胎之虞。

（4）不宜与半夏、瓜蒌、瓜蒌子、瓜蒌皮、天花粉、川贝母、浙贝母、平贝母、伊贝母、湖北贝母、白蔹、白及同用。

【现代研究】主含乌头碱、新乌头碱、次乌头碱、去甲乌头碱、去甲猪毛菜碱、塔拉乌头胺、异飞燕草碱、新乌宁碱、苯甲酰新乌头原碱、苯甲酰乌头原碱、苯甲酰次乌头原碱。有强心、扩血管、镇痛、抗炎、抗溃疡等作用[1]。

【临床应用】

1. **房室传导阻滞疑难病例** 一～三度房室传导阻滞的疑难病例运用附子注射液，能提高心脏起搏点窦房结的功能，并改善心功能，取得了较满意疗效，避免了应用副作用较多的异丙肾上腺素及安装人工起搏器[2]。

2. 病态窦房结综合征（病窦）　应用附子注射液 8～12g（每 2ml 含生药附子 4g）与 5%葡萄糖溶液 500ml，滴速为 10～20 滴/分，每日 1 次，2 周为 1 个疗程。治疗 16 例伴右脑、心缺血症状的病窦病人，结果：治疗前后平卧心率、植物神经阻滞后校正窦房结恢复时间（SNRTc）有显著差异（均为 $P<0.05$），活动后心率有非常显著差异（$P<0.01$）[3]。

3. 缓慢型心律失常　附子 I 号注射液静脉滴注治疗因冠心病、心肌炎后遗症等引起的缓慢型心律失常（房室传导阻滞、病态窦房结综合征）14 例，显效率 23.0%，总有效率 77.0%[4]。附子 I 号注射液、附子 I 号注射液合并生脉注射液组治疗缓慢型心律失常各 18 例，在静滴过程中对心率有显著提高作用（均为 $P<0.01$）；附子 I 号注射液在滴后 30 分钟，对心率仍有提高作用（$P<0.05$）[5]。

4. 痹证　以熟附子、制川乌各 10～15g，防己、当归、白术、茯苓各 15g，麻黄、红花、桂枝、路路通、补骨脂各 10g，薏苡仁 25g，蜈蚣 2 条，治疗痹证 23 例，治愈 16 例，好转 3 例，无效 2 例，中断治疗 2 例[6]。

5. 风湿性关节炎　用桂枝附子汤治疗风湿性关节炎 20 例，服 1 周后大多病情减轻，服 2 周后病情基本控制，服 1 个月后不仅临床症状消失，而且血沉和抗链球菌溶血素"O"值全部下降正常[7]。

6. 老年增生性脊柱炎　用制附子（文火先煎 30 分钟）、当归、三七各 10g，党参、白术、茯苓、丹参、杜仲、牛膝各 15g，白芍 30g，文火水煎 2 次，早、晚分服。10 天为 1 个疗程，视病情连服 1～3 个疗程。治疗 45 例，显效 20 例，好转 21 例，无效 4 例[8]。

7. 变应性鼻炎　用附子（先煎）、桂枝、白芍、茯苓、白术各 10g，银柴胡、防风、五味子、乌梅各 12g，生黄芪 50g，党参 15g；鼻黏膜苍白或见腰酸肢冷、肾阳亏损者加淫羊藿、补骨脂各 10g。每日 1 剂，分 2 次煎服。每 20 天为 1 个疗程。治疗 150 例，显效率 35.5%，有效率 54.8%，无效率 9.5%[9]。

8. 齿、鼻衄血　以芪附归丹四君子汤化裁（由黄芪、制附子、党参或太子参、白术、茯苓、甘草、当归、紫丹参组成），用附子与益气活血药配伍为主，方中附子用量为 10～20g，以 15g 居多。治疗 27 例，治愈 15 例，显效 4 例，好转 7 例，无效 1 例[10]。

参考文献

[1] 国家药典委员会. 临床用药须知·中药饮片卷 [M]. 北京：中国医药科技出版社，
    2011：550.

[2] 朱伯卿，戴瑞鸿，徐稚民. 附子治疗房室传导阻滞疑难病例的临床观察 [J]. 中医杂志，
    1985，（4）：38-40.

[3] 朱伯卿，戴瑞鸿，胡胜龄. 附子治疗病态窦房结综合征的临床观察 [J]. 上海医学，1983，
    （9）：509.

[4] 鲍延熙，徐济民，徐有秋，等. 附子Ⅰ号对缓慢型心律失常的临床疗效及应用希氏束电图
    研究其对心脏传导系统的机制（附 14 例临床病例及动物实验分析）[J]. 上海医学，
    1979，（12）：2-5.

[5] 郭士魁，陈可冀，钱振淮，等. 附子Ⅰ号并生脉注射液静脉滴注治疗 18 例缓慢型心律失常
    临床疗效观察 [J]. 北京医学，1981，3（1）：46-48.

[6] 林泽森. 川乌附子剂治疗痹证 23 例 [J]. 吉林中医药，1980，（1）：43-44.

[7] 马维智. 桂枝附子汤治疗风湿性关节炎 20 例分析 [J]. 甘肃医药，1994，（4）：223-224.

[8] 陈熹. 加味附子汤治疗老年增生性脊柱炎 45 例 [J]. 河南中医，2004，（7）：42.

[9] 周景伟. 加味附子汤治疗变应性鼻炎的疗效观察 [J]. 上海中医药杂志，2001，（1）：26.

[10] 黎济民. 运用附子治疗齿鼻衄血 27 例 [J]. 黑龙江中医药，1990，（3）：37.

干姜 Gānjiāng

为姜科植物姜 *Zingiber officinale* Rosc.的干燥根茎。辛，热。归脾、胃、肾、心、肺经。

【处方用名】干姜。

【功效主治】

1. 温中散寒　本品辛热燥烈，主入中焦，"专散里寒"（《药品化义》），"温中土之专药"（《本草思辨录》）。凡中焦寒证，无论寒实或虚寒证皆宜。如治太阴虚寒证之理中丸（汤），治"心胸中之大寒痛，呕不能饮食，腹中寒"之大建中汤，治"干呕，吐逆，吐涎沫"之半夏干姜散等，均用以温运中焦，可使寒邪得

以驱散,脾阳得以恢复。

2. 回阳救逆 本品入心、肾经,为"回阳通脉之品"(《要药分剂》)。适用于心肾阳虚,阴寒内盛之亡阳厥逆,脉微欲绝,常与附子相须为用。如四逆汤、通脉四逆汤、四逆加人参汤、干姜附子汤、茯苓四逆汤、白通汤、白通加猪胆汁汤、通脉四逆加猪胆汁汤等,"合以附子同投,则能回阳立效,故书则有附子无姜不热之句"(《本草求真》)。

3. 温肺化饮 本品入肺、脾经,上能温肺以散寒化饮,中能温脾以行水消痰。适用于寒饮喘咳,形寒背冷,痰多清稀等。"观小青龙汤、小青龙加石膏汤、真武汤,皆曰心下有水,苓甘五味诸加干姜法,又皆隶于痰饮,则可见干姜所治,为在中之水饮,非在上之痰饮"(《本经疏证》)。仲景治疗寒饮咳喘,常与细辛、五味子相伍并用。

4. 温经止血 《本草思辨录》云:"干姜温中,自有止血之理。"如治"吐血不止"之柏叶汤,治"少阴病,下利,便脓血"之桃花汤,治"妇人陷经、漏下"之胶艾汤等,方中均取干姜温经止血之功,治疗虚寒性出血。《本草正》则认为:"(干姜)若炒至黑炭,已失姜性矣。其亦用以止血者,用其黑涩之性已耳。若阴盛格阳,火不归元及阳虚不能摄血,而为吐血、衄血、下血者,但宜炒熟留性用之,最为止血之要药。"提示止血当以炮姜为宜,现多从之。

【用量用法】

仲景用干姜计 39 方,其注明用量者 32 方。

1. 用量 用量最大四两,最小一两,一般常用量为三两。现常用量为 3～10g。

2. 炮制 仅甘草干姜汤中之干姜注明"炮"。《本草经读》解释说:"《金匮》治肺痿用甘草干姜汤自注炮用,以肺虚不能骤受过辛之味,炮之使辛味稍减,亦一时之权宜;非后世炮黑、炮灰、全亡姜之本性也。"现临证干姜、炮姜多分用,一般温中回阳、温肺化饮多用干姜,温经止血多用炮姜。

3. 用法 煎服,或入丸、散服。

【使用注意】《本草经疏》云:"久服损阴伤目。阴虚内热,阴虚咳嗽吐血,表虚有热汗出,自汗盗汗,脏毒下血,因热呕恶,火热腹痛,法并忌之。"提示本品,凡阴虚有热、血热妄行者忌服。又因其属辛热燥烈之品,孕妇宜当慎用。

【用药甄别】附子与干姜　二药均能温里散寒，回阳救逆，主治里寒证及亡阳证，常相须为用。然附子其性善走，可温助一身之阳气。上助心阳以通脉，中温脾阳以散寒，下补肾阳以益火，旁通关节而止痛。为补火助阳、散寒止痛之要药。凡心、脾、肾阳虚诸证，及寒凝诸痛等皆宜。干姜长于守中，为温中散寒之要药。主治脾胃寒证，无论虚实皆宜。又能温肺化饮，用于寒饮喘咳，痰多清稀等。尚能温经止血，用于虚寒性出血。

【现代研究】主含挥发油。本品有抗胃溃疡、调节胃肠运动、利胆、镇吐、镇痛、抗炎等多种药理作用[1]。

【临床应用】

1. **手足皲裂**　用 20%干姜酊 30ml（干姜 20g，80%乙醇溶液加至 100ml，取两次滤液合并而得）、干姜粉 5g、氯化钠 0.5g、甘油 30ml、香精 3 滴，水加至100ml。使用前要求振荡均匀，局部涂药后轻轻按摩 2～3 分钟，每天 2～3 次，7天为 1 个疗程。共观察 70 例，结果：治愈 46 例，显效 16 例，无效 8 例，总有效率为 88.6%[2]。

2. **冠心病、心肌梗死**　口服干姜胶囊（每粒含干姜生药 0.4g），每日 3 次，每次 2 粒，6 个月为 1 个疗程。共观察 60 例，结果：显效 35 例，有效 23 例，无效 2 例，总有效率为 96.7%。与对照组（阿司匹林组，总有效率为 80%）相比，差异显著（$P < 0.05$）[3]。

3. **寒湿腰痛**　将干姜碾碎成粉，取适量装入已缝制好的纱布袋，用针线密封制成厚度约 2cm 的姜包备用。每晚睡觉前先清洁局部皮肤，再将姜包放入微波炉加热，以各自皮肤的耐热程度而定。睡觉时，按疼痛部位取平卧或侧卧，平展姜包垫放在患处。每周更换姜粉 1 次，疗程 3 个月。共观察 53 例，能显著缓解病人腰痛，有效改善病人睡眠质量。此法效果好，方便实用，值得推广[4]。

参考文献

[1] 国家药典委员会. 临床用药须知·中药饮片卷 [M]. 北京：中国医药科技出版社，2011：554.

[2] 廖晖，王慧梅，王春莲，等. 干姜擦剂治疗手足皲裂 70 例 [J]. 中国中西医结合杂志，2001，21（6）：469.

[3] 钱宝庆，徐红，祝光礼，等. 干姜胶囊防治冠心病、心肌梗塞的临床研究 [J]. 中国中医急症，1988，7（1）：11-14.

[4] 王美蓉，於军兰，彭凤鸣. 干姜粉热敷兼调护治疗寒湿腰痛的疗效观察 [J]. 时珍国医国药杂志，2011，24（2）：499-500.

吴茱萸 Wúzhūyú

为芸香科植物吴茱萸 *Euodia rutaecarpa*（Juss.）Benth.、石虎 *Euodia rutaecarpa*（Juss.）Benth. var. *officinalis*（Dode）Huang 或疏毛吴茱萸 *Euodia rutaecarpa*（Juss.）Benth. var. *bodinieri*（Dode）Huang 的近成熟果实。辛、苦，热；有小毒。归肝、脾、胃、肾经。

【处方用名】吴茱萸、吴萸、制吴茱萸。

【功效主治】

1. 散寒止痛 本品辛散苦泄，性热温通，主入肝经。其"辛苦而温，芳香而燥，本为肝之主药"，善"散厥阴之寒"（《本草便读》），"疏肝气有偏长"（《本草征要》），为治寒凝肝脉诸痛之要药。因足厥阴肝经上达巅顶，下绕阴器，故本品主要用于厥阴头痛，寒疝腹痛，如"开郁化滞，治吞酸，厥阴痰涎头痛"（《本草纲目》），与生姜、大枣、人参同用，治"干呕，吐涎沫，头痛者"之吴茱萸汤。且"极能宣散郁结，故治肝气郁滞，寒浊下踞，以致腹痛疝瘕等疾"（《本草便读》），若"妇人少腹寒，久不受胎"，冲任虚寒，瘀血阻滞之月经不调，小腹冷痛，可与桂枝、当归、川芎等配伍，如温经汤。"温经汤有瘀血在少腹，而以吴茱萸为君，非以其能行瘀也。妇人年五十所而病非新得，宜缓图不宜峻攻。……不知妇人之病，多因虚积冷结气，瘀血在少腹不去，其为有久寒可知。冲任之血，肝实之主。肝中积冷之气，非吴茱萸讵能辟去"（《本草思辨录》）。

2. 温中降逆 本品"辛温暖脾胃而散寒邪"（《本草经疏》），"下气最速"（《本草衍义》），长于降逆止呕，可用于外寒内侵，胃失和降之呕吐。因其"顺折肝木之性，治吞吐酸水如神"（《药鉴》），故尤宜于肝寒犯胃之呕吐吞酸，如吴茱萸汤既止头痛，亦治"食谷欲呕""少阴病，吐利，手足厥冷，烦躁欲死"。

此外，本品性热能温脾肾而散阴寒，味苦能"燥肠胃而止久滑之泻"（《本草征要》），"肠虚人服之愈甚"（《本草衍义》），用于脾肾虚寒之五更泄泻。如"四神丸中用吴茱萸者，非尽祛寒也，亦借其性燥以祛湿耳"（《本草新编》）。

【用量用法】

仲景用吴茱萸共计 4 方。

1. 用量　大量为二升，小量为一两。现内服常用量为 2～5g，外用适量。

2. 炮制　仲景于吴茱萸汤后注明用"洗"法。《奇效良方》解释为："水洗去毒。"《本草求真》曰："吴茱萸陈者良，泡去苦烈汁用。止呕黄连水炒，治疝盐水炒，治血醋炒。"今有酒制、醋制、盐制、姜制、黄连水制等炮制方法。

3. 用法　入汤剂煎服，亦可外用。

【使用注意】本品辛热燥烈，易耗气动火，故不宜多用、久服。阴虚有热者忌用。孕妇慎用。

【现代研究】主含吴茱萸碱、吴茱萸次碱、吴茱萸新碱、羟基吴茱萸碱、羟基吴茱萸碱、吴茱萸酰胺、吴茱萸烯、罗勒烯、柠檬苦素、吴茱萸内酯醇等，尚含吴茱萸酸、吴茱萸苦素、吴茱萸啶酮等。有抑制胃肠运动、抗溃疡、止泻、抗心肌损伤、降血压、抗炎、镇痛、抗肿瘤、抗血栓等作用[1]。

【临床应用】

1. 神经性嗳气　以吴茱萸、三七等量相伍，焙干，研末，每次 6g，1 日 3 次，以淡盐水煎汤，徐徐服之。5 天为 1 个疗程，应用 2 个疗程，治疗神经性嗳气症 23 例。痊愈 17 例，有效 3 例，无效 3 例，有效率为 87.0%[2]。

2. 排尿性晕厥　单味吴茱萸 6g，水煎温服治疗排尿性晕厥 6 例。结果：全部治愈[3]。

3. 药物性肝损害　以吴茱萸、茵陈各 15g，金银花、白芍、陈皮各 12g，水煎，每日 1 剂，睡前服。对照组用西药治疗。30 天为 1 个疗程，观察 1～4 个疗程。60 例中，治愈 42 例，显效 12 例，好转 6 例，无效无。治疗组与对照组对比，疗效有显著性差异（$P<0.05$），肝功能恢复时间亦有显著差异（$P<0.01$）[4]。

4. 慢性前列腺炎　以吴茱萸为主内服兼外敷治疗慢性前列腺炎 46 例，年老体弱者或无明显热象者，用吴茱萸 15～20g，水煎服；体质强壮或有热象者，用吴茱萸 10～12g，竹叶 8g，水煎服。配合吴茱萸 60g，研末，用酒、醋各半，调制成糊状，外敷于中极、会阴穴，局部用胶布固定，每日 1 次。结果：痊愈 29

例，显效 10 例，有效 5 例，无效 2 例，总有效率 95.7%[5]。

5. 癫痫 以吴茱萸生用，研细，加冰片少许，用凡士林调为膏状，外敷穴位，治疗癫痫 19 例。显效 12 例，好转 6 例，无效 1 例[6]。

6. 复发性口疮 将吴茱萸研细末，每次 20g，加食醋适量调成糊状，外敷双足涌泉穴。每晚 1 次，连用 10 次为 1 个疗程。2 个疗程间隔 2～3 天，均采用 2 个疗程治疗。1 年内未复发 9 例，半年内未复发 43 例，4 个月内未复发 61 例，3 个月内复发 15 例（为无效），总有效率 88.28%[7]。

7. 牛皮癣 将吴茱萸研细过筛，用凡士林研磨均匀，外涂治疗牛皮癣 21 例。痊愈 15 例，显效 3 例，有效 2 例，无效 1 例，总有效率为 95.2%[8]。

8. 痛经 将吴茱萸粉和云南白药调成膏状，从就诊当天及月经期前 6 天开始外敷，至月经来潮后第 6 天止，每日一换，连续治疗 3 个月经周期为 1 个疗程，治疗痛经 28 例。痊愈 15 例，好转 12 例，无效 1 例，有效率为 96.4%[9]。

9. 妇科腹腔镜术后恶心呕吐（PONV） 以吴茱萸粉与姜汁调和后敷贴于内关穴与足三里穴治疗 53 例；对照组以红米粉、玉米与黑米粉加姜汁调和后敷贴治疗 53 例。治疗组病人与对照组病人在术后 6 小时、24 小时的恶心、呕吐程度差异对比具有显著统计学意义；两组病人通过 PONV 恶心程度视觉模拟评分（NVAS）进行评价，发现术后 6 小时、术后 24 小时治疗组的评分明显要低，差异结果显著（$P<0.05$）[10]。

10. 高血压 以吴茱萸加醋调糊，外敷涌泉穴治疗高血压 36 例。结果：显效 8 例，有效 18 例，无效 10 例，总有效率为 72%；治疗前后收缩压、舒张压有明显改变（$P<0.05$）；且对头痛、头晕、面红、口干、乏力症状有明显改善作用[11]。

11. 低心率变异性冠心病 以吴茱萸穴位敷贴结合西医常规治疗低心率变异性冠心病 50 例，对照组采用西医常规治疗 50 例。治疗前两组 24 小时窦性 R–R 间期标准差（SDNN）、24 小时连续 5 分钟窦性 R–R 间期均值标准差（SDANN）、相邻窦性 R–R 间期差值均方根（RMSSD）、相邻窦性 R–R 间期差值超过 50ms 的百分比（PNN50）、极低频功率（VLF）、低频功率（LF）及高频功率（HF）比较，差异均无统计学意义（$P>0.05$），而在治疗 2 周后，两组 SDNN、SDANN、RMSSD、PNN50、VLF、LF 及 HF 均明显升高，且治疗组明显高于对照组（$P<0.05$）[12]。

参考文献

[1] 国家药典委员会. 临床用药须知·中药饮片卷 [M]. 北京：中国医药科技出版社，2011：560–564.

[2] 王玉芝. 吴茱萸治疗神经性嗳气 [J]. 中医杂志，1995，36（4）：202.

[3] 郭传安. 吴茱萸善治排尿性晕厥 [J]. 中医杂志，1995，36（3）：137.

[4] 刘清珍，刘喜新. 吴茱萸治疗药物性肝损害 [J]. 中医杂志，1995，36（4）：199.

[5] 范新发. 吴茱萸治疗慢性前列腺炎 [J]. 中医杂志，1995，36（4）：200.

[6] 王兆荣. 吴茱萸贴敷穴位治疗癫痫病 [J]. 江西中医药，1997，28（2）：61.

[7] 王新陆，王玉英，王俊吉. 吴茱萸穴位贴敷治疗复发性口疮的临床观察 [J]. 潍坊医学院学报，1998，20（3）：212–213.

[8] 孙玉德，韩治和. 吴茱萸治疗牛皮癣21例 [J]. 中医药信息，2000，（2）：47.

[9] 兰迪翔，张爱芳. 吴萸白药膏敷神阙穴治疗痛经 [J]. 江西中医学院学报，1997，9（4）：17.

[10] 李美丽，刘晓峰. 吴茱萸贴敷对妇科腹腔镜术后恶心呕吐的效果 [J]. 光明中医，2016，31（13）：1926–1928.

[11] 吴学苏，张雪玫. 吴茱萸外敷治疗高血压病 36 例 [J]. 南京中医药大学学报，1998，14（3）：187.

[12] 张宇霞，黎明，张元贵. 吴茱萸穴位贴敷治疗冠心病低心率变异性的临床研究 [J]. 中国医药导报，2016，13（19）：88–91.

蜀椒 Shǔjiāo

为芸香科植物青椒 *Zanthoxylum schinifolium* Sieb. *et* Zucc.或花椒 *Zanthoxylum bungeanum* Maxim.的成熟果皮。辛，温；有小毒。归脾、胃、肾经。

【处方用名】花椒、蜀椒、川椒、炒花椒。

【功效主治】

1. 温中止痛 如治"心胸中大寒痛，呕不能饮食，腹中寒，上冲皮起，出见有头足，上下痛而不可触近"之大建中汤，治"心痛彻背，背痛彻心"之乌头赤石脂丸，方中蜀椒"味辛性温，入足阳明胃、厥阴肝、足少阴肾、足太阴脾，暖中宫而温命门，驱寒湿而止疼痛，最止呕吐，善医泄利"（《长沙药解》），"除六腑寒冷"（《别录》），长于"行中道以能温中"（《本经疏证》），散寒凝以能止痛。凡脘腹冷痛，呕吐泄泻，"证属寒凝，诚为要剂"（《药性解》）。

2. **驱蛔杀虫** 如治"蛔厥"的乌梅丸，后世奉为驱蛔的祖方。方中蜀椒"椒，细之辛，蛔得之而死"（《医方考》），"凡人呕吐，服药而不纳者，必有蛔在膈间，蛔闻药则动，动则药出而蛔不出，但于呕吐药中加炒川椒十粒，盖蛔见椒则头伏也。观此，则张仲景治蛔厥乌梅丸用蜀椒，亦此义也"（《本草纲目》）。可用于腹痛时作，常自吐蛔，或手足厥冷之蛔厥证。

3. **祛风止痒** 仲景未详。后世每多用之。如《谭氏小儿方》以单品浸洗治漆疮；《仁斋直指方》用以与杏仁研膏涂掌心，合阴囊而卧"治肾风囊痒"；《医级》椒芽汤以之水煎熏洗，治"妇人阴痒不可者"，皆取此功能。

【用量用法】

仲景用蜀椒共见 6 方。

1. **用量** 本品在乌梅丸中用四两，升麻鳖甲汤、乌头赤石脂 1 丸中用一两，大建中汤中用二合，王不留行散、白术散中用三分。现今常用量为 2～5g，外用适量。

2. **炮制** 除乌头赤石脂丸外，余 5 方均注明"去汗"。《证类本草》谓："凡用椒皆火微熬之汗出（即微炒至油质渗出为度）。"仲景又于王不留行散方后云"除目及闭口"。《雷公炮炙论》解释曰："凡使蜀椒，须去目及闭口者，不用其椒子。"今各地蜀椒与椒目分开使用。

3. **用法** 水煎服，或入丸、散剂。外用多研末调敷或煎水熏洗。

【使用注意】

（1）本品性热有毒，不宜过量使用 如《千金·食治》云："久食令人乏气失明。"《别录》曰："多食令人乏气，口闭者杀人。"

（2）阴虚火旺者忌用 《本草经疏》谓："一切阴虚阳盛，火热上冲，头目肿痛，齿浮……咯血，吐血等证，法所咸忌。"

（3）孕妇慎服 《随息居饮食谱》谓："多食动火堕胎。"

【现代研究】主要含挥发油、柠檬烯、1,8-桉叶素、月桂烯、香桧烯、芳樟醇、α-蒎烯、β-蒎烯等。本品具有调节胃肠运动、抗溃疡、抗炎、镇痛、抗菌等药理作用[1]。

【临床应用】

1. 蛔虫性肠梗阻　大黄花椒油（麻油 100g，大黄 20g，花椒 10g），将花椒置于油中，加温至沸，继投入大黄，随即离火，待凉去渣，2 次分服，效果显著[2]。

2. 血吸虫病　花椒炒研成粉装胶囊，成人每天 5g，分 3 次服。20～25 天为 1 个疗程。试用于早、中期血吸虫病，对改善症状有一定作用，服药后食欲增加，肝脾有不同程度的缩小[3]。

3. 小儿疝气　取香附、蜀椒各等份，新麸皮 500g，大青盐粒 5～6g，陈醋适量，将上药拌湿炒黄，用消毒纱布将上药包裹，根据病情轻重辨证选穴，温热外敷。每日 3 次，1 周为 1 个疗程，一般需 2～4 个疗程。共观察 32 例，结果：总有效率为 84.4%[4]。

4. 阴痒　取蜀椒、蒲公英、艾叶各 15g，水煎，熏洗外阴 10～25 分钟，每日 2～3 次。共观察 106 例，结果：治愈率为 98.1%[5]。

5. 痔疮　取蜀椒 350g，苦参 280g，鲜臭蒲根、朝阳柳树须各 500g，混匀，分为 7 份，每份药用 2 次，水煎熏洗患处 20 分钟。共观察 66 例，结果：有效率为 100%[6]。

6. 血栓闭塞性脉管炎　自拟方（川芎、蜀椒、生姜、鸡血藤各 30g，白芷、龙葵各 15g，徐长卿 60g，水蛭 3g），水煎，浸泡双足 15～20 分钟，每日 1～2 次。共观察 8 例，效果显著[7]。

参考文献

[1] 国家药典委员会. 临床用药须知·中药饮片卷 ［M］. 北京：中国医药科技出版社，2011：574.

[2] 雷农生. 大黄花椒油治愈蛔虫性肠梗阻 ［J］. 四川中医，1985，(8)：40.

[3] 江苏新医学院. 中药大辞典（上册）［M］. 上海：上海人民出版社，1977：1057.

[4] 张宽智. 香附蜀椒散外敷治疗小儿疝气 ［J］. 中医外治杂志，1997，(2)：36.

[5] 马爱华. 蜀椒洗剂治疗湿热型阴痒 106 例疗效观察 ［J］. 浙江中医学院学报，1984.

[6] 周锦鹏. 蜀椒汤熏洗疗痔 66 例 ［J］. 中医外治杂志，2000，9 (2)：24.

[7] 吕尚团. 川芎、蜀椒等中药浸泡足部治疗血栓闭塞性脉管炎疗效观察 [J]. 海峡药学，1996，8（2）：52.

天雄 Tiānxióng

为毛茛科植物乌头 *Aconitum carmichaeli* Debx. 形长的块根。辛，热；大毒。归肾经。

【处方用名】天雄。

【功效主治】

1. 益火助阳　本品辛热，"禀纯阳之性，补命门、三焦，壮阳精，强肾气，过于附子"（《本经逢原》）。如仲景天雄散方，虽不言所主何病，据《方药考》云："此为补阳摄阴之方，治男子失精，腰膝冷痛。"方中天雄益火助阳，"得白术、桂枝、龙骨疗男子失精"（《本草撮要》），共奏补阳摄阴之效。若"非脾肾阳虚型失精切勿轻易使用"（《金匮要略方论》）。

2. 祛风散寒　本品辛热，"与附子相同，但功力略逊耳"（《本草通玄》）。能祛风蠲痹，"温经逐冷，不能顷刻回阳，湿痹寒甚者宜之"（《药性切用》）。"主大风，寒湿痹，历节痛，拘挛缓急"（《本经》），为"主治风寒湿痹之品"（《本草求真》）。适用于风寒湿痹，历节风痛，四肢拘挛。

【用量用法】

仲景用天雄仅见天雄散 1 方。

1. 用量　原方中本品用量为三两。现常用量为 2～6g。

2. 炮制　天雄有毒，仲景注明"炮"用。《本草拾遗》曰："天雄宜炮皱坼后，去皮尖底用之"，现多从之。

3. 用法　原方用散。今多入煎剂，或入丸、散用。

【使用注意】本品辛热有毒，用量不宜过大。阴虚阳盛及孕妇忌之。

【备注】本品始载于《神农本草经》。《本草别说》谨按云："天雄者始种乌头，而不生诸附子、侧子之类。经年独生长大者是也。"《本草纲目》曰："天雄乃种附子而生出或变出，其形长而不生子，故曰天雄。其长而尖者，谓之天锥，象形也。"《医学衷中参西录》曰："种附子于地，其当年旁生者为附子，其原种之附子则成乌头矣。若种后不旁生附子，惟原种之本长大，若蒜之独头无瓣者，名谓天雄。"由此可见，乌头、附子、天雄同出一物。其中，天雄的原种为乌头，因丧失繁殖能力后，经年独生长大者是也。由于天雄药肆无售，故临床多以附子代替用之。

乌头 Wūtóu

为毛茛科植物乌头 *Aconitum carmichaeli* Debx.、北乌头 *Aconitum kusnezoffii* Reichb.的块根。前者称为川乌，后者称为草乌。辛、苦，热；有大毒。归心、肝、肾、脾经。

【处方用名】川乌、草乌、制川乌、制草乌。

【功效主治】

1. **祛风除湿** 本品辛苦性热，药力强悍，能祛风湿，"通经络，利关节，寻蹊达径，而直抵病所，宜其人风寒湿痹之证，或骨内冷痛及积邪入骨，年久痛发"（《本草汇言》）。因其性热，"驱逐寒湿之力甚捷"（《长沙药解》）。故对于寒邪偏盛、疼痛较剧之痛痹最为适宜。如治"病历节不可屈伸疼痛"之乌头汤。

2. **温经止痛** 本品辛散温通，功能温煦脏腑，"力能疏通痼阴沍寒，确是妙药"（《本草正义》）。尤以止痛之功称著，善"破诸积冷痛"（《本草发明》）。如治"寒疝绕脐痛"之大乌头煎，治"寒疝腹中痛"之乌头桂枝汤，治"心痛彻背，背痛彻心"之乌头赤石脂丸，治"寒气厥逆"之赤丸等，"必须沉寒痼冷，足以相当"（《本草述钩元》）。适用于心腹冷痛、寒疝疼痛等多种寒凝疼痛。

【用法用量】

仲景用乌头共见5方。

1. **用量** 本品在乌头汤、乌头煎中用五枚，赤丸中用二两，乌头赤石脂丸中用一分，乌头桂枝汤中未注明用量。现常用量为1.5～3g。

2. **炮制** 如赤丸、乌头赤石脂丸均注明"炮"。现多制用，取乌头，大小个分开，用水浸泡至内无干心，取出，加水煮至取大个切开内无白心、口尝微有麻舌感时，取出，晾至六成干后切薄片，干燥。

3. **用法** ①煎法。如大乌头煎："以水三升，煮取一升，去滓，纳蜜二升，煎令水气尽，取二升"，说明乌头入煎剂宜加蜜久煎。现一般以先煎 30～60 分钟为宜，或煎至口尝无麻辣感为度。②服法。一是"以知为度"。所谓"知者，如醉状，得吐者为中病"。若"不知，稍增之"。即根据病人的体质或耐受程度而定。二是"小量渐增"。若"强人服七合，弱人服五合。不瘥，明日更服，不可一日再服"。切忌骤服大量，谨防中毒。

【使用注意】生川乌、生草乌为国家毒性中药管理品种，内服一般应炮制用，生品内服宜慎；酒浸、酒煎服易致中毒，应慎用；孕妇禁用；不宜与半夏、瓜蒌、瓜蒌子、瓜蒌皮、天花粉、川贝母、浙贝母、平贝母、伊贝母、湖北贝母、白蔹、白及同用。

【现代研究】主含乌头生物碱类成分。本品有抗炎、镇痛、免疫抑制等多种药理作用[1]。

【临床应用】

1. **退行性膝关节病**　用乌头汤加减（草乌、麻黄、赤芍、海风藤、络石藤、雷公藤、川芎、徐长卿各 15g，川乌 10g，桂枝、威灵仙各 20g，伸筋草、透骨草、狗脊各 30g）。将上方用布袋装好，放于熏蒸机内加水加热。病人将下肢放入熏蒸舱内，用药物产生的蒸汽熏蒸治疗，温度设定为 48℃～51℃，每天 1 次，每次 40 分钟，10 天为 1 个疗程。共观察 80 例，总有效率为 95%[2]。

2. **强直性脊椎炎**　用乌头桂枝汤（制川乌 4.5g，川桂枝、白芍、生姜各 9g，炙甘草 6g，大红枣 7 枚）随症加减，每日 1 剂，水煎服。共观察 89 例。结果：治愈（腰背及下肢疼痛、麻木感消失，活动自如）68 例，显效（腰背及下肢疼痛明显减轻，但长时间活动后可有轻度疼痛）16 例，好转（受凉及劳累后可有轻度疼痛）5 例[3]。

3. **嵌顿痔**　用乌头桂枝汤（川乌 25g，桂枝、白芍各 45g，甘草、生姜、蜂蜜各 30g，大枣 7 枚）加水 4000ml，微火煮沸 30 分钟。趁热熏蒸肛门，温时坐浴或蘸取药液洗敷患处，同时轻轻向上托按痔核，以病人能耐受为度。每次 30 分钟，2～4 小时 1 次。每日 1 剂，再用时再加温。共观察 43 例，全部治愈[4]。

4. **痹证**　用乌头汤加减（生麻黄 7g，白芍、赤芍各 15g，生黄芪 20g，甘草 8g，制川、草乌各 8g），1 剂/日，水煎服，连服 20 天为 1 个疗程。共观察 120 例，结果：临床治愈（症状全部消失，功能活动恢复正常，实验室检查指标正常）80 例，显效（全部症状消除或主要症状消除，关节功能基本恢复，能参加正常工作和劳动）20 例，有效（病变关节症状有所减轻，关节疼痛轻微，功能活动有一定的恢复）15 例，无效 5 例，治愈率为 66.7%，总有效率为 95.8%[5]。

4. 手术麻醉　①用生川乌磨成细粉，按 10%比例，浸入 70%乙醇中，24 小时过滤，制成 10%的乌头乙醇浸出液。用于鼻腔和口腔黏膜麻醉。②用上浸出液加入蒸馏水或生理盐水配制成 1.25%稀释液，用于眼、气管、食管表面麻醉。③以极细乌头粉 1 份与葡萄糖粉 9 份混合，配成乌头葡萄糖粉。在食管镜直达喉镜检查时，以粉末置于镜上慢慢吞咽。据 138 例观察，麻醉有效率为 97.1%[6]。

【备注】乌头有川乌和草乌之分　川乌主产于四川，系人工栽培；草乌全国各地均产，系野生。两者性能功用相似，惟毒性以草乌尤甚，临证应区别应用。

参考文献

[1] 国家药典委员会. 临床用药须知·中药饮片卷 [M]. 北京：中国医药科技出版社，2011：411.

[2] 李武. 乌头汤加减熏蒸治疗退行性膝关节病 80 例 [J]. 中医外治杂志，2011，20（4）：35.

[3] 成朝寿，贲秀莲. 乌头桂枝汤治强直性脊椎炎 89 例 [J]. 国医论坛，1996，11（2）：16.

[4] 邓艳霞. 乌头桂枝汤熏洗治疗嵌顿痔 43 例 [J]. 中医外治杂志，2008，17（3）：20–21.

[5] 鲁明清，曹勇. 应用仲景乌头汤加减治疗痹证 120 例临床体会 [J]. 时珍国医国药，2005，16（9）：896–897.

[6] 王辉武. 中药新用（第二集）[M]. 重庆：科学技术文献出版社重庆分社，1990：40.

第六章
理气药

本类药物多辛温芳香，长于调畅气机，能行气健脾，疏肝解郁，理气宽胸，主要用治脾胃气滞、肝气郁滞、肺气壅滞等证。

橘皮 Júpí

为芸香科植物橘 *Citrus reticulata* Blanco 及其栽培变种的成熟果皮。苦、辛，温。归肺、脾经。

【处方用名】橘皮、陈皮。

【功效主治】

1. 理气健脾 本品辛温气香，主入中焦。长于"理气散寒，宽中行滞，健运肠胃，畅利脏腑，为脾胃之圣药"（《本草汇言》），且性温而不峻烈。适用于各种原因所致的脾胃气滞证。因其味苦，又"能燥脾家之湿"（《本草经疏》）。如治"胸痹，胸中气塞，短气"之茯苓杏仁甘草汤、橘枳姜汤，《张氏医通》释曰："夫短气不足以息者，实也。故二方皆利气之剂，一以疏利肺气，一以疏利胃气也。"《金匮玉函经二注》进一步分析说："一属手太阴肺，肺有饮，则气每壅而不利，故以茯苓逐水，杏仁散结，用之当矣。……一属足阳明胃，胃中实，故君橘皮以理气，枳实以消满，且使积滞去而机窍通，更加生姜之辛，无处不宣，靡有遏抑，庶邪去而正自快。同一实证中，又有脏腑之别也。"可见橘皮之用，义在理气和胃、宣通气机。《本草汇言》谓："如欲调气健脾，橘皮功居其首焉。"证之临床，凡脾胃气滞之证，未有不用此者也。又借以行气之功，每与补益药配伍同用，可使之补而不滞，如异功散中橘皮之用，即是明证。

2. 降逆止呕 如治"干呕、哕"之橘皮汤，及治"哕逆"之橘皮竹茹汤，两方均选用苦降性温的橘皮，旨在理气和胃降逆。前方配伍温胃止呕的生姜同用，治疗胃寒气逆之呕哕证；后方则伍清胃止呕的竹茹同行，治疗胃虚有热的呕逆。只要配伍得宜，皆能奏效。仲景于橘皮汤方后云"下咽即愈"，足见其止呕之功甚捷。

3. 燥湿化痰 仲景未明此效。本品苦温燥湿，能祛已生之痰；味辛行气，可使气顺则痰消。故"消痰饮极有殊功"（《本草纲目》）。可用于各种痰证，尤以治湿痰、寒痰为宜。每与半夏、茯苓配伍同用，如治湿痰主方二陈汤即是明证。方中以半夏燥湿化痰，取陈皮理气燥湿，使气顺痰消，更伍甘淡的茯苓渗湿健脾，俾湿去脾旺，痰无由生。因本草方中有陈皮、半夏以"陈久者良"一说，故《医方集解》又有"湿痰通用二陈"一语。凡"痰实气壅服妙"（《本草蒙筌》），另随症配方加减不同，又可广泛用于其他痰证。

陈皮辛散苦降，气香温通，具有行、降的特点，为脾肺气分主药。其功能诚如《本草汇言》云："总属理气之珍"。《本草纲目》进一步论述本品："治百病，总是取理气燥湿之功。同补药则补，同泻药则泻，同升药则升，同降药则降。"揭示本品功能独著，且可随配伍而异也。

【用量用法】

仲景用橘皮仅见 4 方。

1. 用量 原方用量最大者为一斤，如橘枳姜汤；用量最小者为二两半，如茯苓饮。现常用量为 3～10g。

2. 炮制 仲景未详。现一般除去杂质，喷淋水，润透，切丝，干燥。《本草纲目》云："他药贵新，惟此（陈皮）贵陈。"本品以放置陈久入药者良。

3. 用法 煎汤内服，或入丸、散用。

【使用注意】因其性温燥，易耗气伤阴，故气虚，阴虚燥咳或吐血者不宜用。《本草汇言》云："亡液之证，自汗之证，无虚之人，吐血之证不可用。"

【现代研究】主含橙皮苷、新橙皮苷、橙皮素、川陈皮素、对羟福林、黄酮化合物、挥发油等。有升高血压、抗脂质过氧化、扩张支气管、祛痰、利胆、降低血清胆固醇等作用[1]。

【临床应用】

1. **顽固性肝硬化腹水**　用大橘皮汤（橘皮、茯苓、猪苓、泽泻、白术各 15g，滑石 30g，槟榔 15～30g，肉桂、木香、甘草各 5g，生姜 10g）颗粒剂冲服，每日 2 剂，日服 2 次，1 个月为 1 个疗程，观察 1 个疗程。共治疗 33 例。结果：显效 12 例，好转 18 例，无效 3 例，总有效率为 90.91%[2]。

2. **功能性消化不良**　用贮存期为 10 年的道地新会陈皮，研粉，按 0.6g/粒，入胶囊，每次 6 粒，每天 3 次，2 周为 1 个疗程，观察 2 个疗程。共治疗 29 例。结果：显效 3 例，有效 15 例，无效 11 例，总有效率 62.07%[3]。

3. **慢性萎缩性胃炎**　用加味陈皮膏（陈皮、丹参、刘寄奴各 12g，炙黄芪 30g，炒白术、太子参各 10g，肉豆蔻 9g，炙甘草、丁香各 6g，荜茇、高良姜、干姜各 3g，炒白芍 20g，当归 15g）水冲服，20g/次，日服 2 次，观察 3 个月。共治疗 50 例。结果：临床痊愈 15 例，显效 25 例，有效 7 例，无效 3 例，总有效率为 94%[4]。

4. **胆汁反流性胃炎**　用橘皮竹茹汤加味（橘皮、竹茹各 20g，金钱草、党参、生姜各 15g，柴胡 12g，白芍、郁金、枳实、甘草各 10g，黄芩 6g，代赭石 30g，大枣 5 枚）水煎服，每日 1 剂，日服 2 次，30 天为 1 个疗程，观察 1 个疗程。共治疗 80 例。结果：临床治愈 45 例，显效 19 例，有效 13 例，无效 3 例，总有效率为 96.25%[5]。

5. **重症肝炎顽固性呕吐**　用橘皮竹茹汤（橘皮、竹茹各 10g，人参、甘草、枇杷叶、半夏、麦冬、茯苓各 10g，生姜 5 片，大枣 5 枚，柿蒂 10g）水煎服，每日 1 剂，观察 8 天。共治疗 8 例。结果：1 例症状缓解出院，痊愈 7 例，痊愈率为 87.5%[6]。

【备注】关于陈皮诸名　本品原名"橘皮"。习惯认为新鲜橘皮味较辛辣，气烈而燥。《本草纲目》指出："他药贵新，惟此（橘皮）贵陈。"经放置陈久后，气味缓和，行而不峻，温而不燥烈，其质量为优，故名"陈橘皮"，简称"陈皮"。本品以广东新会所产者为佳品，奉为道地药材，又称"广陈皮"或"新会皮"。

参考文献

[1] 国家药典委员会. 临床用药须知·中药饮片卷［M］. 北京：中国医药科技出版社，
2011：582.

[2] 陆磊，管其健，黄文锋，等. 大橘皮汤颗粒剂治疗顽固性肝硬化腹水 69 例临床研究［J］.
河北中医，2004，26（1）：11-13.

[3] 邱国海，李景新，唐荣德，等. 10 年新会陈皮治疗功能性消化不良临床研究［J］. 新中
医，2010，42（4）：21-23.

[4] 虎喜成，田文荣，刘敬霞，等. 加味陈皮膏治疗慢性萎缩性胃炎临床观察［J］. 中国中西
医结合消化杂志，2014，22（9）：517-520.

[5] 姚春. 橘皮竹茹汤治疗胆汁反流性胃炎 80 例临床观察［J］. 陕西中医函授，2001，（4）：
12-13.

[6] 易任德. 橘皮竹茹汤治疗重症肝炎顽固性呕吐 8 例观察［J］. 实用中医药杂志，1997，
（4）：6-7.

薤白 Xièbái

为百合科植物小根蒜 *Allium macrostemon* Bge.或薤 *Allium chinense* G.Don 的鳞茎。辛，苦，温。归心、胃、大肠经。

【处方用名】薤白。

【功效主治】

1. 通阳散结　本品辛散温通，"最能通胸中之阳"（《本草思辨录》），散阴寒之凝滞，为治胸痹之要药。适用于胸阳不振，寒痰湿浊凝滞于胸中之胸痹心痛。仲景用薤白，治胸痹共三方，如栝楼薤白白酒汤、栝楼半夏汤和枳实薤白桂枝汤，方中均以薤白配桂枝、白酒，或配瓜蒌实以滑利，或配半夏以豁痰，务使胸中的阳气得通，背痛自除。正如《医方集解》所云："胸中阳气，如离照当空，旷然无外，设地气一上，则窒塞有加，故知胸痹者，阴气上逆之候也，仲景用薤白白酒以益其阳。"

2. 行气导滞　本品归胃、大肠经，善"泄大肠之滞气"（《本草备要》）。其

"气温则散，散则能使在中寒滞立除"（《本草求真》）；味辛能行，行则能使胃肠滞气得调。适用于胃寒气滞，脘腹痞满胀痛，以及泻痢腹痛，里急后重。

【用量用法】

仲景用薤白共 3 方。

1. **用量**　最大剂量 2 方均半斤，最小剂量 1 方是三两。现常用量为 5～10g。

2. **炮制**　仲景未详。一般于夏秋二季采挖，洗净，除去须根，蒸透或置沸水中烫过，晒干用。

3. **用法**　仲景 2 方有"同煮"；1 方后云：后下，"煮数沸"，这是取其辛散轻扬，行气导滞，通阳散结之意。今临床用内服：煎汤或入丸、散；或煮粥食之，鲜者 50～100g。外用：捣敷或捣汁涂。

【使用注意】仲景未详。据《本草汇言》云："阴虚发热病，不宜食。"《本草从新》曰："滑利之品，无滞勿用。"《随息居饮食谱》还谓："多食发热，忌与韭同。"今临床阴虚者慎用，无滞者忌用。不耐蒜味者少食。

【现代研究】主含大蒜氨酸、甲基大蒜氨酸、大蒜糖、前列腺素 A_1 和 B_1 等。有抑菌、预防实验性动脉粥样硬化、保护心肌等作用[1]。

【临床应用】

1. **冠心病**　薤白冲剂半包，每包 15g（相当生药 30g），1 日 2 次冲服，合复方丹参片 4 片，1 日 3 次口服，30 天为 1 个疗程；对照组单纯服复方丹参片。治疗 36 例，症状疗效总有效率为 91.67%，心电图疗效 83.33%；对照组 30 例，症状疗效总有效率为 76.67%，心电图疗效 66.67%。治疗组疗效总有效率、心电图疗效均显著优于对照组（均为 $P<0.05$）[2]。

2. **无症状性心肌缺血**　用薤白汤（薤白、当归、制黄精各 12g，瓜蒌、太子参、丹参各 15g，炒白术、川芎各 10g，制黄芪 50g），每日 1 剂，水煎 2 次，分 2 次服；对照组口服消心痛 10mg，每日 3 次，复方丹参片 4 片，每日 2 次。治疗组 56 例，对照组 30 例，均 6 周为 1 个疗程。治疗组显效 30 例，有效 24 例，无效 2 例，总有效率为 96.4%；对照组显效 7 例，有效 16 例，无效 6 例，恶化 1 例，总有效率为 76.7%。两组总有效率、超氧化物歧化酶（SOD）改善率均有非常显著性差异（均为 $P<0.005$）[3]。

3. 高脂血症　用薤白胶丸，每丸 0.25g，每次 1～2 丸，1 日 3 次口服，连服 4 周为 1 个疗程。治疗 55 例。服药前后病人血清总胆固醇（CT）、甘油三脂（TG）及过氧化脂质均有非常显著性差异（均为 $P<0.01$）[4]。

4. 哮喘　选取哮喘发作期、肺部有广泛哮鸣音的哮喘病人 20 例，口服薤白水煎液 20～30g，于药后 30、60、90、120 分钟检查病人最大呼气量、第一秒用力呼气量、最大呼气中期流速、等容量 MMEF 四项通气功能指标。结果表明：治疗显效率及总有效率均在药后 60、120 分钟时为高，其中总有效率 60 分钟为 75.0%，120 分钟为 77.8%[5]。

5. 动脉粥样硬化　132 例高脂血症动脉粥样硬化病人口服薤白提取物胶丸，每丸 0.25g（相当于生药 6.1g），每次 2 丸，每日 3 次。服药 4 周前后血总胆固醇、β 脂蛋白、血浆 6-酮-前列腺素有非常显著性差异（均为 $P<0.001$）；血小板聚集率亦有非常显著性差异（$P<0.01$）[6]。

参考文献

[1] 国家药典委员会. 临床用药须知·中药饮片卷 [M]. 北京：中国医药科技出版社，2011：615.

[2] 郭晓，张一昕. 薤白冲剂治疗冠心病的临床初步研究 [J]. 河北中医药学报，1997，12（3）：28-30.

[3] 吴兰珠，郑小琴. "薤白汤" 治疗无症状性心肌缺血临床疗效观察 [J]. 中西医结合实用临床急救，1997，4（3）：107-108.

[4] 谭可安，姜丽泰，陈光荣，等. 薤白的临床疗效观察 [J]. 白求恩医科大学学报，1989，18（2）：211-212.

[5] 方蕴春，吴兆庆，徐丽华，等. 薤白平喘作用的临床观察 [J]. 南京中医学院学报，1984，（2）：40-42.

[6] 侯愚，李淑梅，孟晓萍，等. 薤白提取物胶丸防治动脉粥样硬化的临床观察 [J]. 中西医结合杂志，1988，8（5）：266-268.

枳实 Zhǐshí

为芸香科植物酸橙 *Citrus aurantium* L.及其栽培变种或甜橙 *Citrus sinensis* Osbeck 的幼果。苦、辛，微寒。归脾、胃、大肠经。

【处方用名】枳实、麸炒枳实。

【功效主治】

1. **破气消积** 本品辛行苦降，"专泻胃实"（《药品化义》），善破胃肠之气结，"荡涤郁陈，功力峻猛，一切腐败壅阻之物，非此不消"（《长沙药解》）。故凡食积、湿热、热结等胃肠积结气滞，痞满胀痛，泻痢后重，大便不通者皆可运用。《伤寒论》大承气汤、小承气汤中，均用枳实同大黄、厚朴配伍，治阳明腑实"腹满痛者"。仲景用枳实之旨，是取其破胃肠之气以消积导滞之功。《本草衍义》说："枳实，其性酷而神速，……承气汤中用枳实，是皆取其疏通、决泄、破结实之义。"《药品化义》中亦指出："枳实专泄胃实，开导坚结，故主中脘以治血分，疗脐腹间实满，逐宿食，破结胸，通便闭，非此不能也。"《医学启源》谓其"消食，散败血，破积坚"。

2. **化痰散痞** 本品辛行苦泄，性烈而速。善于"化日久之稠痰，削坚年之坚积"（《药鉴》）。"破积有雷厉风行之势，泻痰有推墙倒壁之威。解伤寒结胸，除心下急痞"（《本草害利》）。仲景治"胸痹心中痞"之枳实薤白桂枝汤，治"胸痹，胸中气塞短气"之橘枳生姜汤，治"心中痞，诸逆，心悬痛"之桂枝生姜枳实汤，此三方中，仲景均以枳实为主药，是取其辛散苦泄之功，以化痰除痞。《别录》中谓："枳实能除胸胁痰癖，逐停水，破结实，消胀满，心下急痞痛。"《主治秘诀》云："主心痞，化心胸痞。"《简要济众方》《补缺肘后方》均用枳实为末内服，治胸痹痛。《药品化义》曰："枳实为血中之气药，惟此称最。"《汤液本草》谓："非枳实不能除痞。"《本草衍义补遗》赞："枳实泻痰，能冲墙倒壁。"

【用法用量】

仲景用枳实计 17 方。

1. **用量** 注明用量者 13 方，其中五枚者 5 方，四枚者 4 方，三枚者 2 方，三两、七枚者各 1 方。观仲景用枳实，凡治大实大满之结毒，痛势剧烈者，用量偏重，如治大实大满且绕脐痛的大承气汤，治痛而闭的厚朴三物汤、厚朴七物汤，治心悬痛的桂枝生姜枳实汤等，均用五枚；治一般腹满则用量偏轻，如小承气汤、枳实栀子豉汤，只用三枚。现常用量为 3～15g。

2. **炮制** 仲景用枳实注明炮制者 9 方，其中"炙"者 5 方；"先煮"者 1 方；"水浸，炙令黄"者 1 方；"破，水浸，炙干"者 1 方；"烧令黑，勿太过"者 1 方。大抵破气，除积以攻下者生用，如大承气汤；行气消痞者炙用，如小承气汤、橘枳生姜汤；入血分者炒黑用，如枳实芍药散。

3. **用法** 内服，作汤剂或为丸、散。

【使用注意】《医学入门》谓："虚而久病，不可误服。"《本草备要》亦指出："孕妇及气虚人忌用。"《得配本草》亦说：枳实"大损真元，非邪实者，不可误用"。故脾胃虚弱及孕妇当慎用。

【现代研究】主含挥发油、橙皮苷、新橙皮苷、柚皮苷、对羟福林、去甲肾上腺素等。另外，还含有蛋白质、脂肪、碳水化合物、胡萝卜素、微量元素等。有升高血压、抗溃疡、抑制血栓形成、强心等作用[1]。

【临床应用】

1. **胃下垂** 用 66%或 132%浓度的川枳实煎剂内服，治疗 21 例。痊愈 8 例，好转及有效各 6 例[2]。

2. **功能性消化不良** 将 56 例功能性消化不良病人分为枳实消痞汤治疗组（简称治疗组）和对照组（采用莫沙必利治疗）。两组各 28 例。结果：治疗组 28 例，痊愈 15 例，显效 8 例，好转 4 例，无效 1 例。治疗组的疗效更佳。治疗组没有病人出现明显不良反应。对照组有 5 例病人出现腹泻，2 例病人出现头晕、倦怠、无力的症状。结论：枳实消痞汤治疗功能性消化不良行气消痞，清热消食，药切病机，故疗效确切，并且无明显不良反应，因此值得临床上推广使用[3]。

3. **原发性低血压** 将 80 例原发性低血压病人分为两组，其中 40 例用枳实注射液联合参麦注射液治疗作为观察组；40 例以参脉注射液静脉滴注为对照组。两组均连续用药 4 周。结果：观察组总有效率为 95.0%，优于对照组。表明枳实注射液联合参麦注射液是治疗原发性低血压的一种有效而安全的药物[4]。

参考文献

[1] 国家药典委员会. 临床用药须知·中药饮片卷 [M]. 北京：中国医药科技出版社，2011：587.

[2] 庞俊忠. 临床中药学 [M]. 北京：中国医药科技出版社，1989：266.

[3] 张峰. 枳实消痞汤治疗功能性消化不良的临床观察 [J]. 首都医药，2014，（8）：48-49.

[4] 刘向敏. 枳实注射液联合参麦注射液治疗原发性低血压临床观察 [J]. 中西医结合心脑血管病杂志，2011，9（3）：297-298.

第七章
止血药

本类药物能直接制止出血，部分药物还能消除导致血不循经的原因，分别具有凉血止血、化瘀止血、收敛止血、温经止血等功效。主要用治吐血、呕血、衄血、咳血、便血、尿血及外伤出血等体内外出血病证。

侧柏叶 Cèbǎiyè

为柏科植物侧柏 *Platycladus orientalis*（L.）Franco 的干燥枝梢及叶。苦、涩，寒。归肺、肝、脾经。

【处方用名】侧柏叶、侧柏炭。

【功效主治】

凉血止血 本品苦涩性寒，入血分。既"清血凉血"（《本草正》），又"带涩敛血"（《药品化义》），为凉血、收敛止血之佳品，"凡吐血、衄血、崩漏、便血，血热流溢于经络者，捣汁服之立止"（《本草汇言》）。适用于血热诸出血。然仲景每与温里祛寒或温经止血药配伍，治疗虚寒出血，亦有卓效。如"吐血不止者"之柏叶汤，主中气虚寒，气不摄血而致血不归经。方中柏叶虽为凉涩之品，但与干姜、艾叶等为伍，可去性取用，共奏温中摄血之功。

此外，本品入肺经，能清肺化痰止咳，用于肺热咳喘，痰黄稠黏；入肝经，能凉血祛风而"重生发鬓须眉"（《本草蒙筌》），"黑润鬓发"（《本草原始》），有生发乌发之效。适用于血热脱发或须发早白。

【用量用法】

仲景用侧柏叶仅柏叶汤 1 方。

1. 用量　原方侧柏叶的剂量为三两。现常用量为 6～12g，外用适量。

2. 炮制　止血多炒炭用；化痰止咳宜生用。

3. 用法　内服：煎服，或作丸、散服。外用：为末，调敷患处；或煎汤熏洗。

【现代研究】主含槲皮苷、槲皮素、山柰酚，及挥发油、鞣质等。本品能明显缩短出血时间及凝血时间。有镇咳、祛痰、平喘、抗炎、抑菌等多种药理作用[1]。

【临床应用】

1. 汗疱疹　每日用侧柏叶 400g，煎汁，分 3 次熏洗患处。每晚用侧柏叶 300g，煎汁，先熏，后浸泡；15 分钟后加温药物，再熏再浸泡，4 天为 1 个疗程。共观察 119 例，其中 117 例恢复正常，总有效率为 98.3%[2]。

2. 烧伤　新鲜侧柏叶 300～500g，洗净，捣烂，加 75%乙醇少许调成糊状备用。用时先清洗创面，取鲜侧柏膏敷于烧伤部位，外盖无菌纱布，胶布固定。每日 3 次换药，一般用药 5 天。共观察 61 例。结果：除 3 例因大面积深Ⅱ度烧伤转为其他治疗，58 例均治愈（创面愈合，极少有色素沉者，不留瘢痕）。其中，3～7 天治愈 31 例，7～10 天治愈 27 例[3]。

3. 百日咳　取新鲜侧柏叶，每日用量为：1 岁以下 20g，1～3 岁 30～50g，6～10 岁 60～100g，加水 200～400ml，煎取 90～300ml。分 6 次服，每次服 15～50ml，7 天为 1 个疗程，治疗百日咳 92 例。结果：一般接受治疗 3 天后痉咳减轻。观察 1～2 个疗程，临床症状消失，白细胞及淋巴细胞恢复正常 80 例；阵发性痉咳明显减少或转为单声咳嗽，白细胞及淋巴细胞接近正常 10 例；无好转 2 例[4]。

参考文献

[1] 国家药典委员会. 临床用药须知·中药饮片卷 [M]. 北京：中国医药科技出版社，2011：677.

[2] 薛晓风. 侧柏叶治疗汗疱疹 [J]. 光明中医，2011，26（6）：1274-1275.

[3] 荣金玉，徐自力. 鲜侧柏叶膏外敷治疗烧伤 92 例 [J]. 中西医结合杂志，1989，

（10）：630.

［4］方云琪. 鲜侧柏叶煎剂治疗百日咳 92 例［J］. 安徽中医学院学报，1988，7（1）：34.

艾叶 Àiyè

为菊科植物艾 *Artemisia argyi Levl.et Vant.*的干燥叶。辛、苦，温；有小毒。归肝、脾、肾经。

【处方用名】艾叶、蕲艾、醋艾炭。

【功效主治】

1. 温经止血　本品气香味辛，温可散寒，能暖气血而温经脉，为温经止血之要药，适用于多种虚寒性出血。如治"吐血不止"之柏叶汤，方中艾叶与干姜为伍，温阳守中，使阳气振奋而能摄血。因其主入三阴经而直走下焦，"调女人诸病，颇有深功"（《本草纲目》）。故对下元虚冷，冲任不固所致的崩漏下血，月经过多等尤为适宜。

2. 散寒止痛　本品主入下焦，能散寒凝而止痛，暖胞宫而助孕，"凡妇人血气寒滞者，最宜用之"（《本草正》）。故为治下焦虚寒或寒客胞宫之要药。如治"妇人有漏下者，有半产后因续下血都不绝者，有妊娠下血者，假令妊娠腹中痛"之胶艾汤。方中艾叶，既能暖宫调经，更能止痛、安胎。适用于经寒不调，少腹冷痛，宫冷不孕等。

3. 祛湿止痒　本品枯燥杀虫，辛温除湿，煎洗外用，有除湿止痒之功。可治"湿热生虫之恙"（《本草正义》），适用于湿疹、阴疮、疥癣等瘙痒性皮肤病。如"可作煎，止下部䘌疮"（《名医别录》）；"若酒作煎，治癣甚良"（《药性本草》）。

此外，将其捣绒，制成艾条、艾炷等，用以熏灸体表穴位。"灸之则透诸经，而治百种病邪，起沉疴之人为康泰，其功亦大矣"（《本草纲目》）。

【用量用法】

仲景用艾叶共 2 方，即柏叶汤、胶艾汤。

1. 用量　本品在柏叶汤中用量为"三把"；胶艾汤中用量为三两。现常用量为 3～9g，外用适量。

2. 炮制　仲景未明。温经止血宜炒炭用，余生用。

3. **用法** 原方均为汤剂。现多入汤煎服，亦可煎汤清洗患处。

【使用注意】阴虚血热者禁服。《本经逢原》云："阴虚火旺，血燥生热，及宿有失血病者为禁。"

【现代研究】主含桉油精（1，8桉叶素）、香叶烯、α及β–蒎烯芳樟醇、奎诺酸、羊齿烯醇、异泽兰黄素等成分。本品有止血、镇咳、平喘、镇痛、抗炎等多种药理作用[1]。

【临床应用】

1. **婴儿湿疹** 用艾叶、磨盘草煎水（酌情取艾叶、磨盘草80～200g等量煎煮）浸浴，每次浸浴10分钟左右，每天1次，3天为1个疗程。共治疗36例。结果：痊愈22例，显效10例，好转2例，无效2例，总有效率为94.4%[2]。

2. **慢性肝炎** 用艾叶、虎杖浓缩制成颗粒状冲剂，每日3次，每次5g，疗程1～3个月。共治疗50例。结果：临床治愈11例，显效24例，好转10例，无效5例，总有效率为90%[3]。

3. **骨折病人便秘** 用生姜、艾叶各50g放入锅内，加水2000ml，煎10分钟后加入食盐30g，待食盐全部融化后，取汁倒入盆内。用毛巾蘸药汁擦洗脐周及下腹部，每次擦洗20分钟，每天2次。2周为1个疗程，观察2周。共治疗49例。结果：显效37例，好转9例，无效3例，总有效率为93.88%[4]。

4. **哮喘型支气管炎** 取干燥艾叶20～30g，用炒锅文火炒干、除燥（3～5分钟），再浇上约20g食用白酒，继续炒1～2分钟，用方帕包好，放在手背上，以不烫手背为宜，然后再将其放在患儿胃脘部，扎好，24小时后取出。每日1次，至临床症状消失。共治疗22例。结果：临床症状的消退时间明显提早，住院天数明显减少[5]。

5. **踝关节骨性关节炎** 用艾叶散（艾叶、黄连、木香各50g，当归、龙骨各20g，干姜10g，羌活、威灵仙各60g，狗脊、续断、透骨草、草乌、乳香各30g）熏洗患处，每次30分钟，每天2次。3个月为1个疗程，观察1个疗程。共治疗46例。结果：优33例，良8例，差5例，总优良率为89.1%[6]。

6. **手足口病皮疹** 用艾叶与食盐的煎煮溶液（艾叶50g，食盐10g，加水1000ml，煎10～20分钟，稍冷却）浸泡皮疹手足20分钟左右，每日1次，观察1周。共治疗82例。结果：显效79例，有效2例，无效1例，总有效率为98.78%[7]。

7. 顽固性腹泻 艾叶 60g（切丝），干姜 60g（捣碎成粉末），拌匀用纱布包纳，敷于病人脐部及下腹部（关元），每次 30 分钟，每日 2 次，5 天为 1 个疗程，观察 2 个疗程。共治疗 21 例。结果：1 个疗程治愈者 9 例，其余 12 例均在 2 个疗程之内治愈[8]。

参考文献

[1] 国家药典委员会. 临床用药须知·中药饮片卷 [M]. 北京：中国医药科技出版社，2011：280.

[2] 莫礼滨. 磨盘草、艾叶煎液浸浴治疗婴儿湿疹 36 例 [J]. 广西中医药，2011，34（5）：31-32.

[3] 刘胜利，戴玉厚. 虎杖、艾叶冲剂治疗慢性肝炎 50 例临床观察 [J]. 南京医科大学学报，1995，15（2）：462.

[4] 苏秀宁. 生姜艾叶水擦洗脐周及下腹部治疗骨折患者便秘 49 例的疗效观察 [J]. 广西医学，2013，35（10）：1408-1409.

[5] 林文龙. 艾叶佐治哮喘型支气管炎22例疗效观察 [J]. 安徽医学，2004，24（6）：55-56.

[6] 隋晓辉，金成辉，张丽. 艾叶散熏洗治疗踝关节骨性关节炎 46 例临床观察 [J]. 实用中医内科杂志，2014，28（1）：25-26.

[7] 孙燕. 艾叶煎液浸泡治疗手足口病皮疹临床观察 [J]. 中国中医急症，2013，22（12）：2119.

[8] 胡斌清. 艾叶、干姜脐部热敷治疗顽固性腹泻 21 例 [J]. 上海中医药杂志，2008，42（4）：39-40.

灶中黄土 Zàozhōnghuángtǔ

为久经柴草熏烧的灶底中心的土块。辛、温。归脾、胃经。

【处方用名】灶中黄土、灶心土、伏龙肝。

【功效主治】

温中止血 如治"下血，先便后血"，"亦主吐血、衄血"之黄土汤。《金匮要略心典》云："下血先便后血者，由脾胃气寒，失其统御之权，而血为之不守也。脾去肛门远，故曰远血也。"本品辛温，专入脾胃经。长于温中散寒，收敛止血。"凡诸血病，由脾胃阳虚而不能统摄者，皆可用之，《金匮》黄土汤即此意"（《本草便读》）。适用于脾气虚寒，失于统血所致的吐血、衄血、便血等。

此外，本品以温中见长，对于中寒呕逆、泄泻，可收止呕、止泻之效。

【用法用量】

仲景用灶中黄土仅见黄土汤 1 方。

1. **用量** 本品在原方中量为半斤。现常用量 30～60g。

2. **用法** 入汤剂，布包先煎；或煎汤代水用。

【使用注意】本品为温热之品，故"阴虚吐血者不宜用"（《本草经疏》）。

【现代研究】主含硅酸、氧化铅、氧化铁等。本品具有抗凝血、止呕等多种药理作用[1]。

【临床应用】

1. **上消化道出血** 用黄土汤加减（黄土、黄芩、黄芪、生地黄、白及粉、生大黄、炒蒲黄、阿胶珠、乌贼骨、仙鹤草、三七末），每日 1 剂，分 2 次煎服。治疗上消化道出血 65 例。总有效率为 98.46%，近期治愈率明显优于对照组（$P<0.01$）[1]。

2. **十二指肠球部溃疡** 用黄土汤化裁（灶心土、仙鹤草、炮附子、干地黄、阿胶、黄芩、炮姜炭、补骨脂、白术、花蕊石、甘草），每日 1 剂，水煎服。治疗十二指肠球部溃疡 36 例。结果：痊愈 24 例，显效 6 例，有效 5 例，总有效率为 97%[2]。

3. **慢性溃疡性结肠炎** 以黄土汤（甘草、干地黄、白术、熟附子、阿胶、黄芩、灶中黄土）为基础方加减化裁，每日 1 剂，2 次/日，5～7 天为 1 个疗程。共治疗 100 例，总有效率为 98%[3]。

【备注】关于灶中黄土 《本草经集注》曰："此灶中对釜月下黄土也。"又名灶心土、伏龙肝。由于本品药源缺乏，故临床罕用，现多以赤石脂代之。如陈修园云："以赤石脂一斤代黄土取效更捷"（《金匮要略浅注》），可资借鉴。

参考文献

[1] 郭建林. 黄土汤加减治疗上消化道出血 65 例. 基层医学论坛，2012，16（8）：1045-1046.

［2］旦开蓉. 黄土汤治疗十二指肠球部溃疡 36 例. 黑龙江中医药，1996，（3）：16-17.

［3］田颖，王中良. 黄土汤加减治疗慢性溃疡性结肠炎 100 例. 陕西中医，2004，25（1）：15-16.

蒲灰 Púhuī

为香蒲科植物水烛香蒲 *Typha angustifolia* L.、东方香蒲 *Typha orientalis* Presl 或同属植物的干燥花粉。甘，平。归肝、心包经。

【处方用名】蒲灰、蒲黄、蒲黄炭。

【功效主治】

1. **化瘀止血**　本品善入血分，甘缓不峻，性平无寒热之偏，能"止血，消瘀血"（《神农本草经》）。凡"血之滞者可行，血之行者可止"（《本草汇言》）。有止血不留瘀的特点，诚为止血行瘀之良药。"上治吐衄咯血，下治肠红崩漏"（《药品化义》），外治创伤出血，总以"治诸血证最效"（《本草新编》）。大凡出血，无论属寒属热，有无瘀滞皆可，但以属实挟瘀者尤宜。

2. **活血止痛**　本品善"行血消瘀，通经脉"（《本草从新》）。"凡一切血分瘀血之病皆可用之"（《本草便读》）。尤善止痛，适用于经闭痛经，胸腹刺痛，跌打伤痛等血滞瘀痛等，以治心腹刺痛尤效。

3. **利尿通淋**　如治"小便不利""厥而皮水"之蒲灰散，尤善治血淋涩痛。方中蒲黄性平偏凉，"有渗湿之能"（《本草约言》）。"能洁膀胱之源，清小肠之气。故小便不通，前人所必用也"（《本草汇言》）。因其兼能化瘀止血，故尤善治血淋涩痛。

此外，能化脂降浊，可用于高脂血症。

【用量用法】

仲景用本品仅见蒲灰散 1 方。

1. **用量**　原方中本品用量为"七分"。现常用量5～10g，外用适量。

2. **炮制**　仲景未注明。《本草从新》谓："炒黑性涩，止一切血。"《得配本草》谓："行血生用，止血炒黑。"一般而言，活血行血止痛、利尿宜生用；止血宜炒炭。

3. **用法**　宜包煎，或入丸、散。外用多研末撒或调敷。

【使用注意】孕妇慎服。《日华子本草》谓："妊孕人下血坠胎。"《本草品汇精要》指出："妊娠不可生用。"

【现代研究】主含黄酮类，如香蒲新苷、异鼠李素–3–O–新橙皮糖苷、槲皮素、异鼠李素、山柰酚及柚皮素等，以及甾类、挥发油、多糖、酸类、烷类等。本品有抗血栓形成、止血、抗心肌缺血、抗脑缺血、调脂、镇痛、收缩子宫、抗炎、抑制体液及细胞免疫、抗疲劳、抗结核、诱导肿瘤细胞凋亡等多种药理作用[1]。

【临床应用】

1. **眼底出血**　用生蒲黄汤（生蒲黄、白茅根各 15g，仙鹤草、旱莲草、牡丹皮、荆芥炭各 12g，当归、丹参、郁金各 9g，甘草 6g）随症加减，水煎，1 剂/日，2 次/天，治疗 4~6 周观察疗效。共观察 42 例，总有效率为 82.2%[2]。

2. **早期体表血肿**　用蒲黄粉 100g，加同等比例的凡士林调匀，抹于棉垫之上，厚约 0.5cm，在血肿形成 48 小时内敷于血肿部位，同时用绷带加压包扎，2 天后拆除。观察 50 例，结果：治愈 40 例，好转 10 例[3]。

3. **高脂血症**　用生蒲黄 10g，每日 3 次口服，观察 26 例，以胆固醇下降 10%以上或甘油三酯下降 20%以上为有效标准，总有效率为 69.2%[4]。

4. **口腔溃疡**　用生甘草 6g，五倍子 10g，生蒲黄 12g（包煎），水煎 2 次，分早、中、晚漱口，漱口后半小时内禁食、禁饮，均在病人三餐进食后及继用生理盐水漱口清洁口腔后。用药 1 周。共观察 57 例，总有效率 98.25%[5]。

5. **产后及人流术后出血**　用蒲黄汤（炒蒲黄 15g，川芎、益母草、贯众各 10g，五味子 6g）4 剂，每日 1 剂，水煎 2 次取汁液 300ml，分早、晚各 1 次口服。共观察 50 例，结果：产后出血量、出血时间，治疗组低于对照组；复经时间，治疗组短于对照组。总有效率治疗组优于对照组[6]。

6. **压疮**　取等量生蒲黄粉、生白及粉混匀，疮面用生理盐水清洗后外扑药粉适量，每日 3~5 次。同时积极治疗原发病，配合勤翻身、压疮周围按摩。共观察 18 例，结果：Ⅰ度 10 例病例全部在 3 天内愈合；Ⅱ度 6 例病例全部在 5 天内愈合；Ⅲ度 2 例病例 1 例在 5 天内愈合，1 例在 10 天内愈合。全部治愈[7]。

【备注】关于蒲灰　据考证，《金匮要略》蒲灰散中之蒲灰究为何物？主要有以下几种观点。一是"蒲灰,菖蒲所烧之灰也"(《中国医药大辞典》)。二是"蒲灰,即蒲席烧灰也"(《金匮要略论注》)。三是蒲灰"恐即蒲黄粉"(《医学纲目》)。高等医药院校《金匮要略讲义》力排众论,认为蒲灰当以生蒲黄为是[8],今多从之。

参考文献

[1] 国家药典委员会. 临床用药须知·中药饮片卷 [M]. 北京:中国医药科技出版社,2011:692–693.

[2] 邓棋. 生蒲黄汤治疗眼底出血的临床观察 [J]. 深圳中西医结合杂志,2014,24(4):100–101.

[3] 朱智超,郑方伟,严美菊. 蒲黄外敷治疗早期体表血肿 [J]. 浙江中西医结合杂志,2007,17(12):785.

[4] 朱铭金. 生蒲黄治疗高脂血症 60 例疗效观察 [J]. 九江医学,2002,17(4):218.

[5] 崔永刚. 甘倍黄漱口方治疗复发性口腔溃疡 57 例分析 [J]. 河北北方学院学报,2014,30(1):101,103.

[6] 张云凤. 蒲黄汤治疗产后及人流术后出血临床体会 [J]. 中国社区医师(综合版),2007,9(19):121.

[7] 张颖,曲杨. 蒲黄和白及外用治疗褥疮 [J]. 中国民间疗法,2009,17(5):12.

[8] 李克光. 金匮要略讲义 [M]. 上海:上海科学技术出版社,1985:155.

第八章
活血化瘀药

本类药物能通畅血行，消散瘀血，主要用治内、外、妇、儿、伤等临床各科的瘀血病证。其中活血力量峻猛者称破血逐瘀，活血力量较弱者称行血或和血。

桃仁 Táorén

为蔷薇科植物桃 *Prunuspersica*（L.）Batsch 或山桃 *Prunusdavidiana*（Carr.）Franch.的干燥成熟种子。苦、甘，平。归心、肝、大肠经。

【处方用名】桃仁、炒桃仁、燀桃仁。

【功效主治】

1. 活血化瘀　本品性平偏凉，入足厥阴肝经。长于"通经而行瘀涩，破血而化癥瘕"（《长沙药解》）。"主瘀血，血闭，瘕邪气"（《神农本草经》）。"凡血郁血结之疾，不能调和畅达者，此能入于其中而和之、散之"（《神农本草经百种录》）。故"为血瘀、血闭之专药"（《本经逢原》）。适用于血瘀经闭、痛经，产后瘀滞腹痛，跌打损伤，瘀肿疼痛等多种瘀血病证。如"桃核承气汤、抵当汤、抵当丸治在少腹，鳖甲煎丸治在胁下，大黄牡丹皮汤治在大肠，桂枝茯苓丸治在癥瘕，下瘀血汤治在脐下；……大黄䗪虫丸治肌肤甲错，千金苇茎汤治胸中甲错"（《本草思辨录》）。纵观"仲景之用桃仁，与《本经》之所主，有不爽铢黍者也"（《本经疏证》）。

2. 润肠通便　本品为植物之种仁，"体润能滋肠燥""若去皮捣烂少用，入大肠，治血枯便闭，血燥便难，以其濡润……，有开结通滞之力"（《药品化义》），可用治大便秘结。如桃核承气汤、抵当汤等，是方虽为蓄血证所设，然以方测证，多伴有大便秘结不通。方中桃仁虽主活血化瘀，兼"润大肠之难便"（《药鉴》）。故对于血燥津枯，肠失濡润之便秘，均可选用，不限于或热或瘀。

此外，本品味苦性降，能降肺气，"止咳逆上气"（《神农本草经》）。适用于咳嗽气喘。

【用量用法】

仲景用桃仁计 8 方，注明药量者 7 方，注明炮制者 3 方。

1. **用量** 最大五十枚，最小二分，中等剂量二十个。今临床常用量为 5～10g。

2. **炮制** 仲景用桃仁有注明"去皮尖"或"熬"。《本草纲目》认为：桃仁去留皮尖各有所用，"行血宜连皮尖生用，润燥活血宜汤浸去皮、尖炒黄用"。现多生用、燀用和炒用。生用行血祛瘀力强，多用于瘀血证；炒用偏于润燥和血，多用于肠燥便秘。

3. **用法** 入汤煎服，或入丸、散。今多从之。

【使用注意】本品"散而不收，泻而无补，过用之及用之不得其当，能使血下不止，损伤真阴，为害非细。故凡经闭不通由于血虚，而不由于留血结块，大便不通由于津液不足，而不由于血燥闭结，法并忌之"（《本草经疏》）。孕妇慎用。

【现代研究】主含甘油三酯、苦杏仁苷、野樱苷等，尚含糖类、蛋白质、氨基酸、苦杏仁酶、尿囊素酶等。本品有抗血栓形成、抗凝血、抗心肌缺血、镇咳、驱虫、镇静、抗过敏及抑菌等多种药理作用[1,2]。

【临床应用】

1. **脑血管性痴呆** 用桃仁红花煎（桃红、红花、当归、川芎、生地黄、制香附、青皮、延胡索各 10 克，赤芍 12g，丹参 30g）随症加减，配合心理治疗，针灸，及功能锻炼等。结果：40 例中，基本痊愈 6 例，显效 20 例，有效 12 例，总有效率为 95%[3]。

2. **缺血性心脏病** 用桃仁红花煎（桃仁、青皮各 12g，红花 10g，郁金 15g，丹参、赤芍各 20g，薤白 18g，甘草 5g），1 剂/日，水煎 600ml，早、晚口服。连续治疗 14 天为 1 个疗程。连续治疗 3 个疗程，结果：56 例中，治愈 16 例，显效 22 例，有效 10 例，总有效率为 85.7%[4]。

3. 偏头痛 用桃仁红花煎加减（桃仁、红花各 9g，川芎 18g，丹参、生地黄、赤芍、蔓荆子、天麻、地龙各 10g，香附、当归、青皮、延胡索 8g，全蝎 3g），水煎后取汁 300ml，每日早、晚 2 次口服。共治疗 46 例，结果：治愈 24 例，显效 12 例，有效 7 例，总有效率93.5%[5]。

4. 糖尿病性末梢神经炎 用中药桃仁红花煎（桃仁、红花、香附、延胡索、青皮、当归、川芎、生地黄等），辨证化裁治疗 128 例。结果：临床痊愈 39 例，好转 62 例，有效率为78.9%[6]。

5. 糖尿病足 用桃仁红花煎（桃仁 18g，当归、丹参、生地黄各 20g，红花、延胡索、川芎、青皮各 15g，香附 12g）随症加减，每日 1 剂，水煎分服。有溃烂坏死者，外用五黄液（大黄、黄连、黄柏、黄芩各 30g，冰片 5g，泡 500g 乙醇），或生肌玉红膏。治疗 130 例。结果：治愈 78 例，显著好转 26 例，好转 20 例，总有效率为95.38%[7]。

6. 子宫内膜异位症 用桃核承气汤（桃仁 12g，牡丹皮、赤芍、当归、酒大黄、芒硝各 10g）随症加减。行经前 7～10 天开始服用，经期不停药，每日 1 剂，早、晚 2 次服，1 个周期为 1 个疗程，治疗 1～3 个疗程。结果：56 例中，临床治愈 17 例，显效 21 例，有效 14 例，总有效率为92.9%[8]。

参考文献

[1] 国家药典委员会. 临床用药须知·中药饮片卷 [M]. 北京：中国医药科技出版社，2011：769–771.

[2] 雷载权，张廷模. 中华临床中药学 [M]. 北京：人民卫生出版社，1998：1116–1123.

[3] 刘俊峰，张建伟. 桃仁红花煎加减治疗脑血管性痴呆 40 例 [J]. 陕西中医，2007，28（2）：147–148.

[4] 黎均铭. 桃仁红花煎治疗缺血性心脏病 56 例临床观察 [J]. 实用中医内科杂志，2016，30（5）：36–37.

[5] 潘光强，梁海娜，余晓晓. 桃仁红花煎加减治疗偏头痛临床疗效及对血液流变学的影响 [J]. 浙江中医杂志，2014，49（3）：163–164.

[6] 刘诗清. 桃仁红花煎治疗糖尿病性末梢神经炎 128 例 [J]. 河南中医，2012，32（9）：1227.

[7] 李素琴，张宏亮. 桃仁红花煎加减治疗糖尿病足 130 例 [J]. 四川中医，2005，32（7）：
70–71.

[8] 黄西戎. 桃核承气汤对子宫内膜异位症的治疗作用 [J]. 中医药临床杂志，2007，19
（3）：231–232.

红蓝花 Hónglánhuā

为菊科植物红花 *Carthamus tinctorius* L.的花。辛，温。归心、肝经。

【处方用名】红花、红蓝花。

【功效主治】

活血通经，散瘀止痛　本品辛散温通，主入心肝经。"以其色殷红，体质又轻扬疏达，故专入血分，为疏通经络，活血行滞之品"（《本草正义》），"行血之要药"（《本草汇》）。广泛用于各种瘀血病证。"如经闭不通而寒热交作，或过期腹痛而紫黑淋漓，或跌扑损伤而气血瘀积，或疮疡痛痒而肿溃不安，是皆气不和之证，非红花不能调"（《本草汇言》）。因其"惟入血分，专治女科"（《本草蒙筌》），"主产后血病为胜"（《本草图经》）。如治妇人"腹中血气刺痛"之红蓝花酒，方中红花"专行血瘀，最止腹痛"（《长沙药解》）。证诸临床，本品尤多用于经闭、痛经、产后瘀滞腹痛等瘀血病证。

【用量用法】

仲景用红花仅红蓝花酒1方。

1. **用量**　原方中本品用量为一两。现常用量为3～10g。

2. **用法**　入汤剂、酒剂，或丸剂、散剂使用。

【使用注意】孕妇忌用。月经过多者慎用。

【现代研究】主含羟基红花黄色素 A、山柰酚、红花苷、前红花苷等黄酮类成分，还含有酚类成分、脂肪酸类成分、挥发性成分、多糖、维生素及微量元素等。有兴奋子宫和雌激素样作用，还有抗血栓形成、增加冠脉血流量、抗心肌缺血、扩张血管、改善微循环、降血脂、抗炎镇痛、抗肿瘤、调节免疫等作用[1]。

【临床应用】

1. **痛经**　用红蓝花酒口服液（取红花 1kg，加黄酒 10L），每日早、晚各服 1

次，每次 25ml，于经前 1 周开始服药，连服 7 天为 1 个疗程，连用 3 个疗程后停药。共观察 110 例，结果：痊愈 56 例，显效 43 例，好转 8 例，无效 3 例，总有效率为 97%[2]。

2. 扭伤、腰痛、关节疼痛　用红花酊（取红花 100g，加 60%乙醇浸渍 7 天，滤过，滤液加 60%乙醇制成 1000ml），外搽患处，2～3 次/日，必要时可用药棉浸泡药液湿敷，治疗 7 天。共观察 114 例，结果：治疗扭伤、腰痛、关节疼痛的有效率分别为 91.4%，85.2%，86.2%[3]。

3. 冠心病　用红花黄色素（为红花主要水溶性成分，由多种查耳酮类化合物组成）150mg，加注射用生理盐水 250ml 溶解后使用静脉滴注，每日 1 次，14 天为 1 个疗程。以陈可冀院士为组长的专家组推荐用于冠心病稳定型心绞痛、不稳定型心绞痛、心肌梗死病人中的心脉瘀阻证，症见胸痛、胸闷、心悸者[4]。

据报道[5-14]，用红花注射液广泛用于脑血栓、脑动脉硬化、中风后眩晕、冠心病心绞痛、糖尿病、坐骨神经痛、结节性红斑、突发性耳聋、高脂血症、肩周炎等，都取得较好的临床疗效。

【备注】关于红蓝花　《本草图经》曰："红蓝花，即红花也。"今多以红花为正名。

参考文献

[1] 国家药典委员会. 临床用药须知·中药饮片卷［M］. 北京：中国医药科技出版社，2011：762-767.

[2] 李玉香，赵云芳，刘茂林，等. 红蓝花酒口服液治疗痛经 110 例［J］. 北京中医药大学学报，1995，18（4）：37-38.

[3] 高静华，袁杰，陆银娣. 红花酊的制备及临床应用［J］. 中国医药指南，2008，6（23）：129-130.

[4]《红花黄色素临床应用中国专家共识》编写组. 红花黄色素临床应用中国专家共识［J］. 中国中西医结合杂志，2017，（10）：1-7.

[5] 吴汉元，陈戎. 红花针治疗脑血栓临床疗效观察［J］. 广西中医学院学报，2001，4（2）：35-36.

[6] 阴健，郭力弓. 中药现代研究与临床应用［M］. 北京：学苑出版社，1995：330-336.

[7] 唐梅芳，崔松. 红花黄芪注射液治疗中风后眩晕疗效观察 [J]. 中国中医基础医学杂志，2000，6（5）：55-56.

[8] 朱勇. 红花注射液治疗冠心病、心绞痛的疗效观察 [J]. 锦州医学院学报，2001，22（3）：7.

[9] 薛腊梅，董幼平. 红花注射液治疗糖尿病周围神经病变 [J]. 宁夏医学杂志，2001，23（6）：367.

[10] 曾冲. 穴位注射治疗坐骨神经痛 23 例 [J]. 吉林中医药，1985，5（4）：27.

[11] 单立真，高影，马文辉. 红花注射液治疗结节性红斑 326 例临床观察 [J]. 中医药研究，1994，（2）：37.

[12] 刘运春，孙文青. 红花黄色素粉针治疗突发性耳聋疗效观察 [J]. 中国现代药物应用，2011，5（5）：117-118.

[13] 裴广忠，李承宽，王全让. 红花注射液降血脂的临床观察 [J]. 临床荟萃，2000，15（15）：674.

[14] 白东升. 穴位注射法治疗肩周炎 54 例 [J]. 山西中医，1995，11（1）：39.

芎䓖 Xiōngqióng

为伞形科植物川芎 *Ligusticum chuanxiong* Hort.的根茎。辛，温。归肝、胆、心包经。

【处方用名】川芎、酒川芎。

【功效主治】

1. **活血行气**　本品辛散温通，既能活血祛瘀以通脉，又能行气化滞以止痛，为"血中气药"（《本草纲目》）。又谓"其性善散，又走肝经，气中之血药也"（《本草正》）。凡血瘀气滞所致胸胁、心腹诸痛及跌打伤痛皆可运用。"考仲景方中用芎䓖，唯《金匮》妇人篇独多"（《本草正义》），因其下行血海，长于"下调经水"（《本草汇言》），故尤多用于血瘀经闭，痛经，产后恶露不下，瘀阻腹痛等，为妇科活血调经之要药。如温经汤中与吴茱萸、桂枝、当归等同用，治冲任虚寒，瘀滞阻滞之月经不调、痛经。

2. **祛风止痛**　本品辛温升散，祛风止痛，"味辛性阳，气善走窜而无阴凝黏滞之态，虽入血分，又能祛一切风、调一切气"（《本草汇言》）。能"上达头目，直透顶巅"（《本草正义》），"今人所用最多，头面风不可阙也"（《本草衍义》），为治头痛之要药，无论风寒、风湿、风热、血虚、血瘀等多种原因所致者可配伍运用。如侯氏黑散治"大风四肢烦重"，薯蓣丸治"虚劳诸不足，风气百疾"。

【用量用法】

仲景用芎䓖共计 9 方。

1. 用量 仲景所用散剂中最大剂量为一斤，最小剂量为三分；丸剂仅见薯蓣丸 1 方，用量为六分；诸汤剂中的用量均为二两。现内服常用量为 3～10g。

2. 用法 一般煎汤内服。

【使用注意】本品辛温升散，阴虚阳亢之头痛忌用。多汗、月经过多者慎用。

【现代研究】主含挥发油、生物碱（如川芎嗪）、阿魏酸等。有扩张冠状动脉、降低心肌耗氧量、改善微循环、抑制血小板凝集、预防血栓形成等作用。小剂量促进、大剂量抑制子宫平滑肌。尚有解热、镇静、促进骨髓造血、抗溃疡、降压、抑菌、抗组胺和利胆等作用[1]。

【临床应用】

1. 急性脑梗死 以川芎嗪注射液结合常规脱水、脑保护和对症支持治疗急性脑梗死；对照组除不用川芎嗪注射液之外，余与治疗组相同。治疗组、对照组各 68 例，疗程均为 14 天。治疗组基本痊愈 16 例，显著进步 32 例，进步 14 例，无效 6 例，有效率为 91%；对照组有效率为 62%。治疗组疗效显著优于对照组（$P<0.01$）[2]。

2. 中风后遗症 以川芎提取物穴位敷贴，配合内服中药治疗中风后遗症 40 例。结果：痊愈 19 例，显效 13 例，有效 5 例，无效 3 例，总有效率为 92.5%[3]。

3. 偏头痛 以川芎 30～60g，细辛 5～10g，蔓荆子 10～15g，葛根 10～15g 为基础方随症加味治疗偏头痛 50 例。服药后头痛消失、脑血流图恢复正常者 44 例，病情好转者 5 例，无效者 1 例。随访，治愈后 1 年内复发 1 次者 5 例，复发过 2 次者 3 例。复发者服用本方仍有效[4]。

4. 三叉神经痛 重用川芎 50g，以此为基础根据不同类型及表现特点分别采用相应治法，治疗三叉神经痛 50 例，治愈 10 例，显效 20 例，好转 15 例，无效 5 例，总有效率为 90%[5]。

5. 颈性眩晕 采用风池穴中药川芎离子导入法治疗 100 例，临床治愈 46 例，有效 46 例，无效 8 例，总有效率为 92%[6]。

6. 骨质增生 采用直流电川芎离子透入法治疗骨质增生 120 例，痊愈 62 例，好转 37 例，无效 21 例，总有效率为 82.5%[7]。

7. 糖尿病肾病 采用川芎嗪、黄芪配合降糖药治疗糖尿病肾病 32 例，治疗后病人尿微量白蛋白排泄，血、尿 β_2-MG 均较治疗前明显下降（均为 $P<0.01$）[8]。

8. 特发性肺纤维化 以川芎、丹参联合泼尼松治疗特发性肺纤维化 15 例。治疗后 1 个月、6 个月，20%病人胸部 X 线阴影、肺功能有轻微吸收与改善。随访 24 个月稳定 73%，恶化 27%，无死亡[9]。

9. 小儿肺炎 以川芎注射液、鱼腥草注射液结合常规抗感染治疗 26 例病人，对照组用 α-糜蛋白酶、地塞米松配合常规抗感染治疗 26 例。治疗组痊愈 17 例，有效 8 例，无效 1 例，有效率 96.2%；对照组总有效率 69.2%。两组总有效率，及两组痊愈病人平均治疗时间均有显著差异（均为 $P<0.05$）[10]。

10. 产后子宫复旧不全 以川芎、益母草、当归所制中成药治疗产后子宫复旧不全 86 例，10 天为 1 个疗程。1 个疗程治愈 63 例，好转 23 例；2 个疗程治愈 23 例[11]。

11. 功能性子宫出血 取川芎 24～28g，加白酒 30ml、水 250ml，浸泡 1 小时后，加盖用文火炖煎分 2 次服，不饮酒者，单加水顿服。治疗功能性子宫出血病人 29 例，除 4 例合并子宫内膜炎配合用抗生素外，其余均单用上法治愈[12]。

12. 妊娠期肝内胆汁淤积症 以川芎注射液配合西医常规治疗妊娠期肝内胆汁淤积症 64 例，对照组单纯用西医常规治疗 64 例。治疗后病人胎儿脐动脉 S/D 比值和阻力系数 RI 低于治疗前及对照组（$P<0.01$）；分娩孕周延长、新生儿体重增加（$P<0.05$），且不增加产后出血及围产儿死亡率[13]。

参考文献

[1] 国家药典委员会. 临床用药须知·中药饮片卷 [M]. 北京：中国医药科技出版社，2011：722-726.

[2] 汤美霞. 川芎嗪注射液治疗急性脑梗死疗效观察 [J]. 现代中西医结合杂志，2005，14（18）：2419.

[3] 杨洁红，别晓东，刘华. 川芎提取物穴位敷贴辅助治疗中风后遗症 40 例 [J]. 中国中医基础医学杂志，2004，10（3）：62-63.

[4] 王胜利. 大剂量川芎治疗偏头痛 50 例 [J]. 中医函授通讯，1993，（8）：44-45.

[5] 刘海英. 重用川芎辨证治疗三叉神经痛 [J]. 吉林中医药，2000，（3）：61.

[6] 刘丽君，刘莉娜. 风池穴川芎离子导入治疗颈性眩晕 [J]. 河南中医药学刊，1996，11（2）：43-44.

[7] 刘慧祥，樊学中，申立品. 直流电川芎离子透入法治疗骨质增生疗效观察 [J]. 河南中医药学刊，1994，9（3）：48-49.

[8] 于洁，李英，顾连方，等. 黄芪和川芎对老年糖尿病肾病患者肾功能的影响 [J]. 浙江中西医结合杂志，1997，7（2）：69-71.

[9] 侯杰，戴令娟，母国华. 中药丹参、川芎联合强的松治疗特发性肺纤维化的临床疗效 [J]. 医师进修杂志，2001，24（1）：17-18.

[10] 高祥胜，白灵. 川芎、鱼腥草注射液雾化吸入辅治小儿肺炎观察 [J]. 临床军医杂志，2000，28（4）：98-99.

[11] 徐秀荣，王新华. 安汝经治疗产后子宫复旧不全 86 例 [J]. 实用中西医结合临床，2004，4（3）：52.

[12] 张和平. 川芎治疗功能性子宫出血 29 例 [J]. 陕西中医，1990，5（1）：150.

[13] 徐明娟，沙金燕，李娟，等. 川芎在妊娠期肝内胆汁淤积症治疗中的应用 [J]. 实用妇产科杂志，2002，18（1）：24-25.

酒 Jiǔ

为米、麦、黍、高粱和面酿成的一种饮料。甘、微苦，辛、温；有毒。归心、肝、肺、胃经。

【处方用名】酒、清酒、米酒。

【功效主治】

1. **通行气血**　本品性味辛温，能"行十二经络，通血脉"（《得配本草》），"行气活血"（《本草拾遗》）。如当归散为"妇人妊娠，宜常服"之剂；当归芍药散主治"妇人怀妊，腹中疞痛"。二方中均以酒和散服。又胶艾汤主治"胞阻"；

炙甘草汤主治"心动悸，脉结代"；瓜蒌薤白白酒汤和瓜蒌薤白半夏汤主治不同程度的"胸痹"。四方中均用酒、水同煎。仲景皆用酒，是取其通行气血，以和血脉之用。还有如土瓜根散、红蓝花酒、下瘀血汤等，更是借酒通行气血以止腹痛。仲景用酒来煎药，还可避免使用辛散行气之品以耗散气血，正如《医方集解》所云："仲景瓜蒌薤白白酒汤中加酒以行气血，又可避免用豆蔻、木香、诃子、三棱等药坐耗胸中之阳。"

2. **温经散寒**　本品为"热谷之液"，性味辛温，"其气悍"（《神农本草经疏》），能"消冷，祛寒气"（《饮膳正要》），"暖胃辟寒"（《本草纲目》），"助肾兴阳"（《医林纂要》）。陶弘景更有"大寒凝海，惟酒不冰，明其热性、独冠群物"的高论。仲景于方中用酒，是取其温经散寒之意。如赤丸治"寒气厥逆"；侯氏黑散治"四肢烦重，心中恶寒不足者"；当归四逆加吴茱萸生姜汤治"手足厥寒"且"内有久寒者"。还有如天雄散治"失精家少腹弦急，阴头寒"，白术散治"妇人虚寒，胎动不安"，以酒和药服，亦是取其温经散寒，以助阳气之意。《本草纲目》中有"王肃、张衡、马均，三人冒雾晨行，一人饮酒，一人饱食，一人空腹，空腹者死，饱食者病，饮酒者健"的记载。有力说明了酒有"壮神御寒"之功用。今人亦常用其治风寒痹痛，筋脉挛急等证。

3. **引行药势**　如薯蓣丸、肾气丸、天雄散以酒送服，是借酒以行补药之滞，以防壅满之弊。抵当汤、调味承气汤和大承汤三方中的大黄均用酒洗，其意如《汤液本草》谓"大黄……，以酒将之，可行至高之分，若物在巅，人迹不至必射以取之也"，亦在借酒引行药势。《名医别录》谓酒可"主行药势"，《本经疏证》亦述曰："世之于酒，不谓其引药性上行，即谓其引药性入血；不曰性热而驱寒，即曰行速能行气""即此可见补阴剂中，以此通药性之迟滞；散寒剂中以此破伏寒之凝结"。后人亦认为：药物中沉降者得之则升，如普济消毒饮治大头瘟，方中用酒黄芩、酒当归，还有酒芍药、酒续断、酒杜仲等。中药炮制时常以之为辅料，以引行药势，增强药效。

此外，《名医别录》谓酒尚可"杀百邪恶毒之气"，《本草品汇精要》还说"解一切蔬菜毒"，《本草纲目》还特指出："米酒，解马肉桐油毒，热饮之甚良"，且用其"杀虫辟瘴""洗赤目肿痛"。今人常用之作饮料佐料，解鱼、肉腥味。

【用量用法】

仲景用酒者计 16 方。

1. **用量**　最大"一斗"，一般是以适量的酒送服丸、散。观仲景用酒量，如瓜蒌薤白白酒汤、瓜蒌薤白半夏汤，用酒七升、一斗煮药，每次约服药酒一升，量最大。凡酒、水合煮之物，如炙甘草汤、当归四逆加吴茱萸生姜汤、胶艾汤，用量较大为 3～7 升。今内服、外擦皆适量。

2. **用法**　仲景对酒用法不同而各奏其效。如以酒，或以酒、水合煮之物，用于补阴剂中，以此通药性之迟滞；散寒剂中以此破伏寒之凝结。文中虽有"酒服""酒下""饮服""和服"诸说法，其实一也，借酒行补药之滞，通邪气之结，逐隧道之涩和血脉之壅者以适量的酒送服丸或散。现内服：温饮和药同煎或浸药；外用：淋洗、漱口或涂擦。

【使用注意】《养生要集》谓："酒者能益人，亦能损人，节其分剂而饮之，宣和百脉，消却邪冶也。若升量转久，饮之失度、体气使弱，精神侵昏。"《本草正要》云："少饮则和血行气，壮神消愁，过饮则损胃耗血，生痰动火。"故平素不宜过量饮酒，更不宜在空腹时大量饮酒，否则醉人伤脑。阴虚、失血、有湿热者、肝阳上亢者忌服。

【现代研究】本品主要含乙醇，蒸馏酒含乙醇量为 50%～70%，非蒸馏酒含乙醇量为 15%～20%。前者含有高级醇类、脂肪酸类、酯类、醛类等；后者常含有机酸、糖类、甘油、酯类和醛类。药理作用能健脾消食、产生热量，局部涂擦于皮肤可降温。

【临床应用】

产后单纯性腹泻　取黄酒 0.5 斤煮沸后加红糖 4 两，继续煮 2～3 分钟，待凉，顿服或分 2 次服（间隔 3～4 小时）。共观察 14 例，痊愈 10 例，停药后痊愈 1 例，症状减轻 2 例，效果不显 1 例；有的服药 3～4 天内痊愈。治疗中仅 1 例有轻度头晕，余均正常[1]。

【备注】据目前所知，蒸馏酒到元末后才能制作，故仲景方中的酒（如酒、温酒、清酒、白酒等），皆属非蒸馏酒，即乙醇含量较低的酒。温酒，服时加热也；清酒，言其澄明度高，属佳酿，乃冬酿夏成之清纯而陈久的米酒；白酒，即米酒之初熟者，没有煮过，亦称醪糟，乃冬酿春成之陈米酒。在《金匮》附方中，有千金麻黄醇酒汤，方名用醇酒，煎法中则称美清酒，又随后称酒，可知实为酒一物也[2]。

参考文献

[1] 江苏新医学院. 中药大辞典（下册）[M]. 上海：上海人民出版社，1977：1916.

[2] 郝万山. 经方中的白酒与清酒 [J]. 中医杂志，1991，31（5）：59.

新绛 Xīnjiàng

为茜草科植物茜草 *Rubia cordifolia* L.的根及根茎。苦，寒。归肝经。

【处方用名】新绛、茜草、茜草炭。

【功效主治】

1. **祛瘀通经** 本品味苦能泄，寒能清热，入肝经血分。功能通经祛瘀，"行血甚捷"（《本草汇言》）。如治"肝着，其人常欲蹈其胸上"之旋覆花汤。所谓肝着，"以气郁而凝固其血，内着于肝，则为肝着也"（《金匮要略方论本义》）。方中新绛之用，诚如《金匮要略浅注补正》所云："惟新绛乃茜草所染，用以破血，正是治肝经血着之要药。"仲景以之与通肝络而行气之旋覆花，温通阳气而散结之葱白为伍，使结散阳通、血气以和，则肝着可愈。因其善能活血行血，"治血郁血痹诸证最妙"（《本草汇言》）。故又常用于经闭瘀阻，关节痹痛，以及跌打损伤，瘀肿疼痛等。

2. **凉血止血** 本品苦寒，入血分。"一以清血分之热，一以通壅积之瘀，斯血循故道而不横逆"（《本草正义》）。凉血与行瘀并举，为"行血凉血之要药"（《本草经疏》）。常用于血热妄行所致的各种出血，以血热兼瘀者尤为适宜。通过配伍，也可用于虚寒性出血。如治妇人"半产漏下"之旋覆花汤，方中新绛之用，取其行血又不致妄行，止血而不致留瘀。与温通阳气之葱白为伍，行血止血而无凉遏之虞。

【用量用法】

仲景用新绛仅见旋覆花汤 1 方。

1. **用量** 原方中本品用量为"少许"。现常用量为6～10g。

2. **炮制**　仲景未详。现止血炒炭用；活血通经生用或酒炒用。

3. **用法**　煎汤内服。

【使用注意】本品"行血通滞，无瘀者慎用"（《本草分经》）；孕妇慎用。

【现代研究】主含大叶茜草素、羟基茜草素等。本品有止血、抗炎、抗肿瘤、抗氧化等多种药理作用[1]。

【临床应用】

1. **崩漏**　用鲜茜草全草 60g（或干品 30g），每天 1 剂，水煎取汁 1000～1500ml 趁热浴足，并轻揉足底，每次 15 分钟，每天 2～3 次。下次月经来潮后第 3 天无论出血量多少，均用上法连续治疗 7 天，连用 3 个月经周期，以巩固疗效。治疗崩漏（功能性子宫出血）病人数百例，获效满意[2]。

2. **软组织损伤**　取茜草根 200g，大黄 100g，共为粗末，布包煎 20 分钟，先温洗后敷包。治疗 300 例软组织损伤病人。结果：痊愈 260 例，治愈率为 86.7%[3]。

3. **白细胞减少症**　茜草 30g，煎汤，每日 1 剂，7 天为 1 个疗程，可随症加减。治疗白细胞减少症 32 例，全部有效。本法具有用药简便、疗程短、疗效高、价格低廉的优点[4]。

【备注】关于新绛　本品在《本经》《本草纲目》等本草著作均未记载。究为何物？郑氏[5]考证认为："新绛"当指茜草等初染之丝织品。用于煎剂，其起作用的似乎主要是茜草之汁。现在似可用茜草以代"新绛"。彭氏[6]考证认为：新绛当是茜草无疑。现多从之。

参考文献

[1] 国家药典委员会. 临床用药须知·中药饮片卷 [M]. 北京：中国医药科技出版社，2011：689.

[2] 吴标，梁武风，刘彩莉. 茜草浴足疗崩漏 [J]. 新中医，1999，7（5）：10.

[3] 李鹤轩. 茜草根洗剂治疗软组织损伤 [J]. 陕西中医，1987，8（1）：35.

[4] 冯松杰，曾安平，蒋继福. 茜草治疗白细胞减少症 32 例 [J]. 陕西中医，2000，21（3）：102.

[5] 郑金生. 旋覆花汤中的"新绛"考 [J]. 辽宁中医杂志，1982，（1）：42–43.

[6] 彭述宪. 旋覆花汤中新绛、葱小考 [J]. 国医论坛，1993，（5）：44.

紫参 Zǐshēn

为唇形科植物华鼠尾 *Salvia chinensis* Benth. 的全草。苦、辛，平。归肺、大肠经。

【处方用名】紫参、石见穿。

【功效主治】

1. 清热除湿，破瘀止痛　本品主"心腹积聚寒热邪气，通九窍"（《本经》），陆渊雷称其"为通经药，能破血止血"。适用于湿热及血瘀疼痛。如仲景用治"下利肺痛"之紫参汤，因肺与大肠相表里，故方中重用善除肠胃热积之紫参为君药，以除湿热、破瘀血、利肠道、止疼痛。更与和中缓急止痛的甘草配伍，共使气机宣畅，郁滞消除，下利肺痛可愈。

2. 通利二便　本品苦降辛开，归肺经，能通利二便，如仲景用治"咳而脉沉"之泽漆汤，此证为水饮内停、脾虚不运所致，方中紫参之用，旨在利二便、除饮邪。

【用量用法】

仲景用紫参可见 2 方。

1. 用量　本品在紫参汤方中药用半斤，泽漆汤方中药用五两。现常用量为10～30g。

2. 用法　在紫参汤中注明"先煎"，提示本品入汤剂宜先煎。目前多与其他药同煎内服或捣汁和服。

【使用注意】因其药性寒凉，故虚寒型病证不宜选用。

【现代研究】主含甾醇、三萜、氨基酸、维生素 E 等。本品具有抗衰老、抑制脂质的过氧化反应、降血糖等多种药理作用[1]。

【临床应用】

1. 急、慢性肝炎　取紫参 60g，或加糯米稻草 30g，水煎 2 次，煎液合并加红糖半两，2 次分服（儿童减半）。治疗急、慢性肝炎 205 例，治愈 150 例，进步 33 例，无效 22 例。其中急性 160 例，治愈 126 例，平均治愈日数 36 天；慢性

36 例，治愈 24 例[2]。

2. 赤白带下　取石见穿 60g，水煎服。每日 1 剂，连服 5～7 天。治疗赤白带下 800 例，有效率为 80%[3]。

3. 痤疮　五参散（沙参、丹参、紫参、苦参、党参各 150g）制成散剂。每次服 8g，1 日 2 次，50 天为 1 个疗程。共观察 44 例，结果：痊愈 30 例，有效 9 例，4 例伴囊性感染经切开后留有硬结不列入有效范围，1 例未按疗程服药列入无效，总有效率为 88.6%[4]。

参考文献

[1] 董文彦，张东平，林远辉，等. 紫参延缓衰老作用的研究 [J]. 食品工业科技，2000，22（4）：30–31.

[2] 湖南医药工业研究所. 中草药资料组合，1970，（1）：53.

[3] 江苏省中草药新医疗法展览会. 江苏省中草药新医疗法展览资料选编，1970：113.

[4] 杨顺来，杨静，王春梅. 五参散治疗青年痤疮 44 例 [J]. 中国社区医师（综合版），2006，7（5）：52.

王不留行 Wángbùliúxíng

为石竹科植物麦蓝菜 *Vaccaria segetalis*（Neck.）Garcke 的干燥成熟种子。苦，平。归肝、胃经。

【处方用名】王不留行、炒王不留行。

【功效主治】

活血通经　如治"病金疮"之王不留行散，以王不留行为君药。本品味苦性平，入肝经血分，"行血活血，是其专长"（《本草便读》）。然仲景"治金疮，似与行血之意又属相悖。讵知血瘀不行，得此则行，血出不止，得此则止，非故止也，得其气味以通达，则血不于疮口长流，而自散各经，以致其血自止，其痛即定，岂必以止为止哉"（《本草求真》）。"观《本经》《别录》取治金疮血出鼻衄，仍治妇人难产，可见其能使诸血不旁流逆出。其当顺流而下者，又能使之无所流滞，内而隧道，外而经脉，无不如之。……仲景用治金疮，义盖本此"（《本经疏证》)。由是观之，本品性专通利，走而不守，为"活血之要药"(《本草经疏》)。适用于跌打伤痛，血滞经闭、痛经等多种瘀滞之证。

此外，本品能"通乳汁，散乳痈"(《本草汇言》)。为治疗产后乳汁不下的常用之品。凡产后乳汁不下，或乳汁郁积而致乳痈肿痛者皆宜。兼能"通淋利窍"(《本草求原》)。适用于淋证涩痛。

【用量用法】

仲景用本品仅见于王不留行散 1 方。

1. **用量** 原方中本品用量为"十分"。现常用量为 5～10g，外用适量。

2. **炮制** 仲景于原方后云："烧灰存性，勿令灰过""阴干百日"。现多炒爆入药。

3. **用法** 入汤剂，或入丸、散，亦可外用。

【使用注意】《本草经疏》曰："孕妇勿服。"《本草汇言》曰："失血病、崩漏病并须忌之。"

【现代研究】主含王不留行皂苷 A～D，王不留行次皂苷 A～H，王不留行环苷 A、B、C、D、E、G、H、I、K，以及黄酮类、甾醇、有机酸等。本品有兴奋子宫、抗早孕、抗着床、抗凝血、镇痛等多种药理作用[1]。

【临床应用】

1. **带状疱疹** 将王不留行研成粉末，择其极细之品，用麻油调敷。每日换 1 次，连续 1～7 天。治疗带状疱疹 56 例，全部病例均临床治愈（临床症状消失，局部疱疹、红斑消退，疼痛减轻，停药后随访不复发）[2]。

2. **催乳** 用王不留行 20g，水煎，每日分 3 次服用，连用 3 天；配合穴位、乳房按摩，每日 1～2 次，连续 3 天。共观察 56 例，总有效率为 85.71%[3]。

3. **青少年近视** 用王不留行，以 0.5cm×0.5cm 胶布固定于穴位上（眼、肝、目 1、目 2、心、胆肾、皮质下、神门），每天耳穴按压 3～4 次，每穴按压 10～20 秒，以耳穴局部酸胀痛为宜，每周复诊换贴，4 周为 1 个疗程，疗程间隔 1～2 天，共治疗 2 个疗程。观察 70 例，126 只眼。总有效率为 87.3%。明显优于对照组（$P<0.01$）[4]。

4. **胆石症** 将医用胶布剪成 0.5cm×0.5cm 大小，把王不留行 1 粒置于胶布中央，贴于一侧耳胆穴。每天轻轻按压王不留行 10 次，每次 10 分钟，每天换药 1

次，7～10 天为 1 个疗程。共观察 40 例，结果：B 超复查胆道结石排出 35 例，无效 5 例[5]。

参考文献

[1] 国家药典委员会. 临床用药须知·中药饮片卷［M］. 北京：中国医药科技出版社，2011：783.

[2] 陈文林，方仁标. 王不留行子外搽治疗带状疱疹 56 例［J］. 浙江中医杂志，1999，（11）：490.

[3] 周秋芳，刘翠英，徐华平. 王不留行煎服结合按摩催乳 56 例护理［J］. 中国中医药现代远程教育，2014，12（2）：120.

[4] 刘薇. 王不留行籽耳穴贴压治疗青少年近视 70 例［J］. 河南中医，2012，32（8）：1030–1031.

[5] 周东红，张克家. 耳胆穴敷贴王不留行子治疗胆石症 40 例［J］. 中医杂志，2010，51（增刊）：234.

人尿 Rénniào

本品即健康人之小便，一般以 10 岁以下儿童的小便为佳。咸、寒，归肺、肝、肾经。

【处方用名】人尿、童便。

【功效主治】

清热除烦 本品"咸寒而清火，除烦而泻热"（《长沙药解》），且"降火最速"（《本草衍义补遗》）。然仲景每于回阳救逆方中用为反佐。如治"利不止，厥逆无脉，干呕，烦"之白通加猪胆汁汤，此为阴盛戴阳证服热药发生格拒的证治。仲景于白通汤中加入"咸寒下走之人尿，苦寒滑下之猪胆，以反从其阴寒之性，导姜附之辛热下行，为反佐入门之导引"（《伤寒溯源集》）。引阳入阴，使热药不为寒邪所格拒，以利发挥回阳救逆的作用。仲景进一步强调曰："若无胆，亦可用"，则知所重在人尿。因此，有的医家认为"方当名白通加人尿汤始妥"（《伤寒论辨证广注》），说明人尿引阳入阴之力宏。

此外，本品"味咸而走血，治诸血病"（《本草纲目》），尚有止血消瘀之功。且"行血而不伤于峻，止血而无患其凝。吐衄产家称之为要药，损伤跌扑是仙方"《医宗必读》。可广泛用于出血及瘀血的病证。如治"吐血、唾血、衄血、尿血等，童便和韭汁饮之"（《本草衍义补遗》）。"大凡损伤，不问壮弱，及有无瘀血停积，俱宜服热童便，以酒佐之，推陈致新，其功甚大。"（《外科心法》）

【用量用法】

仲景用人尿仅见白通加猪胆汁1方。

1. **用量**　原方中本品用量为五合。现用量约为100ml。

2. **用法**　取健康人（尤其是儿童）的小便，去头尾，用中间一段，温饮或和汤药内饮服。

【使用注意】《本草经疏》指出："脾胃虚寒或溏泄及阳虚无火、食不消者，咸在所忌。"

【现代研究】主含尿素及氯化钠、钾、磷酸、尿酸等，尚含微量的维生素和多种激素[1]。尿液有效成分尿激酶有溶血栓作用[1]。

【临床应用】

1. **各种出血**　童便100ml，陈醋10ml，白糖适量，炖温顿服。每日服2～4次，血止之后，继服半量巩固1～2天。共治疗38例，其中治愈36例。止血时间平均1.9天[2]。

2. **跌打损伤**　红花、川芎各15g，加水250ml，煎至100ml备用。再将新鲜的童便，高压消毒20分钟，然后取加工好的童便300ml加入100ml红花川芎液中，再加乙醇适量，混均装入瓶内备用。用法：将消毒好的干棉球蘸药水涂抹患处，尽量使局部擦热发红。每天抹2～3次，3天为1个疗程。共观察55例，结果：治愈46例，有效8例[3]。

3. **肺结核**　童便约1500ml，猪排骨0.5kg以下，切成寸块状，共放入砂锅内，不加盖，文火煮，童便煮开后，去表皮层上的泡沫，直至泡沫全部去净后即可，童便煮至300～500ml，饮童便配排骨，不加调味品，每周2次，连服3个月。共观察10例，治愈6例，有效4例[4]。

参考文献

［1］杨亚龙，陈仁寿，陶西凯. 童便的民间药用初探. 辽宁中医杂志［J］. 2009，36（9）：1552-1554.

［2］胡建华. 用童便可治血症［J］. 新中医，1988，（3）：36.

［3］王维真，吴玉梅. 自制童便红芎液治疗跌打损伤 55 例［J］. 河南中医，1993，13（1）：36.

［4］黄建西. 童便排骨汤治疗肺痨病体会［J］. 中国民间疗法，1994，（1）：21.

土瓜根 Tǔguāgēn

为葫芦科植物王瓜 Trichosanthes cucumeroides（Ser.）Maxim.的根。苦，寒。归心、脾、膀胱经。

【处方用名】土瓜根、王瓜根。

【功效主治】

1. **活血祛瘀** 本品苦寒，"以苦寒而致活血之用"（《本草述》）。其治"大率皆似通而实不通之候"（《本经疏证》）。适用于瘀血阻滞之证。如治疗"带下经水不利，少腹满痛，经一月再见者"之土瓜根散，所治经水不利、少腹满痛，乃瘀血所致，治当活血行瘀，以土瓜根为君，合芍、桂、䗪虫同用，并以酒行药势，使瘀驱则经水自调。

2. **排脓消痈** 本品性寒凉，可"疗诸邪气热结，鼠瘘，散痈肿留血"（《名医别录》）。能"排脓"（《日华子本草》）。治"鼠瘘痈肿"（《本草经疏》）。适用于热毒疮痈肿痛。如《福建民间草药》用本品治痈肿初起，《闽东本草》用之治睾丸肿，《江西民间草药验方》用本品治咽喉肿痛、乳蛾等。

【用量用法】

仲景用本品仅见土瓜根散 1 方。

1. **用量** 本品在土瓜根散中之用量为三两。今临床常用量为 4.5～9g（鲜品加倍），外用适量。

2. **用法** 今多入汤剂，亦可用鲜品捣敷局部。

【使用注意】脾胃虚弱及孕妇当慎用或忌用。《本草从新》谓："实热壅滞者宜之，稍稍涉虚，切勿妄投。"

【现代研究】主含蛋白质、精氨酸、淀粉、胆碱等[1]。

【临床应用】

1. **慢性咽喉炎**　用本品 60g 切碎，用 30%乙醇 500ml 浸泡 2～5 天，将溶液滴于 8cm×12cm 垫子上，置于前颈，接上电源阳极，后颈接阴极，电源 3～5 毫安，每次 20 分钟，每日 1 次，连用数天，治疗 40 余例，皆有一定效果，无副作用[1]。

2. **疼痛**　用本品切片，每次 1～2 片，嚼烂吞服，1 日数次。治疗外伤痛、手术后疼痛、胃肠疼痛等 65 例，48 例止痛，11 例疼痛减轻。一般用药后 5～30 分钟见效，药效持续 30 分钟～72 小时[1]。

参考文献

[1] 江苏新医学院. 中药大辞典（上册）[M]. 上海：上海人民出版社，1977：310.

干漆 Gànqī

为漆树科植物漆树 *Toxicodendron vernicifluum*（Stokes）F. A. Barkl. 树脂经加工后的干燥品。辛，温；有毒。归肝、脾经。

【处方用名】干漆。

【功效主治】

1. **破瘀消积**　本品能"削年深坚结之积滞，破日久凝结之瘀血"（《本经逢源》）。性善下降而破血消积，适用于瘀血所致之癥瘕积聚。如治"内有干血，肌肤甲错，两目黯黑"，与大黄、䗪虫等同用，如大黄䗪虫丸；治妇人经闭，月信不来及癥结等证，常配伍牛膝，如万病丸（《拔萃子》）；治妇人血瘕，月水不通，脐下坚如杯，发热羸瘦等，常与地黄同用（《千金方》）。

2. **杀虫**　本品能"杀三虫"（《药性论》），"祛蛔虫"（《名医别录》）。"漆，性毒而杀虫，降而行血，所主诸证虽繁，其功只在二者而已。"（《本草纲目》）如《圣惠方》用本品治小儿蛔虫病，《直指方》以之治疗虫积蛊毒等。目前临床用本品配雷丸、穿山甲、雄精同用，治脑囊虫病有效。

【用量用法】

仲景用干漆仅见大黄䗪虫丸 1 方。

1. **用量**　干漆在大黄䗪虫丸中的用量为一两。目前临床用量为 2.5～4.5g。

2. **炮制**　《太平惠民和剂局方》谓："须捣碎炒熟入药用，不尔损人肠胃。"《炮炙大法》谓："火煅黑烟起尽存性，研如灰尘。"现今使用炒、煅法炮制。

3. **用法**　多入丸、散服。

【使用注意】

（1）虚证无瘀及孕妇慎用　《本经逢源》指出："无积血者均忌，……胃虚人服之，往往作呕。"孕妇用之易堕胎。

（2）过敏体质者慎用　陶弘景谓："生漆毒烈，……畏漆人用致死者，外气亦能使身肉疮肿。"说明某些特异体质的人，接触生漆可产生严重的过敏性皮炎。

【现代研究】主要含漆酚。具有解痉作用，干漆炭能缩短出、凝血时间。对心血管作用，小剂量表现为兴奋，大剂量表现为抑制[1]。

【临床应用】

肝硬化　取干漆 20g（炒至烟尽），生三七 25g，研筛成细粉，分 21 包，日 3 次，每次 1 包，连服 5 天；鸡屎白 100g，瓦上焙干炒黄，加水 500ml，煮 1 沸，加入米酒 100ml，白糖 30g，再煮 2 沸，去渣滤过，澄清，取汁，1 天分 3 次服（兼蚕服药粉），连服 7 天。治疗肝硬化，获得显效[2]。

参考文献

[1] 郭晓庄. 有毒中草药大辞典 [M]. 天津：天津科技翻译出版公司，1992：23.

[2] 金莲花. 中药干漆的药理作用及临床应用 [J]. 现代医药卫生，2007，23（16）：2467-2468.

苦酒 Kǔjiǔ

为以米、麦、高粱或酒、酒糟等酿成的含有乙酸的液体。酸、苦，温。归肝、胃经。

【处方用名】苦酒、米醋。

【功效主治】

1. **解毒**　苦酒能"杀邪毒"（《别录》），"杀恶毒"（《本草拾遗》）。"主消痈肿"（《本草经疏》），"敛咽疮"（《注解伤寒论》），"杀一切鱼肉菜毒"（《日华子本草》）。用之配生附子，治痈疽初起（《方脉正宗》）。《本草汇言》谓其"解热毒，消痈肿，化一切鱼腥水菜诸积之药"。仲景苦酒汤主治"少阴病，咽中伤生疮"，以其为主药，是取酸苦涌泄，降火解毒之功。

2. **活血散瘀**　《本草纲目》谓其"散瘀血，治黄疸，黄汗"。《本草汇言》还谓其"散一切恶水血痰"。《本草拾遗》谓其"除癥块坚积、消食"。《普济方》醋煮三棱丸，治一切积聚。仲景芪芍桂酒汤主治湿热郁滞、阳气不宣所致的"黄汗"病，用苦酒是为了增强该方泄营中郁热的作用。《金匮要略心典》释：本方"得酒则气益和而行愈周，盖欲使营卫大行，而邪气毕达耳"。《医学入门》醋鳖丸，治痕证。《日华子本草》用之配生姜，治过食鱼腥、生冷水菜果实成积者。《千金方》用烧石浸醋，治乳痈坚疾。凡此均说明苦酒活血散瘀之功不可没。

3. **杀虫止痛**　《医林纂要》谓其可"伏蛔"。《日华子本草》谓："治妇人心痛。"《本草纲目》中亦谓："醋治心腹疼痛。"故《本草求真》用其同木香磨服，治心腹血气诸病。"蛔厥者，乌梅丸主之。"仲景以苦酒渍乌梅为方中君药治蛔厥证，说明苦酒有杀虫止痛之效。因虫得酸则安，现代多用其治肠道蛔虫病、蛲虫病，具有良好的杀虫止痛之功。

4. **止血**　仲景未详。《千金方》《本草拾遗》均谓其"治血运"。《日华子本草》亦谓可治"产后及伤损，金疮血运"。《现代实用中药》载苦酒能治伤寒之肠出血，明确规定其"为止血药"。证之临床，《千金方》用之和胡粉半枣许服，治鼻血出不止。《会约医镜》用其"治肠滑泻痢"。

【用法用量】

仲景用苦酒计 3 方，注明用量者仅 1 方。

1. **用量**　黄芪芍桂苦酒汤方中，苦酒的用量为一升。今内服每次常用 3～5ml，外用适量。

2. **炮制**　仲景未详。《本草再新》曰："生用可以消诸毒，行湿气；制用可宣阳，可平肝，敛气镇风，散邪发汗。"

3. **用法**　可入汤剂，或拌制药物内服；亦可烧热熏嗅，含漱，或和药调敷外用。

【使用注意】

（1）孟诜曰："多食损人胃。"故脾虚湿盛者慎用。

（2）《千金·食治》载："扁鹊云，多食醋，损人骨。"故痿痹、筋脉拘挛慎用。

（3）《随息居饮食谱》谓："风寒咳嗽，外感疟痢初病皆忌。"故外感、疟痢初病者忌服。

【现代研究】主含浸膏质、灰分、挥发酸、不挥发酸、还原糖。主要含乙酸、琥珀酸、草酸、高级醇类、3-羟基丁酮、二羟基丙酮、酪醇、乙醛、甲醛、乙缩醛及山梨糖等[1]。

【临床应用】

1. **流行性感冒**　关闭门窗，取适量醋（1m³ 空间 2～10ml）用 1～2 倍水稀释后加热蒸熏，每次 1 小时，每日或隔日 1 次，连续 3～6 天，有预防治疗流行性感冒作用[1]。

2. **胆道蛔虫病**　按年龄大小顿服醋酸 30～50ml 或更多，可视情况再服，直至不痛为止。再按传统服用驱蛔药物，观察 15 例，服药总量为 300～500ml。结果：12 例于 2 天内完全止痛，3 例在 3～4 天内疼痛亦完全解除[1]。

3. **石灰烧伤**　根据酸碱中和的原理，试用 5% 的食醋溶液浸洗患部，获得良好结果。洗后患处的灼热刺痛及颜面潮红等症状能立即解除；如形成腐蚀性溃疡者，亦可自行结痂愈合[1]。

参考文献

[1] 江苏新医学院. 中药大辞典 [M]. 上海：上海人民出版社，1977：2600.

紫葳 Zǐwēi

为紫葳科植物凌霄 *Campsis grandiflora*（Thunb.）K.Schum. 或美洲凌霄 *Campsis radicans*（L.）Seem. 的花。甘、酸，寒。归肝、心包经。

【处方用名】凌霄花、紫葳。

【功效主治】

1. **活血通经**　本品活血力强，主"癥瘕，血闭，……"（《神农本草经》），

"性利而善攻，走而不守，破血行血是其专职"（《本草汇言》），"入肝行血之峻药"（《本草经疏》），凡"癥瘕血闭，血气刺痛，疬风恶疮多用之，皆取其散恶血之功也"（《本经逢原》）。适用于多种血瘀证，妇科血滞经闭诸疾尤多用之。治癥瘕积聚，与鳖甲、桃仁、土鳖虫等同用，如鳖甲煎丸。治血滞经闭，痛经，月经不调，常与当归、莪术为伍，如紫葳散（《鸡峰普济方》）。

2. 凉血祛风　仲景未详。本品性寒入血分，能凉血祛风，"行血分，能去血中伏火，……主血热生风之证也"（《本草纲目》）。故凡血热生风，周身作痒之证，皆可用之。如治风疹瘙痒，单以本品为末，酒调服，或与生地黄、牡丹皮、刺蒺藜等同用。治痤疮，可与栀子等份为末，茶水调服。

【用量用法】

仲景用紫葳仅见鳖甲煎丸1方。

1. 用量　本品在上丸中用"三分"。现常用量为5～9g，外用适量。

2. 用法　入汤、丸、散剂或浸酒用。

【使用注意】《本草经疏》指出，本品"长于破血消瘀，凡妇人血气虚者，一概勿施，胎前断不宜用"。提示气血亏虚之人及孕妇忌服。

【现代研究】主含芹菜素等黄酮类成分、紫葳苷等环烯醚萜苷类成分，还有生物碱、有机酸及挥发油等成分。本品具有改善微循环、抗炎、镇痛等作用[1]。

【临床应用】

荨麻疹　凌霄花合剂（由凌霄花 30g，土茯苓 20g，生地黄、白鲜皮、蒲公英各15g，地肤子、防风、连翘、栀子、金银花各12g，蝉蜕9g，甘草6g组成）治疗 95 例荨麻疹病人。结果：全部治愈。2 天痊愈 12 例，3 天痊愈 18 例，4 天痊愈 23 例，5～6 天痊愈 15 例，7～8 天痊愈 7 例，10～15 天痊愈 20 例，平均痊愈天数 5.8 天[2]。

参考文献

[1] 国家药典委员会. 临床用药须知·中药饮片卷 [M]. 北京：中国医药科技出版社，2011：786.

[2] 黄梅生. 凌霄花合剂治疗荨麻疹95例 [J]. 广西中医药，1994，17（3）：7.

蒴藋细叶 Shuòdiàoxìyè

为忍冬科植物蒴藋的全草或根。酸，温；有毒。

【处方用名】接骨草。

【功效主治】

活血散瘀　本品性温，能"行血通经，消瘀化凝，疗水肿，逐湿痹，下癥块，破瘀血"（《长沙药解》）。如"病金疮，王不留行散主之"（《金匮要略》），方中蒴藋细叶与王不留行、桑白皮等量治金疮刀斧经脉肌肤断伤，营卫气血不能循经脉而运行。可见，仲景用蒴藋细叶旨在活血散瘀、通行血脉。

【用量用法】

仲景用蒴藋细叶仅 1 方。

1. **用量**　王不留行散中本品用量为"十分"。现常用量为 6～12g。
2. **炮制**　仲景云"烧灰存性，勿令灰过"。
3. **用法**　王下留行药方。小疮即粉之，大疮但服之。

【使用注意】江西《中草药学》记载："孕妇禁服。"

䗪虫 Zhēchóng

为鳖蠊科昆虫地鳖或冀地鳖的雌虫体。咸，寒；有小毒。归肝经。

【处方用名】土鳖虫、地鳖虫、䗪虫。

【功效主治】

1. **破血逐瘀**　本品活血祛瘀力强，又善"治月水不通，破留血积聚"（《药性论》），为治血瘀经闭、癥瘕积聚之要药。《本草通玄》谓其"破一切血积"。《本草纲目》谓能"行产后血积，折伤瘀血"。《本草经疏》谓本品"咸寒入血软坚，故主心腹血积，癥瘕血闭诸证。……又治疟母为必用之药"。仲景治"癥瘕""疟母"之鳖甲煎丸；治内有干血，肌肤甲错，两目黯黑之大黄䗪虫丸；治产后腹痛的下瘀血汤；治经水不利，少腹满痛的土瓜根散，均选用性猛有毒、蠕动吸血之䗪虫，其功诚如《长沙药解》谓："消癥而破瘀也"。

2. **续筋接骨**　仲景未详。本品咸寒，主入肝经，性善走窜，《长沙药解》谓："䗪虫善化瘀血，最补损伤。"《本草经疏》指出："䗪虫治跌打损伤，续筋骨有奇效。"《本草通玄》："破一切血积，跌打重伤，接骨。"为伤科要药。

【用量用法】

仲景用本品共见 4 方。

1. **用量**　本品在汤剂中用二十枚，在散剂中用三两，在丸剂中用半升或用五分。现内服常用量为 3～10g；入丸、散剂，每次 1～1.5g。

2. **炮制**　仲景于 2 方中注明"熬"，1 方并标"去足"。《得配本草》谓其"去足，或炒，或酒醉死用"。今多于夏季捕捉，入沸水烫死或盐水略煮过，晒干或烘干，生用。

3. **用法**　煎汤内服，或入丸、散剂用。

【使用注意】《本草经疏》谓："无瘀血停留者不宜用。"故无瘀血者及孕妇忌用。

【现代研究】主含多种氨基酸，尚含挥发油、生物碱、多种微量元素、甾醇和直链脂肪族化合物。有抗血栓作用，提高心肌和脑对缺氧的耐受力，降低心、脑组织的耗氧量作用。尚有保肝、抗突变、调脂等作用[1]。

【临床应用】

腰肌劳损　桂枝茯苓丸合土鳖虫方药组成：桂枝、茯苓、牡丹皮、赤芍、桃仁各 15g，土鳖虫 10g。以水煎服，1 剂/日，3 次/日，餐后半小时温服。持续治疗 2 周。治疗 1 周后总有效率为 98.2%，治疗 2 周后总有效率为 100%[2]。

参考文献

[1] 国家药典委员会. 临床用药须知·中药饮片卷 [M]. 北京：中国医药科技出版社，2011：790.

[2] 李博聿. 桂枝茯苓丸合土鳖虫治疗血瘀型腰肌劳损 54 例疗效观察 [J]. 中医药导报，2015，21（8）：73-74.

水蛭 Shuǐzhì

为水蛭科动物蚂蟥 *Whitmania pigra* Whitman、水蛭 *Hirudo nipponica* Whitman 或柳叶蚂蟥 *Whitmania acranulata* Whitman 的干燥全体。咸、苦，平；有小毒。归肝经。

【处方用名】水蛭、烫水蛭。

【功效主治】

破血通经，逐瘀消癥 本品咸苦走血，主入肝经，"能逐恶血瘀血，破血癥积聚，通经闭"（《本草正》）。"凡一切癥瘕积聚，折伤月闭，由于血瘀者皆可用之"（《本草便读》）。如"仲景方入大黄䗪虫丸而治干血、骨蒸、皮肤甲错、咳嗽成劳者；……入抵当汤、丸而治伤寒小腹硬满，小便自利，发狂而属蓄血证者"（《本草汇言》），皆取其破血逐瘀之用。因"其功用与虻虫相似，故仲景方中往往与之并行"（《本草经疏》），协同增效。

此外，水蛭"活者堪吮肿毒恶血"（《本草蒙筌》），"借其力以攻积久之滞，自有利无害也"（《本经疏证》）。可用于痈肿、恶疮等。

【用量用法】

仲景用水蛭见于大黄䗪虫丸、抵当汤、抵当丸 3 方。

1. **用量** 本品在大黄䗪虫丸中用半升，在抵当汤中用三十个，在抵当丸中用二十个。现常用量为煎服 1～3g，研末服 0.3～0.5g。

2. **炮制** 仲景用水蛭要求"熬"（注：汉时的熬，并非加水煎熬，而是将药物置锅内熬焦，即今之干炒）。《圣惠方》谓之"炒令微黄"，《圣济总录》谓之"米炒黄"。现常用滑石粉炒水蛭。

3. **用法** 入汤剂，或丸、散剂服用。

【使用注意】《本草品汇精要》指出："妊娠不可服。"《本草经疏》谓：水蛭"堕胎者，以其有毒善破血也"。

【现代研究】主含蛋白质。新鲜水蛭的唾液中含有水蛭素，是水蛭吸吮人血时所分泌的一种抗凝血成分。本品具有抗凝血、抗血栓形成、改善血液流变性、抗脑缺血、抗炎、抗纤维化、调脂等多种药理作用[1]。

【临床应用】

1. 急性心肌梗死 用水蛭注射液（皮试阴性）6～10ml 加入 5% 葡萄糖氯化钠溶液 100ml 中静脉滴注，1 小时内滴完。于第 2～14 日减量至 2～4ml/日。共观察 21 例，结果：冠脉再通率为 38.1%，显著高于常规治疗组（P＜0.05）。提示早期应用水蛭注射液治疗急性心肌梗死，可明显提高冠脉再通率，降低病死率，有较好的溶栓效果[2]。

2. 急性缺血性脑卒中 水蛭粉胶囊 6 粒，每日 3 次，10 日为 1 个疗程，3 个疗程后评定疗效。共观察 70 例，结果：基本治愈率为 35.71%，显效率为 50.00%，有效率为 7.14%，总有效率为 92.86%。治疗后血液流变性较治疗前明显下降（P＜0.05），总胆固醇和甘油三酯较治疗前亦明显下降（均 P＜0.05）。提示水蛭粉可明显改善缺血性脑卒中病人的血液流变学和血脂，疗效可靠[3]。

3. 精液不液化 对 65 例病人予水蛭粉冲服治疗。结果：治疗 1、2 个月及停药 1 个月病人精液量、精子密度与治疗前比较，差异均无显著性意义（P＞0.05）；精液液化时间与治疗前比较，差异均有非常显著性意义（P＜0.01）。提示水蛭粉治疗精液不液化可以改善精液液化时间[4]。

4. 皮瓣静脉淤血 将活体水蛭置于皮瓣上吸吮血液，待皮瓣血运明显改善后停止治疗。共观察 8 例，其中 7 例效果良好。随访 2～6 个月，皮瓣完全存活，手术切口愈合佳，无附加瘢痕形成[5]。

5. 高脂血症 水蛭粉，每晚服 3～5g，开水冲服，30 天为 1 个疗程，治疗 25 例。结果：降胆固醇有效率为 77%，降甘油三酯有效率为 91%，降 β-脂蛋白有效率为 79.1%[6]。

参考文献

[1] 国家药典委员会. 临床用药须知·中药饮片卷 [M]. 北京：中国医药科技出版社，2011：813.

[2] 卢健棋，陈远平，梁健，等. 水蛭注射液溶栓治疗急性心肌梗死临床观察 [J]. 中国中西医结合急救杂志，2000，7（3）：152-154.

[3] 周端球. 水蛭粉治疗急性缺血性脑卒中临床研究 [J]. 中国中西医结合急救杂志，2000，7（3）：150-151.

［4］邵耀宁，李文，余沛扬. 水蛭治疗精液不液化 65 例疗效观察［J］. 新中医，2014，46
（8）：57-58.

［5］杨晓楠，殷国前，杨健祥，等. 活体水蛭吸血疗法临床应用 8 例［J］. 中国美容整形外科
杂志，2007，18（4）：284-285.

［6］郑君莉. 水蛭粉治疗高脂血症 25 例［J］. 新中医，1985，17（2）：36-37.

虻虫 Méngchóng

为虻科动物黄绿原虻 *Arylotus bivittateinus* Takahasi、华广原虻 *Tabanus
signatipennis* Portsch、指角原虻 *Tabanus yao* Macquart 或三重原虻 *Tabanus
trigeminus* Coquillett 的雌性成虫干燥体。苦、微咸，凉；有毒。归肝经。

【处方用名】虻虫。

【功效主治】

1. 破血消癥　本品"苦能泄结……味应有咸，咸能走血。故主积聚癥瘕一切
血结为病"（《本草经疏》）。"破癥结"（《日华子本草》），"主逐瘀血，破下血积、
坚痞、癥瘕，寒热。通利血脉及九窍"（《神农本草经》）。适用于癥瘕积聚，如治
虚劳有瘀血的大黄䗪虫丸。

2. 逐瘀通经　本品"苦走血，血结不行者，以苦攻之"（《本草纲目》），直入
血络，为"搜剔之剂""治血结于下而病在上者"（《本经疏证》），"主女子月水不
通，积聚，除贼血在胸腹五脏者，及喉痹结塞"（《名医别录》）。如治下焦蓄血证
之抵当汤、抵当丸。

【用量用法】

仲景用虻虫计 3 方。

1. 用量　3 方中均标明剂量，抵当汤中用量为三十个，抵当丸中用量为二十
个，大黄䗪虫丸中用量为一升。现常用量为内服煎汤 1～3g，研末服 0.3～0.5g；
外用适量。

2. 炮制　仲景在抵当汤及抵当丸中均注明虻虫"去翅足，熬"，提示用虻虫
以虫体为佳，入药时应先炮制以减毒。现多采用焙法或炒黄法。

3. 用法　内服：煎汤，或入丸、散。外用：为末，调敷患处。

【使用注意】《本草品汇精要》载："妊娠不可服，服之堕胎。"《本草经疏》曰："非蓄血也，不宜用；瘀血未审者不宜用；女子月水不通，由于脾胃虚弱，肝血枯竭，而非血枯闭塞者不宜用；孕妇腹中有癥瘕积聚不宜用。凡病气血虚甚，形质瘦损者忌之。"因此，今人强调孕妇忌服。

【现代研究】主含蛋白质、棕酸、硬脂酸、油酸、亚油酸及钙、镁、磷、铁等微量元素。有抗凝血酶、活化纤溶系统、延长出血时间、减少血浆纤维蛋白原含量、抑制血小板聚集率、降低全血黏度、改善血液流变学作用；尚有抗炎、镇痛作用[1]。

【临床应用】

1. 内痔出血　用虻虫粉3～12g，每日1次，服药时间5～36天。共观察107例，用过最大剂量者87例。结果：总有效率为78.5%[2]。

2. 前列腺肥大　用抵当汤加味：炒虻虫（去头翅）、炒水蛭各6g，桃仁、穿山甲、生大黄各10g。每日1剂，水煎温服，1天分2服。30天为1个疗程。结果：共观察40例，总有效率为95%[3]。

参考文献

[1] 国家药典委员会. 临床用药须知·中药饮片卷［M］. 北京：中国医药科技出版社，2011：818.

[2] 曹旭. 单味虻虫治疗内痔出血107例［J］. 中药药理与临床，1992，8（1）：40.

[3] 华刚. 抵当汤加味治疗前列腺肥大40例［J］. 陕西中医，2004，25（12）：1087-1088.

蜣螂 Qiānɡláng

为金龟子科昆虫蜣螂 *Catharsius molossus* L.的干燥全虫。咸，寒；有毒。归肝、胃、大肠。

【处方用名】蜣螂。

【功效主治】

1. 破血逐瘀　如治"结为癥瘕，名曰疟母"之鳖甲煎丸。方中"蜣螂，善破癥瘕，能开燥结，《金匮》鳖甲煎丸用之，治病疟日久结为疟痕，以其破癥而开结也"(《长沙药解》)。

2. 清热定惊 仲景未详。本品咸寒，"主小儿惊痫，瘛疭，腹胀，寒热，大人癫疾狂易"(《神农本草经》)。有清热定惊之功，"治小儿惊痫瘛疭，腹胀寒热，大人癫疾狂走，皆肝、胃、大肠三经风热壅盛所致，咸寒除三经之邪热，则诸症自瘳"(《本草经疏》)。

3. 拔毒祛腐 本品有毒，能以毒攻毒，拔毒祛腐，每多外用。"主疗疮"(《本草图经》)。如《柳州救三死方》载："元和十一年得疗疮，凡十四日，日益笃，善药傅之皆莫能知，长乐贾方伯教用蜣螂心，一夕而百苦皆已。明年正月食羊肉又大作，再用亦如神验。其法：一味贴疮，半日许可再易，血尽根出遂愈。"

【用量用法】

仲景用蜣螂仅见鳖甲煎丸 1 方。

1. 用量 原方中本品用量为"六分"。今常用量：煎汤为 3～5g，研末服为 1～2g；外用适量。

2. 炮制 仲景注明"熬"。今一般采取沸水烫死，晒干或烘干用。

3. 用法 煎汤内服，或入丸、散剂。外用宜研末调敷或捣敷。

【使用注意】本品"其性猛急，最易伤脾，勿轻用"(《得配本草》)。"妊娠不可用之"(《本草品汇精要》)。

【现代研究】主含油酸和亚油酸等不饱和脂肪酸达 50%，游离氨基酸 2.07%，总氨基酸 40.58%，其中 8 种必需氨基酸的含量占总氨基酸含量的 35.87%，谷氨酸甘氨酸丙氨酸的含量较高，共占总氨基酸含量的 29.55%。含有毒成分（蜣螂毒素）约 1%。本品对于子宫、肠管、心脏均有抑制作用，对神经肌肉标本有麻痹作用[1, 2]。

【临床应用】

慢性顽固性溃疡 用复方蜣螂油膏（新鲜活蜣螂 2 只，12～15g，用开水烫死，放入 500g 芝麻油中，再入当归 50g，紫草、甘草各 20g，白芷 15g，浸泡 1日，然后用文火炸成枯黄色，过滤去渣，再将血竭、琥珀细粉各 10g，蜂蜡 30g 搅入油内化尽，待油温降至 20℃～30℃时，再加轻粉、冰片各 5g 搅匀，冷凝成膏后装瓶备用），用时取出油膏，薄薄地摊在无菌纱布上，覆盖溃疡面，上盖无菌纱布包扎即可。治疗各部位不同原因引起的慢性顽固性溃疡 100 例。结果：本组 100 例全部愈合，最多换药 24 次，最少 5 次；治疗时间最长 54 天，最短 18 天，平均治疗 34 天[3]。

此外，国医大师朱良春先生以蜣螂虫为主治疗由急性不全性肠梗阻引发的吐粪证，屡获奇效；于辨证施治方中加用蜣螂虫治疗腹腔手术后引起肠粘连而致呕吐、腹痛、大便不通，收效满意；治疗肝硬化腹水、胃癌、膀胱癌等于辨证方中加用蜣螂虫，有一定疗效[4]。

参考文献

[1] 国家中医药管理局《中华本草》编委会. 中华本草（第九册）[M]. 上海：上海科学技术出版社，1999：206–208.

[2] 高松. 辽宁中药志（动物、矿物、海洋类）[M]. 沈阳：辽宁科学技术出版社，2015：77.

[3] 薛守年，田运山，韩廷英. 复方蜣螂油膏治疗慢性顽固性溃疡 100 例 [J]. 吉林中医药，1997，（6）：15.

[4] 朱良春. 虫类药的应用 [M]. 太原：山西科学技术出版社，1994：80.

鼠妇 Shǔfù

为卷甲虫科平甲虫属动物普通卷甲虫或潮虫科鼠妇属动物鼠妇的全体。酸、咸，凉。归肝、肾经。

【处方用名】鼠妇。

【功效主治】

1. 破瘀消癥　本品"善通经脉，能化癥瘕，治痎疟日久，结为疟母，以其破血而消坚也"（《萃金裘本草述录》）。治疗癥瘕，疟母，常与大黄、䗪虫、鳖甲等药同用，如治"癥瘕、疟母"之鳖甲煎丸，方中鼠妇之用，旨在破瘀消坚、散结化瘀，并与软坚散结、除寒热的鳖甲和性猛破血逐瘀的䗪虫、蜂窠为伍，共奏化瘀消癥、杀虫止疟之功。取其破瘀血、通经脉的作用，临床多用治癥瘕积聚、经闭痛经之血瘀重证，常配伍桃仁、红花等药同用。

2. 利水通淋　本品"主气癃不得小便"（《神农本草经》），能"通小便"（《日华子本草》)。《千金要方》单用本品熬为屑，酒调下，治产后小便不利。近代也有用本品焙干为末分次冲服治疗血淋、尿血的报导。

3. 解毒止痛 本品"治风虫牙齿疼痛"，又可"解射工毒、蜘蛛毒"(《本草纲目》)。《寿域神方》用治鹅口疮；《圣惠方》以之局部用药治疗牙齿被虫蚀，有蛀孔疼痛等；《圣济总录》以本品与小麦、麝香共研末，治疗痈肿疔毒，出脓疼痛。

【用量用法】

仲景用鼠妇仅鳖甲煎丸 1 方。

1. 用量 原方中本品用量仅"三分"。现常用量为 3～6g。

2. 炮制 仲景原方用"熬"法炮制。现一般捕后用开水烫死，晒干或焙干，放入石灰缸中贮存。

3. 用法 原方为丸剂。现多煎汤内服，亦可入丸、散；外用宜研末调敷。

【使用注意】《日华子本草》谓其"能堕胎"。《本草品汇精要》云："妊娠不可服。因本品药力峻猛，故孕妇不宜用。"

【现代研究】主含 vulgarine A、邻羟基苯甲酸、二吡咯并哌嗪-2,5-二酮、1-H-喹啉-4-酮、腺嘌呤、对乙酰氨基酚、4-甲基-5-（2-羟乙基）噻唑等[1]，有镇痛、抗炎、抗凝血、促纤溶等多种药理作用[2,3]。

【临床应用】

1. 前列腺肥大 用复方鼠妇丸（鼠妇、琥珀、鸡内金、王不留行各 60g，芫蔚子、白芥子各 30g）吞服，每日 3 剂，每次 3～6g，30 天为 1 个疗程，观察 1 个疗程，共治疗 21 例。结果：全部病人排尿畅通无阻，夜间排尿在 2 次以内，尿常规检查无异常[4]。

2. 扁平疣 用鲜鼠妇虫浆液（将鲜鼠妇放入 75%乙醇中消毒 2 小时，沥干后在研钵中研成浆液待用）局部均匀涂抹，干后再涂，涂时可用纱布或毛巾在患处稍微用力搓，以促使药物向疣组织内渗透，连续多次至疣表面微红，15 天为 1 个疗程，观察 2 个疗程。共治疗 50 例。结果：痊愈 12 例，显效 13 例，有效 16 例，无效 9 例，总有效率为 82%[5]。

3. 鸡眼 先用刀刮去患处表皮的角质层，然后将洗净的鼠妇大者 1 个、小者数个直接贴在患部，爪朝下，背朝上，用玻璃纸及胶布固定，1 天换药

3～4 次，共治疗 102 例。结果：治愈 43 例，好转 50 例，无效 9 例，总有效率为 91.18%[6]。

4. 中重度癌痛　用干燥鼠妇 60g 水煎服，每日 1 剂，日服 4～6 次。共治疗 32 例。结果：完全缓解 6 例，中度缓解 14 例，轻度缓解 8 例，无效 4 例，总有效率为 87.5%[7]。

参考文献

[1] 邓红洁，王淑美，程永现. 鼠妇化学成分研究 [J]. 中药材，2015，38（4）：690–692.

[2] 李宁，匡岩巍，陈明友，等. 鼠妇乙醇提取物镇痛抗炎作用及化学成分研究 [J]. 中国实验方剂学杂志，2008，14（11）：74–76.

[3] 姜银杰. 鼠妇水提物对凝血系统的影响 [J]. 宜春学院学报，2013，35（6）：79–80.

[4] 曾庆佩. 复方鼠妇丸治疗前列腺肥大症 21 例 [J]. 浙江中医杂志，1994，（1）：12.

[5] 吕小兰，杨金元，郭慧，等. 鼠妇虫治疗扁平疣的疗效 [J]. 实用临床医学，2011，12（4）：58–59.

[6] 田学，魏艳新. 鼠妇外敷治疗鸡眼 106 例 [J]. 河南中医，2012，32（5）：627.

[7] 梁超严，孙志. 鼠妇制剂对中重度癌痛的镇痛效果观察 [J]. 山东中医杂志，1994，13（4）：159–160.

蛴螬 Qīcáo

为鳃金龟科动物东北大黑鳃金龟 *holotrichia diomphalia* Bates 及其近缘动物的干燥幼虫。咸，微温；有毒。归肝经。

【处方用名】蛴螬。

【功效主治】

1. 破血逐瘀　如治"内有干血，肌肤甲错，两目黯黑"之大黄䗪虫丸，方中本品咸能走血，药性峻猛，善行血分。"能化瘀血，最消癥块"（《长沙药解》），"主恶血，血瘀痹气，破折血在胁下坚满痛，月闭"（《神农本草经》）。纵观"仲景所用通瘀药不下一二十味，独于两目黯黑之干血证用蛴螬，后人循此而识之，蛴螬可无误用矣"（《本经疏证》），足证本品有破血逐瘀之功。

2. 攻毒散结　本品性猛走窜，能以毒攻毒，有解毒散结之效。尚可用于破伤风、喉痹、痈疽、丹毒等，"盖此药能行血分，散结滞，故能治以上诸病也"（《本草纲目》）。

【用量用法】

本品仅见于大黄䗪虫丸 1 方。

1. 用量　原方中本品用"一升"。今常用量为 2～5g，外用适量。

2. 炮制　仲景未详。《雷公炮炙论》谓："阴干后与糯米同炒，待米焦黑为度。去口畔并身上肉毛，作三四截，研成粉用之"，今多从之。

3. 用法　多入丸、散剂；或研末调敷或捣敷。

【使用注意】本品破血之力峻猛，故孕妇忌用。"虚劳而非有血瘀者不宜"（《本草思辨录》）。

【临床应用】

1. 口疮　取蛴螬 2g，蚕茧 3g，明矾 4g。将蚕茧剪 1 小口，去蛹，装入明矾，瓦上焙焦，同蛴螬共研成细粉，每用少许涂患处，日 3 次。共观察 63 例，经治疗 1～3 天痊愈 21 例，4～5 天痊愈 32 例，5～7 天痊愈 7 例，无效 3 例，治愈率为 95%[1]。

2. 鸡眼　蛴螬研末，与米醋调糊，取适量外敷。取陈艾绒做成直径 0.7cm、高 1cm 大小艾炷置其上，点燃后待艾火自灭，更换艾炷。每次灸 7 壮，10 日治疗 1 次。共观察 13 例，治愈 12 例，好转 1 例[2]。

参考文献

［1］赵成春，赵全荣，张文敏，等. 蛴螬茧矾散治疗口疮 63 例［J］. 中国外治杂志，1996，（4）：47.

［2］张昆，郑君. 蛴螬灸治疗鸡眼［J］. 中国针灸，2012，32（4）：338.

第九章
化痰止咳平喘药

本类药物能祛痰或消痰，能制止或减轻咳嗽和喘息，主要用治各种痰证、咳嗽和喘息。因咳、喘、痰三者相互夹杂，咳喘每多夹痰，痰多易发咳喘，故化痰、止咳、平喘药常配伍使用。

半夏 Bànxià

为天南星科植物半夏 *Pinellia ternata*（Thunb）Breit.的块茎。辛，温；有毒。归脾、胃、肺经。

【处方用名】半夏、法半夏、姜半夏、清半夏。

【功效主治】

1. 燥湿化痰　本品辛温而燥，主入脾、肺经，长于燥化湿浊，温化痰饮，兼能止咳。"统治痰症甚验"（《药性通考》），"化痰如神"（《本草纲目拾遗》），"治寒痰及形寒饮冷伤肺而咳"（《汤液本草》）。尤为治湿痰、寒痰之要药。治痰湿壅肺之咳嗽痰多，色白易咯者，常与陈皮、茯苓、甘草等同用，如二陈汤（《和剂局方》）。治疗寒饮射肺，寒重于饮之"咳逆倚息不得卧"证，与干姜、细辛等配伍，如小青龙汤（《伤寒论》）；用于寒饮射肺，饮重于寒之"咳而上气，喉中有水鸡声"之证，配伍射干、麻黄等同用，如射干麻黄汤（《伤寒论》）。治疗胸阳不振，痰阻气滞之"胸痹不得卧，心痛彻背"，与瓜蒌、薤白配伍以通阳散结，化痰行气，如瓜蒌薤白半夏汤（《伤寒论》）。另外，《伤寒论》中的半夏散及汤，以本品与桂枝配伍，外散风寒，内祛痰湿，用于治疗风寒外感，痰湿阻络之"咽中痛"；半夏麻黄丸中以本品与麻黄配伍，宣肺散寒，化痰逐饮，用于治疗饮停胃脘之"心下悸"。除了治疗寒痰、湿痰外，仲景还将本品用于治疗热痰，如小陷胸汤，以本品与瓜蒌、黄连配伍，清热化痰，宽胸散结，用于治疗痰热互结所致之"小陷胸病，正在心下，按之则痛，脉浮滑者"。

2. 降逆止呕　本品沉重下达，专入胃腑，长于降逆气，为止呕要药。各种原因所致的呕吐，皆可随证配伍使用，故有"呕家必用半夏"（《药品化义》）之说。因其性温燥，故尤擅治疗胃寒、痰饮之呕吐。治疗饮停于胃所致之呕吐实证，以本品配伍生姜同用，以化饮降逆和胃，如小半夏汤（《金匮要略》）；仲景还以本品与人参、白蜜、干姜等配伍，用于虚寒所致之呕吐，如大半夏汤、半夏干姜散、干姜人参半夏丸、旋覆代赭汤等。

3. 消痞散结　本品辛开散结，化痰消痞，"消心腹胸膈痰热满结，……心下急痛，坚痞"（《名医别录》），"化痰即可散结"（《本草易读》）。适用于心下痞，结胸，梅核气。治寒热互结之心下痞，但满而不痛者，常配干姜、黄连、黄芩等，如半夏泻心汤（《伤寒论》）。治痰热互结，胸脘痞闷，按之则痛，或心胸闷痛之结胸证，每与瓜蒌实、黄连同用，如小陷胸汤（《伤寒论》）。治痰气搏结，咽中如有物阻之梅核气，常与厚朴、紫苏叶、茯苓等同用，如半夏厚朴汤（《金匮要略》）。

此外，本品内服外用均能散结消肿，用于瘰疬痰核，痈疽肿毒，毒蛇咬伤。如治瘿瘤痰核，常与海藻、连翘、贝母等同用；治痈疽肿毒、无名肿毒初起或毒蛇咬伤，可用生品研末调敷或鲜品捣敷。

【用量用法】

《伤寒论》《金匮要略》两书以半夏入药组方计 42 方，共 49 处。其中《伤寒论》18 方，《金匮要略》24 方。

1. 用量　最大量为四两，约合今用 12g，如大半夏汤；最小量为一分，如鳖甲煎丸。现常用量为 3～10g，外用生品适量。

2. 炮制　仲景以半夏所制之 42 方中，注"完用"与"破如枣核"的各 1 方，有 20 方注明"洗"，其中《伤寒论》17 方，《金匮要略》3 方，可知当时用的是生半夏。制半夏则无洗之必要。一般认为：洗者系指洗去泥沙，与药效无关。近人亦认为"生半夏固然有害，但一经煎煮，则生煮熟，毒性大减"。近代有生半夏、姜半夏、清半夏、法半夏、半夏曲之分。习惯上认为，清半夏长于化湿痰，姜半夏长于止呕，法半夏功可燥湿和胃，半夏曲则多用于化痰消食，生半夏多外用[1]。

3. **用法**　内服一般宜制用。外用适量，磨汁涂或研末酒调敷患处。

【**使用注意**】本品辛温燥烈，故阴虚燥咳，血证，热痰，燥痰应慎用。不宜与川乌、草乌、附子同用。生品内服宜慎。

【**现代研究**】主要含有半夏淀粉、生物碱、半夏蛋白、挥发油、β–谷甾醇、葡萄糖苷、氨基酸、皂苷、胆碱、半夏胰蛋白酶抑制物、无机元素、胆碱等。其辛辣性物质为原儿茶醛。本品具有止咳、祛痰、镇吐、抑制胃液分泌、促进胆汁分泌、抗肿瘤、抗心律失常和室性早搏、降低眼内压、镇静催眠、降血脂、抑菌、抗炎、增强免疫、利尿等作用[2]。

【**临床应用**】

1. **手足癣**　生半夏 100g，捣碎后加食醋 500g，浸泡一星期后用之涂擦手癣、足癣患处，每日擦 3～5 次，一般用药十余天即可痊愈[3]。

2. **急性乳腺炎**　取生半夏、葱白各等量，共捣为泥，做成枣核大的栓剂，塞入健侧鼻腔，多饮开水，30 分钟后取出栓剂。共治疗急性乳腺炎 26 例，发病在 24 小时以内就诊者 24 例，用药后 1～2 天症状消失，发病超过 48 小时的 2 例用药后症状无明显减轻[4]。

3. **吹乳**　生半夏干燥根块一枚，大小适中，清水洗净（或为末以脱脂棉包裹）。左乳患之纳于右侧鼻孔，右乳患之纳于左侧鼻孔[5]。

4. **痔疮**　采用生半夏汤熏洗治疗痔疮 27 例，取得了良好疗效。方法：生半夏、白矾、麻柳树叶各 20g。适应证：炎性外痔，嵌顿性内痔。用法：以上药加水 2 000ml，置容器内煮沸后，文火煎 15 分钟，去药渣，将药液放入盆内，先以蒸汽外熏肛门，待药液不烫后坐入其内，边坐边用手按摩后尽量将其痔核纳回肛门[6]。

5. **宫颈癌**　掌叶半夏提取物水溶性部分制成的口服片剂，每天 3 次，总量约含生药 60g；外用掌叶半夏脂溶性部分制成栓剂及棒剂，每栓约含生药 50g，每棒含生药 5～7.5g，栓剂贴敷宫颈，棒剂塞入颈管，每天 1 次[7]。

6. **宫颈糜烂**　方法：生半夏洗净晒干，研粉过筛，装瓶备用。用时先将宫颈糜烂面分泌物擦净，再用带线的大棉球蘸上半夏粉适量，对准宫口置入，紧贴糜烂面，把棉球的线头露在阴道外，24 小时后自行取出。每周上药 1～2 次，8 次为 1 个疗程。治愈 162 例，显效 118 例，无效 7 例，总有效率为 97.75%[8]。

7. 急、慢性化脓性中耳炎　取生半夏块茎（中药店有售）研成粉末，加米酒或乙醇（生半夏:乙醇=1:3）浸泡 24 小时以上取用上层澄清液。下层粉末不用，因患耳鼓膜多数已有穿孔，以免粉末堵塞，致使引流不畅。用法：用双氧水洗患耳外耳道后，将药液数滴滴入患耳内，每天 1～2 次[9]。

8. 慢性咽炎　制半夏（砸碎）500g，加食醋 2500ml，浸泡 24 小时后，加热三四沸，捞出半夏，加苯甲醇，过滤，分装备用。每日 10ml，分 2～3 次服。治疗慢性咽炎 564 例，疗程 8～25 天，治愈 342 例，好转 170 例，无效 52 例[10]。

9. 病毒性心肌炎　半夏 18g，生姜 24g，茯苓 12g。水煎服，1 日 1 剂，服药 15～40 剂。治疗病毒性心肌炎 11 例，结果：临床症状均消失，其中 10 例心电图恢复正常；1 例并发心包炎、奔马律、左心房扩大者，服药 150 剂后，仅余左心房扩大[11]。

10. 鸡眼　将鸡眼患处洗净，消毒，并用手术刀削去鸡眼的角化组织，呈一个凹面，放入半夏末，外贴大小适宜的胶布，经 5～7 天后，鸡眼坏死脱落，生出新生肉芽组织，再数日即愈。共治疗鸡眼共 30 例，效果明显，未见复发[12]。

11. 妊娠呕吐　将半夏 30g 用清水淘洗数遍至无味为度，置清洁无药味的砂锅内，文火煎煮 45 分钟，去渣取清汤约 100ml，调入已研细的山药末 30g，煎 3～4 沸，成粥糊状，调入白砂糖适量，稍冷后频频食之，每次量由小渐增。每日 1 剂，并可随症加其他药。治疗重症妊娠恶阻 18 例，全部治愈[13]。

12. 食管、贲门癌性梗阻　取鲜半夏剥去外皮，捣成糊状制丸，每日 2g，分 3～4 次置于舌根部咽下，一般不超过 30 日。食道黏膜有发炎反应用 10%链霉素液口服；食管贲门癌痉挛用 1%～2%奴佛卡因液，每次 10ml 口服；吐血用云南白药等。同时用支持疗法，纠正水、电解质紊乱。共治疗 25 例，显效 21 例，无效 4 例[14]。

13. 突发性音哑　用制半夏 15g，加水 400ml 煎 20 分钟去渣，加醋 20ml，待冷时再加鸡子清 2 个搅匀，徐徐含咽，每日 1 剂。治疗痰火互结，咽部充血水肿之实证失音病人 33 例，服药 2～3 天痊愈[15]。

14. 面肌痉挛　取生半夏 12g，生薏苡仁 30g，水煎服，每日 1 剂，分 2 次服，连续服用 2 个月。治疗 32 例，有效 20 例，有效率为 62.5%[16]。

15. 寻常疣及跖疣　患处用温水泡洗 10～20 分钟后，用刀片轻轻刮去表面角化层，取 7～9 月采挖的鲜半夏（洗净去皮），在疣体局部涂擦 1～2 分钟，每日 3～4 次。一般只涂擦初发疣（民间称母疣）即可；若初发疣较大较多时，可逐个进行涂擦。本组 215 例，治疗 15～30 日后，痊愈 208 例，无效 7 例。随访 156 例，无 1 例复发。治疗中未见皮肤损害及其他副作用[17]。

16. 甲状腺肿瘤　生半夏 10g，随症加味，水煎 15 分钟以上，隔日或 2～3 日 1 剂，连服 20 剂。治疗甲状腺肿瘤 91 例，痊愈（超声波检查及局部检查肿物消失）48 例，有效（肿物缩小 1/3 以上）15 例，无效 28 例，总有效率为 69.2%。治愈者最多服药 135 剂，最少 25 剂，平均 71 剂[18]。

17. 预防造影剂副作用　半夏 250g，生姜 250g，加水 5000ml，文火煎至 2500ml，供 25 个病人服用。脑 CT 增强扫描前 0.5 小时口服 100ml。观察脑膜瘤 41 例，胶质瘤 16 例，脑血管病变 123 例，硬膜下血肿 37 例，脑炎 25 例，癫痫 111 例，脑脓肿 21 例，转移性肿瘤 56 例，眼眶肿瘤 6 例，术后复查 24 例，未发现病变 340 例，共 800 例。结果：造影增强后出现恶心、呕吐 10 例，风疹块 13 例，瘙痒 10 例，喷嚏 7 例，咳嗽 4 例，胸闷气促、心悸 4 例，合计出现副反应的有 48 例，副反应率为 6%[19]。

18. 其他疾病　还可以清半夏合秫米治疗严重失眠 20 例，总有效率为 90%[20]。

参考文献

[1] 蔡秋杰，曹洪欣. 张仲景运用半夏浅析 [J]. 中医药信息，2009，26（2）：33-35.

[2] 国家药典委员会. 临床用药须知·中药饮片卷 [M]. 北京：中国医药科技出版社，2011：833.

[3] 唐崇藏. 醋浸生半夏治疗手足癣 [J]. 医学文选，1994，13（2）：42.

[4] 李淑英，陈学波. 半夏葱白栓治疗急性乳腺炎疗效观察 [J]. 实用妇科与产科杂志，1992，8（2）：22.

[5] 贺念曾. 生半夏纳鼻治疗吹乳 [J]. 河南中医，1986，11（6）：7.

[6] 杜有才. 生半夏汤熏洗治疗痔疮 [J]. 四川中医, 1989, 8（9）: 43.

[7] 上海第一医学院妇产科. 掌叶半夏治疗子宫颈癌的研究 [J]. 中国药学杂志, 1978, 26（1）: 48.

[8] 陕西省汉阴县中草药避孕节育科研协作组. 生半夏粉治疗宫颈糜烂 310 例报告 [J]. 新医药学杂志, 1977, 27（3）: 15.

[9] 广州市"五七"第一干校医疗队. 生半夏浸液外用治疗急、慢性化脓性中耳炎 [J]. 新医药通讯, 1971, 2（1）: 21.

[10] 蔡福养. 用咽炎乐治疗 564 例喉痹 [J]. 辽宁中医杂志, 1981, 24（3）: 21.

[11] 刘景祺. 小半夏加茯苓汤治疗病毒性心肌炎 [J]. 上海中医药杂志, 1983, 29（9）: 26-27.

[12] 李庆纪. 半夏外用治疗鸡眼 [J]. 中级医刊, 1965, 15（7）: 455.

[13] 陈超. 薯蓣半夏粥治疗重症妊娠恶阻 18 例资料分析 [J]. 江苏中医杂志, 1987, 32（3）: 16-17.

[14] 黎同山, 阎付荣, 刘少翔, 等. 鲜半夏丸缓解食管贲门癌梗阻的疗效观察 [J]. 新中医, 1988, 20（1）: 34.

[15] 邵桂珍, 王延周. 苦酒汤治疗金实不鸣 33 例 [J]. 湖北中医杂志, 1985, 7（5）: 39.

[16] 李华. 熄风化痰中药治疗面肌抽搐 96 例 [J]. 中西医结合杂志, 1991, 11（1）: 43.

[17] 翟所龙. 鲜半夏治疗寻常疣及跖疣的疗效观察 [J]. 中国中药杂志, 1992, 38（2）: 120.

[18] 陈婉竺, 唐福康. 生半夏为主治疗甲状腺肿瘤 91 例 [J]. 福建中医药, 1992, 23（2）: 39.

[19] 鲁西, 林上奇, 吴宝珊, 等. 脑 CT 增强扫描应用姜半夏预防造影剂副反应 [J]. 中国中西医结合杂志, 1992, 12（5）: 299.

[20] 张铁敏. 《内经》半夏汤治疗严重失眠 20 例 [J]. 中西医结合杂志, 1983, 3（5）: 299.

栝楼 Guālóu

为葫芦科植物栝楼 *Trichosanthes kirilowii* Maxim.或双边栝楼 *Trichosanthes rosthornii* Harms 的干燥成熟果实。甘、微苦，寒。归肺、胃、大肠经。

【处方用名】栝楼、瓜蒌、瓜蒌实、全瓜蒌。

【功效主治】

1. **清热涤痰** 本品甘寒而润，微苦降泄，"泄胸中蕴热"（《注解伤寒论》），能清热润燥，"凡上焦郁热、垢腻痰火咳嗽等皆可用之"（《本草便读》），"于热燥之痰为对待之剂"（《本草述》）。适用于痰热壅盛，咳嗽痰黄，质稠难咯，胸膈痞满，或燥热干咳，无痰或痰少质黏，咯吐不利者。证之临床，如《宣明论方》独用瓜蒌去籽为末，治小儿肺热咳喘、痰喘，甚久不愈；《医方考》清气化痰丸，以其配黄芩、胆南星等，治痰热内结之咳喘。

2. **利气宽胸** 本品能荡热涤痰，"通胸膈之痹塞"（《本草正义》），"故结胸胸痹，非此不治"（《本草思辨录》）。每与薤白相须为用，如瓜蒌薤白半夏汤治胸阳不振，痰阻气滞之胸痹不得卧，心痛彻背者。亦可与黄连、半夏合用，如小陷胸汤治痰热互结之结胸，胸脘痞闷，按之则痛，"小结胸是痰结于心下，……痰结可消，故用黄连、瓜蒌、半夏以消之"（《伤寒来苏集》）。

3. **润燥滑肠** 本品甘寒质润，能润燥滑肠，通利大便。适用于肠燥津亏之便秘，常与火麻仁、生地黄、玄参等同用。《普济方》用小陷胸汤加枳实、桔梗治停饮结痰之胸闷便秘；《妇人良方》亦用瓜蒌拌酒与童便服，治胎衣不下；今人亦常用之配甘草、白蜜，治肠燥便秘。

此外，本品性寒清热，散结消痈，凡"一切肺痈肠痈乳痈之属火者，尤为相宜"（《本草便读》）。治热毒壅盛，乳痈初起，红肿热痛者，常与牛蒡子、金银花、青皮等同用，如栝楼牛蒡汤（《医宗金鉴》）。治肺痈咳吐脓血，配鱼腥草、桃仁、芦根等，如四圣散（《仁斋直指方》）。治肠痈腹痛，常与败酱草、红藤、薏苡仁等同用。

【用量用法】

仲景用瓜蒌计 4 方。

1. **用量** 均用一枚。今常用量：全瓜蒌 9～15g，瓜蒌皮 6～10g，瓜蒌子 9～15g。

2. **用法** 仲景用瓜蒌实均注明"捣"或"先煮"。后人以为瓜蒌实不捣碎或先煎，药效则不易出。故内服多煎汤、捣汁或入丸、散。外用捣敷。

【使用注意】本品甘寒而滑，脾虚便溏者及寒痰、湿痰证忌用。不宜与川乌、制川乌、草乌、制草乌、附子同用。

【现代研究】主含油脂类：包括栝楼酸、1-栝楼酸-2-亚麻酸-3-棕榈酸甘油酯、L-（-）-α-棕榈酸甘油酯、1-栝楼酸-2,3-二亚麻甘油酯等。挥发油类：果皮含有棕榈酸、月桂酸和肉豆蔻酸等、氨基酸及微量元素、菠菜甾醇、栝楼酯碱；果皮及种子含蜡酸、木蜡酸、蒙坦尼酸、蜂蜜酸、香草酸、苜蓿素等；种子尚含香草醛结晶，果实还含有半乳糖酸 γ-内酯和半乳糖。有祛痰、减轻炎症、抑菌、抑制溃疡形成、扩张冠状动脉、抑制血小板凝集、抗癌等作用[1]。

【临床应用】

1. 急性乳腺炎 用瓜蒌牛蒡汤（全瓜蒌、金银花各 20g，牛蒡子、黄芩、柴胡各 12g，天花粉、蒲公英各 30g，栀子、皂角刺、陈皮、知母、桃仁各 10g，连翘、当归、赤芍各 15g，青皮 8g，生甘草 6g）为基本方加减，每日 1 剂，早、晚分服，同时予以基础西医治疗。共观察 34 例。结果：治愈 20 例，显效 13 例，无效 1 例，总有效率为 97.1%[2]。

2. 冠心病心绞痛 用瓜蒌薤白养心汤（瓜蒌、薤白、景天三七各 15g，黄芪、党参、鸡血藤、川芎各 12g，白果、半夏、苦参各 9g，当归、茯苓、白术、灵芝、枳壳、葛根各 10g，桂枝、黄连各 3g）在对照组基础上，每日 1 剂，水煎早、晚各 1 次温服，疗程 4 周。共观察 34 例。结果：治愈 20 例，显效 13 例，无效 1 例，总有效率为 97.1%[3]。

【备注】瓜蒌汉以前不分部位，以整个果实入药用。《伤寒杂病论》中即称栝楼实。至南北朝时期，《雷公炮炙论》说："凡使皮、子、茎、根其效各别。"之后，除用全瓜蒌外，亦将皮、仁分别使用。

附：瓜蒌皮、瓜蒌子

1. 瓜蒌皮 为栝楼或双边栝楼的成熟果皮。为国家基本医疗保险药品。甘，寒。归肺、胃经。功能清化热痰，利气宽胸。用于痰热咳嗽，胸闷胁痛。煎服，6～10g。不宜与川乌、制川乌、草乌、制草乌、附子同用。

2. 瓜蒌子 为栝楼或双边栝楼的成熟种子。为国家基本医疗保险药品。甘，寒。归肺、胃、大肠经。功能润肺化痰，滑肠通便。用于燥咳痰黏，肠燥便秘。煎服，9～15g。不宜与川乌、制川乌、草乌、制草乌、附子同用。

参考文献

[1] 国家药典委员会. 临床用药须知·中药饮片卷 [M]. 北京：中国医药科技出版社，2011：858.

[2] 吴晓波. 瓜蒌牛蒡汤治疗急性乳腺炎的临床观察 [J]. 中国中医药现代远程教育，2016，14（12）：92-93.

[3] 何欣，何立人. 瓜蒌薤白养心汤治疗痰瘀互结型冠心病心绞痛临床观察 [J]. 四川中医，2015，33（12）：113-116.

贝母 Bèimǔ

贝母有川、浙之分。川贝母为百合科植物川贝母 *Fritillaria cirrhosa* D.Don、暗紫贝母 *Fritillaria unibracteata* Hsiao et K.C.Hsia、甘肃贝母 *Fritillaria przewalskii* Maxim.、梭砂贝母 *Fritillaria delavayi* Franch.、太白贝母 *Fritillaria taipaensis* P.Y.Li 或瓦布贝母 *Fritillaria unibracteata* Hsiao et K.C.Hsai var.*wabuensis*（S.Y.Tang et S.C.Yue）Z.D.Liu，S.Wang et S.C.Chen 的干燥鳞茎。浙贝母为百合科植物浙贝母 *Fritillaria thunbergii* Miq.的鳞茎。前者苦、甘，微寒；后者苦，寒。同归肺、心经。

【处方用名】川贝母有川贝母、川贝之处方用名；浙贝母有浙贝母、浙贝、大贝、珠贝、象贝之处方用名。

【功效主治】

1. **清热化痰止咳**　本品苦、寒，主入肺经，能清泄肺热，化痰止咳，用于热痰咳嗽。"治火痰燥痰有功"（《本草便读》），"贝母，开郁下气化痰之药也。润肺消痰，止咳定喘，则虚劳火结之证，贝母专司首剂"（《本草汇言》），能润肺止咳，用治燥痰咳嗽。

2. **开郁散结**　本品归肺经，能"散心胸郁结之气"（《本草别说》），"散郁泻火"（《雷公炮炙药性解》），"用疗肺痿、肺痈、瘿瘤痰核、痈疽疮毒，此皆开郁散结，血脉流通之功也"（《药品化义》）。有清热消痰散结之功，适用于痰火郁结之瘰疬痰核、热毒壅结之疮痈。仲景当归贝母苦参丸、三物白散中贝母开郁下气以开肺结，体现了正本清源，下病上取之义，正如"贝母之开郁散结，正以使清者归清，浊者归浊，护清而不留浊，去浊而不伤清，试证以白散之治，是护其清者，不使巴豆劫炼无余地；当归贝母苦参丸之治，是分其浊者，是苦参而泄入于下也"（《本经疏证》）。

【用法用量】

仲景用贝母仅见于三物白散及当归贝母苦参丸2方。

1. 用量　本品在三物白散中用"三分"，在当归贝母苦参丸中用"四两"。现常用量为3～10g，或1～2g研粉冲服。

2. 用法　入汤剂，或入丸、散，或研粉冲服。

【使用注意】

（1）不宜与川乌、制川乌、草乌、制草乌、附子同用。

（2）脾胃虚寒及有湿痰者不宜用。《本草经疏》指出："寒湿痰及食积痰火作嗽，湿痰在胃恶心欲吐，痰饮作寒热，脾胃湿痰作眩晕及痰厥头痛、中恶呕吐，胃寒作泄并禁用。"

【现代研究】主含多种生物碱类和非生物碱类。川贝母含青贝碱、川贝碱、西贝素、松贝碱甲、松贝碱乙。暗紫贝母含松贝宁和蔗糖；甘肃贝母含岷贝碱甲、岷贝碱乙；梭砂贝母含白炉贝碱、炉贝碱等。另含无机元素及川贝母皂苷。具有祛痰、镇咳、降压、解痉、止泻、增加子宫张力、扩大瞳孔、镇痛、催眠等作用[1]。浙贝母含贝母甲素、贝母乙素、贝母辛、贝母甲素、乙素的氮氧化物、浙贝宁、浙贝素、丁香脂素、2，5-二甲基苯酯等，尚含胆碱、脂肪酸、β-谷甾醇及大量淀粉。有镇咳、平喘、祛痰、松弛气管平滑肌、抗炎、逆转细菌耐药、抗幽门螺杆菌、抗溃疡、镇痛、镇静、抗肿瘤、逆转癌细胞耐药、扩瞳、兴奋子宫、降压、松弛肠道等作用[1]。

【现代应用】

1. 婴幼儿消化不良　川贝母粉碎，过80～100目筛后，分装备用。0.1g/（kg·d），3次分服。治疗10例，结果：2日痊愈4人，3日痊愈3人，4日痊愈3人，总有效率为100%[2]。

2. 前列腺肥大　用贝母、苦参、党参各25g，水煎服。治疗35例。结果：治愈27例，无效8例。其中25例随访5年未复发，排尿通畅，一般连服3～5

剂后即见功效[3]。

【备注】川贝与浙贝功用相似，但川贝性凉而甘，兼能润肺；浙贝苦寒较重，清火散结力优。

参考文献

[1] 国家药典委员会. 临床用药须知·中药饮片卷 [M]. 北京：中国医药科技出版社，2011：851，854.

[2] 杨凤琴. 川贝治疗小儿消化不良 10 例报告 [J]. 黑龙江中医药，1991，34（3）：38.

[3] 马万文，赵文良，白玉林. 贝母合剂治疗前列腺肥大 35 例 [J]. 辽宁中医杂志，1986，29（9）：29.

竹茹 Zhúrú

为禾本科植物青秆竹 *Bambusa tuldoides* Munro、大头典竹 *Sinocalamus beecheyanus*（Munro）McClure var.*pubescens* P.F.Li 或淡竹 *Phyllostachys nigra*（Lodd.）Munro var.*henonis*（Mitf.）Stapf ex Rendle 的茎秆的干燥中间层。甘，微寒。归肺、胃、心、胆经。

【处方用名】竹茹、姜竹茹。

【功效主治】

1. **清胃止呕**　如治胃虚有热"哕逆"之橘皮竹茹汤，治"妇人乳中虚，烦乱呕逆"之竹皮大丸，方中竹茹凉而能降，主入胃经。"专清胃府之热，为虚烦烦渴，胃虚呕逆之要药"（《本经逢原》）。"主胃热饱逆殊功，疗噎膈呕哕神效"（《本草约言》）。适用于胃热呕吐，及胎热恶阻，呕吐不食等。

2. **清热化痰**　本品甘寒，专清热痰。既可清化肺之痰热，用于痰热壅肺之咳嗽，痰黄黏稠；又治"胆胃热痰之证，悉能奏效"（《药品化义》）。适用于胆热犯胃，痰火内扰之胆怯易惊，心烦不寐等；也可用于中风痰迷，舌强不语。

【用量用法】

仲景用竹茹计 2 方。

1. **用量**　本品在汤方中用量二升，丸方用量仅二分。现常用量为 5～10g。

2. 炮制　仲景于竹皮大丸中强调用"生品"。今若清化痰热宜生用，清胃止呕宜姜汁炙用。

3. 用法　一般煎汤内服。

【使用注意】本品甘寒清降，故"胃寒呕吐及感寒挟食作吐忌用"（《本草经疏》）。

【现代研究】青秆竹和大头典竹主含多糖、氨基酸、酚性物质、树脂类及黄酮类成分。淡竹主含2,5-二甲氧基对苯醌、对羟基苯甲酸、松柏醛、丁香醛等，尚含香荚兰酸、阿魏酸和对香豆酸。本品有祛痰、止咳、抗菌、止吐等作用[1]。

【临床应用】

1. 梅尼埃综合征　姜竹茹、泽泻各 30g，钩藤 40g（后下），制半夏 12g，每日 1 剂。治疗 20 例，治愈 13 例，有效 7 例[2]。

2. 皮肤及口腔黏膜溃疡　将竹茹研细粉，直接撒在口腔黏膜溃疡面上，厚 1~2mm。如为皮肤溃疡，上药后可盖以消毒纱布，并用胶布固定。治疗皮肤及口腔黏膜溃疡 100 例，均获痊愈[3]。

3. 反流性食管炎　以竹茹、橘皮各 20g，党参、生姜各 15g，甘草 10g，大枣 5 枚，水煎日服 2 次。治疗 34 例。治愈 19 例，好转 11 例，无效 4 例，有效率为 88.2%[4]。

参考文献

[1] 国家药典委员会.临床用药须知·中药饮片卷 [M].北京：中国医药科技出版社，2011：858-860.

[2] 罗凌介.钩藤竹茹汤治疗美尼尔氏综合征 20 例 [J].中医杂志，1985，3（2）：8.

[3] 赵淑堂，王小玲.竹粉治疗口腔黏膜及皮肤溃疡 [J].中国民间疗法，1999，（5）：47.

[4] 李少华，吴桂清，韩雅琳，等.橘皮竹茹汤治疗反流性食管炎 [J].中医药信息，1988，（5）：19-20.

皂荚 Zàojiá

为豆科植物皂荚 *Gleditsia sinensis* Lam.的成熟果实和不育果实。辛、咸，温；小毒。归肺、大肠经。

【处方用名】皂荚、猪牙皂、皂角、大皂荚、小皂荚。

【功效主治】

豁痰下气 如治"咳逆上气，时时吐浊，但坐不得眠"之皂荚丸。方中皂荚宣导痰浊，通达其气，痰去则咳逆自止。"皂荚以金胜木，通气利窍，风无不搜，斯湿无不去，故凡痰涎涌塞而为中风、为喉痹者，胥倚以奏功。"（《本草思辨录》）涤痰之力峻猛，能"通肺及大肠气，治咽喉痹塞，痰气喘咳"（《本草纲目》），故后世多用治痰浊壅盛之证。

此外，本品外用能"散肿消毒"（《本草纲目》），可用于疮肿未溃者。又能通大便，用于大便燥结。

【用量用法】

仲景用皂荚仅皂荚丸 1 方。

1. **用量** 原方八两制丸，每服梧子大蜜丸三粒，每日四次。现常用量汤剂为 1.5～5g；丸、散剂为 0.6g、1.5g。

2. **炮制** 本品毒大力猛，故仲景于方后云："刮去皮，用酥炙"，以缓其峻烈之性。

3. **用法** 入丸剂使用，"以枣膏和汤"送服，《医宗金鉴》曰："佐枣膏之甘，以药性剽悍，缓其势也"。水煎服，或入丸、散剂。

【使用注意】《本草从新》曰："稍涉虚者，切勿轻与，孕妇忌之。"

【现代研究】主含三萜皂苷、鞣质、蜡醇、廿九烷、豆甾醇、谷蒙醇等。本品有抗炎、抗过敏、抗肿瘤、抗心肌缺血等多种药理作用[1]。

【临床应用】

1. **面部痤疮** 大皂荚 1 个，研细末，橘叶 30g，浙贝母、薄荷、野菊花各 15g，水煎取汁，洗敷面约 10 分钟。每晚 1 次，每剂可用 2 天。一般 6～10 天明显见效[2]。

2. **面神经麻痹** 炙皂荚若干，研细末，吹鼻，早、晚各 1 次，10 天内有效[3]。

3. **气滞型功能性便秘** 将皂荚粉 10g 加热水放入中药熏蒸机中对便秘病人进行治疗。共观察 30 例，结果：总有效率为 93.3%[4]。

4. **滴虫性阴道炎** 将皂荚 50g 研细末，加入苦参 50g，水煎，制备成皂荚苦参液，熏洗外阴，每晚 1 次，连用 3 个月。共观察 68 例，结果：总有效率为 75%[5]。

5. **肠梗阻** 皂荚 3～9g，研细末，与蜂蜜混匀，再加开水适量，频频口服，1～2 小时内服完。服药后以手轻揉腹部，8～12 小时后，再以甘油 20～30ml，或 10%～20%氯化钠溶液 500～800ml（以上药量小儿酌减）灌肠，并须禁食。待有梗阻缓解征象（排便排气）时，即给予驱虫剂，疗效显著[6]。

6. **小儿厌食症** 取干燥皮厚、质硬光滑、深褐色、无虫蛀之皂荚，切断，入铁锅内，火煅存性，以内无生心为度，研为细末。每次 1g，每日 2 次，用糖拌匀吞服。共观察 110 例，结果：总有效率为 94.5%[7]。

此外，尚可用来减肥降脂[8]等。

参考文献

[1] 国家药典委员会. 临床用药须知·中药饮片卷 [M]. 北京：中国医药科技出版社，2011：842.

[2] 叶青. 皂荚治疗面部痤疮 [J]. 中医杂志，1995，36（6）：325.

[3] 娄启明. 皂荚散吹鼻治疗面神经麻痹 [J]. 中医杂志，1995，36（6）：326.

[4] 李漾，郑德采，方芳，等. 皂荚子熏蒸治疗气滞型功能性便秘 30 例 [J]. 新中医，2009，41（4）：82–83.

[5] 尹旭君，尹浩，张德秀. 皂荚苦参液治疗滴虫性阴道炎 68 例 [J]. 甘肃中医，1996，（3）：36–37.

[6] 王辉武，贾河先. 中药新用 [M]. 重庆：科学技术文献出版社重庆分社，1990：131.

[7] 汪贻魁. 皂荚散治疗小儿厌食症 110 例 [J]. 湖北中医杂志，1987，（1）：25.

[8] 奚凤霖. 皂荚明矾可以减肥降脂 [J]. 中医杂志，1986，（7）：67–68.

杏仁 Xìngrén

为蔷薇科植物山杏 *Prunus armeniaca* L.var.*ansu* Maxim.、西伯利亚杏 *Prunus sibirica* L.、东北杏 *Prunus mandshurica*（Maxim.）Koehne 或杏 *Prunus armeniaca* L.的成熟种子。苦，微温；有小毒。归肺、大肠经。

【处方用名】杏仁、苦杏仁、炒苦杏仁、燀苦杏仁。

【功效主治】

1. **止咳平喘**　本品苦降温散，主入肺经。"既有发散风寒之能，复有下气除喘之力"（《本草求真》）。能宣能降，以降气为主，降中有宣，可使肺的宣肃功能复常而喘咳自平，故"为咳逆胸满之专药"（《药性切用》）。如治风寒外束，"无汗而喘"之麻黄汤；治邪热壅肺，"汗出而喘"之麻黄杏仁甘草石膏汤；治"心下有水气，咳而微喘"之小青龙汤；治外感风寒引发宿疾"喘家作"之桂枝加厚朴杏子汤等。无不取"杏仁疏利开通，破壅降逆，善于开痹而止喘"（《长沙药解》）。证诸临床，大凡咳嗽喘满，无论新久、寒热，总由肺气壅闭不宣或气逆不降所致，用之无不相宜。

2. **润肠通便**　本品质润多脂，能"温润下行，善降大肠燥结"（《本草便读》），"润大肠气闭便难"（《本草蒙筌》）。如治"脾约便秘"之麻子仁丸。仲景注云：杏仁"熬，别作脂"。《本草思辨录》诠释曰："杏仁研之如脂，以濡润之物而擅横扩直降之长，故于伤寒杂证皆多所资藉。麻仁丸用杏仁，则于濡润中兼取其直降也。麻仁与杏仁，皆能润液化燥，而麻仁扩脾之约，杏仁抑肺使下，不可谓无通便之功矣。"适用于肠燥津亏之便秘。

3. **宣畅气机**　本品能"疏利开通，……调理气分之郁，无以易此"（《长沙药解》），"治伤损药中用之"（《本草纲目》）。如治"内有干血，肌肤甲错，两目黯黑"之大黄䗪虫丸，此方"润以濡其干，虫以动其瘀，通以去其闭"（《金匮要略心典》），杏仁利其气。又如治"湿家身烦痛"之麻黄加术汤，方中杏仁宣利上焦肺气，"盖肺主一身之气，气化则湿亦化"（《温病条辨》）。诸方所治不同，而杏仁宣畅气机则一也。

【用量用法】

仲景用杏仁共计 19 方。

1. **用量**　大量为半升，小量为十个，最小量为一分（矾石丸），多数经方用量在 20～70 个。现内服常用量为 5～10g。

2. **炮制**　凡用杏仁方，仲景多于药后注"去皮尖"，亦有加注"炒""熬""研作脂""炒黑""去皮熬黑"等。今多不去皮尖而入药，实验表明皮尖中有效成分含量高。而古人则认为"去皮尖"可减杏仁之毒。平喘可用杏仁霜，通便多用杏仁泥。

3. 用法 宜打碎入煎。生品入煎剂宜后下。

【使用注意】有小毒，内服用量不宜过大。婴儿慎用。大便溏泻者慎用。

【现代研究】主含苦杏仁苷及脂肪油、蛋白质、各种游离氨基酸，尚含苦杏仁酶、苦杏仁苷酶、绿原酸等。有镇咳、平喘、抑菌、通便、抗突变、抗炎、镇痛等作用[1]。

【临床应用】

1. 慢性支气管炎 研碎带皮苦杏仁，取等量研碎的冰糖，将两者进行均匀混合，随后置入带盖瓶中密封备用。每日早、晚空腹取出 9g 服用，以温水送服。共观察 24 例，基本治愈 9 例，显效 10 例，好转 3 例，无效 2 例。总有效率为 91.7%[2]。

2. 宫颈糜烂 苦杏仁和麻油按 1:5 比例。先将麻油加热至沸，再将杏仁泥倾入，稍加搅拌，立即去火，密闭静置，冷却后过滤去渣即得。临睡前取仰卧位，将浸渍杏仁油液之 2cm×3cm 大小的带线棉球塞入阴道深处子宫颈部，24 小时后抽出，隔日 1 次，7 次为 1 个疗程。共观察 106 例，治愈 56 例，有效 48 例，无效 2 例，总有效率为 98%[3]。

3. 高脂血症 用杏仁泽泻汤加减（苦杏仁 5g，泽泻 30g，樱桃叶 20g，生大黄 6g），煎服，每日 1 剂，早、晚分服，15 天为 1 个疗程。共观察 126 例，4 周后血化验血脂，正常 116 例，占 92.1%[4]。

4. 慢性咽炎 将杏仁炒干，粉碎，加红糖适量，搅匀，口服，每次 6g，每天 3 次。治疗气滞痰郁的慢性咽炎效果良好[5]。

5. 酒渣鼻 用含苦杏仁的肤螨特膏治疗酒渣鼻 580 例，总有效率为 90.27%[6]。

6. 黄水疮 取苦杏仁若干枚，火煅存性，然后压磨成黑色油状。在常规消毒下，揭去患部痂皮，用生理盐水棉球浸将患部渗出液蘸干净，然后涂以苦杏仁油。每日 1 次。治疗黄水疮 25 例均获痊愈[7]。

7. 足癣 取苦杏仁 100g 加陈醋 300g 煎沸，然后用慢火续煎 15～20 分钟，冷却后装瓶密封备用。用时先洗净患处，涂药液，1 日 3 次。治疗足癣 31 例，结果：除 1 例中断治疗外，其余 30 例均有效，一般治疗 3 天可痊愈，最长 7 天[8]。

8. 蛲虫病 将杏仁连皮研泥，加入沸水淹过药面一指深，慢火煎成浓液即成，病人夜间自觉肛门发痒时，用药液浸湿脱脂药棉球塞入肛门内，次日晨取出。治疗蛲虫病 50 余例，80%均取得满意疗效[9]。

【备注】关于杏仁　杏仁有甜杏仁与苦杏仁之分。《本草便读》云："甜杏仁，可供果食，主治（与苦杏仁）亦皆相仿。用于虚劳咳嗽方中，无苦劣之性耳。"现甜杏仁多用于制作糕点，少作药用。故凡处方用杏仁者，均为苦杏仁。

参考文献

[1] 国家药典委员会. 临床用药须知·中药饮片卷 [M]. 北京：中国医药科技出版社，2011：879-882.

[2] 徐孝艳. 苦杏仁治疗慢性支气管炎的临床价值分析 [J]. 中国卫生标准管理，2016，（1）：144-145.

[3] 王建华，徐志荣，徐志安，等. 杏仁油治疗宫颈糜烂的临床研究 [J]. 江西中医药，2006，（6）：32.

[4] 郭竹芝. 杏仁泽泻汤加减治疗高脂血症 126 例临床观察 [J]. 中国中医药科技，2000，7（5）：302.

[5] 陈家才. 单味杏仁治愈慢性咽炎 [J]. 四川中医，1991，9（10）：48.

[6] 王丰才，李素卿，张洪冰，等. 肤螨特膏药物治疗 580 例酒渣鼻疗效观察 [J]. 临床皮肤科杂志，1986，15（4）205.

[7] 李雪枝，王建勋. 苦杏仁油治疗黄水疮 [J]. 中医杂志，1986，27（1）：58.

[8] 李春杰. 足癣 [J]. 广西中医药，1986，9（5）：45.

[9] 李银寿. 杏仁杀蛲虫 [J]. 四川中医，1984，2（4）：53.

旋覆花 Xuánfùhuā

为菊科植物旋覆花 *Inula japonica* Thunb.或欧亚旋覆花 *Inula britannica* L.的干燥头状花序。苦、辛、咸，微温。归肺、脾、胃、大肠经。

【处方用名】旋覆花、蜜旋覆花。

【功效主治】

1. 降气，消痰，行水 本品"咸能软坚，苦辛能下气行水"（《本草备要》），"蠲饮化痰都有效"（《本草便读》）。大凡痰饮为病，"用旋覆花，虚实寒热，随证加入，无不应手获效"（《本草汇言》）。因其入胃经，能降胃气，"治气逆甚神"（《本草新编》），故凡呕逆诸证皆宜。尤多用于痰浊中阻，胃气上逆之噫气呕吐，心下痞硬。如治"心下痞硬，噫气不除"之旋覆代赭汤。此外，又入肺经，善"消胸上痰结，唾如胶漆"（《本草集要》），适用于痰饮蓄结，胸膈痞满，喘咳痰多等。因其性偏温，以"治风寒喘嗽，寒饮渍肺，最是正法"（《本草正义》）。

2. 活血通络 如治"肝着，其人常欲蹈其胸上"之旋覆花汤，方中旋覆花能"通血脉而行瘀涩"（《长沙药解》）；"而葱与新绛，得以逞其通络之力，络通则血泽，气顺则痞除"（《本经疏证》）。此外，旋覆花"更能续筋敷伤。筋断，捣汁滴伤处，以滓敷上，半月即愈"（《本草求真》），足资本品活血通络之功。

总之，本品"所治诸病，其功只在行水、下气、通血脉尔"（《本草纲目》）。

【用量用法】

仲景用旋覆花共计 2 方。

1. 用量 原方中本品用量均为"三两"。现常用量为 3～10g。

2. 用法 水煎服。因其表面有细小的绒毛，易在水中脱落，病人服下后，能刺激咽喉作痒，反射性地引起或加重呕吐。故入汤剂宜布包煎。

【现代研究】主含旋覆花素、大花旋覆花素、旋覆花内酯、槲皮素、异槲皮素等。本品有镇咳、祛痰、保护血管内皮、调节胃肠运动、调节免疫等多种药理作用[1]。

【临床应用】

1. 咽炎 用旋覆花 10g，茜草 30g，水煎取汁，频频含漱。共治疗急、慢性咽炎共 120 例。结果：治愈 78 例，显效 31 例，好转 11 例[2]。

2. 肋间神经痛 用旋覆花汤加味（旋覆花、红花各 12g，豨莶草、柴胡、郁金、川楝子、延胡索各 10g，桃仁、当归各 15g）日 1 剂，水煎，早、晚分服。治疗带状疱疹后遗顽固性肋间神经痛 26 例。结果：治愈（自觉疼痛症状消失）23 例，有效（自觉疼痛症状明显减轻）3 例[3]。

参考文献

[1] 国家药典委员会. 临床用药须知·中药饮片卷 [M]. 北京：中国医药科技出版社，
    2011：844.

[2] 王学俊，狄丽霞，李增奎. 旋覆花汤含漱治疗咽炎 [J]. 新中医，1999，（9）：45.

[3] 韩以季. 旋覆花汤治疗带状疱疹后遗顽固性肋间神经痛 26 例 [J]. 河北中医，2007，29
    （1）：40.

紫菀 Zǐwǎn

为菊科植物紫菀 *Aster tataricus* L. f.的根及根茎。辛、苦，温。归肺经。

【处方用名】紫菀、蜜紫菀、炙紫菀。

【功效主治】

润肺下气，化痰止咳 本品辛散苦降，主入肺经，"温而不热，润而不燥"
（《本草正义》），主"咳逆上气，胸中寒热结气"（《本经》），能"疗咳唾脓血，止
喘悸"（《别录》）。"专能开泄肺郁，定咳降逆，宣通窒滞，兼疏肺家气血。凡风
寒外束，肺气壅塞，咳呛不爽，喘促哮吼，及气火燔灼，郁为肺痈，咳吐脓血，
痰臭腥秽诸证，无不治之。而寒饮盘踞，浊涎胶固，喉中如水鸡声者，尤为相
宜。惟其温而不热，润而不燥，所以寒热皆宜，无所避忌"（《本草正义》）。大凡
咳嗽，无论外感内伤、病程长短、虚实寒热，无所不治。尤宜于肺气壅塞，咳嗽
痰多，咯痰不爽者。如治"咳而上气，喉中水鸡声"之射干麻黄汤，方中紫菀，
取其化痰止咳作用。治风寒犯肺，咳嗽咽痒，咯痰不爽者，可配荆芥、桔梗、紫
菀等，如止嗽散（《医学心悟》）。

【用量用法】

仲景用紫菀仅见射干麻黄汤 1 方。

1. 用量 本品在上方的用量为"三两"。现常用量为 5～10g。

2. 炮制 仲景未详。今多用蜜炙，以增强其润肺止咳之功。

3. 用法 入汤、丸、散剂用。外感暴咳宜生用；肺虚久咳宜蜜炙用。

【现代研究】主含紫菀皂苷、紫菀苷、紫菀酮、槲皮素、无羁萜、表无羁萜

醇、挥发油等。本品具有祛痰、镇咳、抑菌、抗病毒、利尿、抗肿瘤等作用[1]。

【临床应用】

1. **咳嗽**　用止嗽散（紫菀、桔梗、前胡、荆芥、陈皮、百部、甘草）加味，每日 1 次，水煎服，治疗 3 个疗程（3 周）。共观察 50 例，痊愈 21 例，有效 27 例，无效 2 例，总有效率为 96%[2]。

2. **肺癌**　用复方紫菀饮，每次 150ml，每日 2 次，30 天为 1 个疗程。共观察 58 例，结果：总有效率为 81.48%。优于单纯化疗对照组[3]。

参考文献

[1] 国家药典委员会. 临床用药须知·中药饮片卷 [M]. 北京：中国医药科技出版社，2011：888.

[2] 陶应新. 止嗽散治疗慢性咳嗽 50 例临床观察 [J]. 实用中医内科杂志，2014，(1)：24–25.

[3] 邵世祥，邵泽蓉，王子鑫. 复方紫菀饮治疗晚期非小细胞癌临床观察 [J]. 辽宁中医杂志，2006，(5)：570–571.

款冬花 Kuǎndōnghuā

为菊科植物款冬 *Tussilago farfara* L. 的花蕾。辛、微苦，温。归肺经。

【处方用名】款冬花、冬花、蜜款冬花、炙款冬花。

【功效主治】

润肺下气，止咳化痰　本品"温而不燥，润而不寒，散而不泄，故无论寒热虚实，一切咳嗽之属肺病者，皆可用之"（《本草便读》）。"冬花，味苦主降，气香主散，一物而两用兼备。故用入肺部，顺肺中之气，又清肺中之血。专治咳逆上气，烦热喘促，痰涎稠黏，涕唾腥臭，为诸证之要剂，如久嗽肺虚，尤不可缺"（《药品化义》）。为止咳化痰之要药，广泛适用于各种咳嗽。如仲景治"咳而上气，喉中水鸡声"之射干麻黄汤，本品虽非主药，但治咳逆上气、久嗽虚喘，其功不可灭也。

【用量用法】

仲景用冬花者仅射干麻黄汤 1 方。

1. **用量**　射干麻黄汤中本品用量为"三两"。现常用量为5～10g。

2. **炮制**　仲景未详。今治外感咳嗽多生用；内伤咳嗽多蜜炙用。

3. **用法**　水煎服。

【现代研究】主含黄酮类成分：芸香苷、金丝桃苷、槲皮素、山柰酚、槲皮素阿拉伯糖苷、山柰酚阿拉伯糖苷、山柰酚葡萄糖苷等；萜类成分：款冬酮、款冬花素、款冬二醇等；生物碱类成分：款冬花碱、克氏千里光碱、千里光宁等；还含有机酸与挥发油等。本品具有镇咳、祛痰、平喘、抗炎、升血压、抗血小板活化因子、抗氧化、抗肿瘤等药理作用[1]。

【临床应用】

1. **哮喘**　将款冬花制成醇浸膏，每次5ml（相当于生药6g），日服3次。观察36例，结果：显效8例，好转19例，无效9例。有恶心、心烦、失眠等副作用[2]。

2. **慢性气管炎**　款冬花和地龙加工制成复方款冬花注射液，每次肌内注射2ml，连续用药10天。治疗68例，痊愈8例，显效32例，好转24例，无效4例[3]。

参考文献

[1] 国家药典委员会. 临床用药须知·中药饮片卷［M］. 北京：中国医药科技出版社，2011：890.

[2] 威海市区公社卫生院. 烟台医药，1971，（3）：12.

[3] 江苏新医学院. 中药大辞典（下册）［M］. 上海：上海人民出版社，1977：1579.

白前 Báiqián

为萝摩科植物柳叶白前 *Cynanchum stauntonii*（Decne.）Schltr. ex Lévl.或芫花叶白前 *Cynanchum glaucescens*（Decne.）Hand.–Mazz.的根茎及根。辛、苦，微温。归肺经。

【处方用名】白前、蜜白前。

【功效主治】

降气，消痰，止咳　本品苦辛微温，主入肺经。能"降冲逆而止咳，破壅塞而消痰"(《本草易读》),"为治咳之首剂"(《本草汇言》)。"其所以能止嗽者,则在于平逆顺气,使膈下之浊气不上凌而犯肺,斯肺气得顺其清肃之性而咳自除"(《本草正义》)。大凡咳嗽,以"肺气壅实而有痰者宜之"(《本草纲目》),使"气降则痰自降,能降气则病本立拔矣"(《本草经疏》)。因其性质平和,微温不燥,故无论外感内伤,属寒属热均可运用。尤以治寒痰阻肺,肺气失降者最为适宜。"喉中作水鸡声者,服之立愈"(《本草从新》)。如治咳而"脉沉"之泽漆汤,以方测证当为水饮内停,肺气不降而致咳喘者。方中白前与泽漆、紫参、半夏等同用,共奏逐水降气、止咳平喘之功。

【用量用法】

仲景用白前仅见泽漆汤 1 方。

1. **用量**　原方中用量为五两。现常用量为 3~10g。

2. **炮制**　现多切片生用,或蜜炙用。

3. **用法**　入汤煎服。

【用药甄别】白前与前胡　两者均能降气化痰止咳,用于咳嗽痰多,无论属寒属热,外感内伤,新久咳嗽皆宜,且常相须为用。然白前性偏温,专于降气,以痰湿或寒痰阻肺,肺气失降之咳嗽为宜。前胡性偏寒,能宣能降,以治痰热或风热咳嗽为优。

【现代研究】主含白前皂苷 A~K,白前新皂苷 A、B 等。本品有镇咳、祛痰、平喘、抗炎、镇痛等多种药理作用[1]。

参考文献

[1] 国家药典委员会. 临床用药须知·中药饮片卷 [M]. 北京:中国医药科技出版社,2011:846.

桔梗 Jiégěng

为桔梗科植物桔梗 *Platycodon grandiflorum*(Jacq.)A.DC.的干燥根。苦、辛,平。归肺经。

【处方用名】桔梗。

【功效主治】

1. 宣肺利咽 本品辛宣苦降，主入肺经。长于开宣肺气，宽胸祛痰，可"疗咽喉痛，利肺气，治鼻塞"（《珍珠囊》），"咳嗽痰喘，非此不除"（《本草汇言》）。因其药性平和，故运用广泛。凡咳嗽痰多，胸闷不舒，无论外感内伤、属寒属热，皆可运用。其开宣肺气以利咽开音，凡咽痛肿痛，声音嘶哑诸证，亦可配伍使用。如治"咽痛者，可与甘草汤，不瘥，与桔梗汤"，桔梗汤中桔梗为主药，治咽痛证。"用甘草汤若不愈，是肺窍不利，气不宣泄也，以桔梗开之，肺窍宣通，气遂宣泄，热自透达矣。"（《本草经疏》）《纲目》中载："朱彤《活人书》治胸中痞满不通，用桔梗，通肺利窍。"《千金方》中用桔梗一味治喉痹及毒气；《苏沈良方》亦用桔梗配枳壳，治伤寒痞气，胸满欲死。桔梗之用正如《重庆堂随笔》所云："桔梗，开肺气之结，宣心气之郁，上焦药也。"

2. 祛痰排脓 本品性散上行，开宣肺气，有利于排除壅肺之脓痰，故有"排脓者，必以桔梗"（《本经疏证》）之说。本品"治肺痈至妙"（《长沙药解》）。用于肺痈胸痛，咳吐脓痰，痰黄腥臭。如桔梗汤治"浊唾腥臭，久久吐脓如米粥者"。《金匮》附方排脓散、排脓汤均治疮痈脓欲成未成者，方中皆取桔梗利气排脓之功。《本草经疏》论及此二方谓："排脓向必取桔梗，盖皮毛者肺之合，桔梗入肺畅达皮毛，脓自当出皮毛为顺也。" 总之，桔梗之用如《伤寒用药研究》曰为"排达"。《外台》桔梗白散方后云：服方后"病在膈上者吐脓血，在膈下者泻出"。可见桔梗祛痰排脓之功，速也。

3. 载药上行 本品可宣开肺气而通利二便，用治癃闭、便秘。又为"诸药舟楫，载药上浮，能引苦泄峻下之剂，至于至高之分成功"（《本草求真》）。历来作为治疗胸膈以上病证的引经药。如三物白散主治"寒实结胸"。《本经疏证》谓其可载药上浮的机制是因为"桔梗之苦先于辛，苦归于辛，苦者以开提肠胃蓄积，辛者使从肺泄为出路，诸家谓为升提，谓为舟楫似矣"。

【用量用法】

仲景用桔梗计7方。

1. 用量 7方中，最大量为三两，如排脓汤；中等量为一两，如桔梗汤、竹叶汤；最小量为二分，如排脓散。现常用量为3～10g。

2. 炮制 仲景未详。现用炒桔梗缓其辛散之性，减轻对胃刺激，用于痰饮咳嗽胃虚者；用桔梗炭，增加止血之效，用于痢脓血、里急后重之证。

　　3. 用法　煎汤，或入丸、散。

　　【使用注意】通脉四逆汤方后加减法中有"利止脉不出"减去桔梗之例。朱震亨曰："下虚及怒气上升者不宜。"《本经逢原》亦指出："阴虚久嗽不宜用，以其通阳泄气也。"所以，凡阴虚久嗽，气逆及咳血者忌服。

　　【现代研究】主含五环三萜多糖苷，其他尚含多聚糖、甾体及其糖苷、脂肪油、脂肪酸等。根中含大量的桔梗聚糖、菊糖、氨基酸、亚麻酸、硬脂酸、油酸、棕榈酸等。另含无机元素、微量元素，其中 Cu、Zn、Mn 含量均较高。尚含维生素。有祛痰、止咳、抗菌、抗炎、免疫增强、抑制胃液分泌和抗溃疡、降低血压和胆固醇、镇静、镇痛、解热、抗过敏等作用[1]。

　　【临床应用】

　　1. 支气管扩张　用自拟桔梗汤（桔梗 25g，白及、黄芩、甘草、贝母、橘红各 10g，金银花、薏苡仁、冬瓜子、葶苈子各 15g，鱼腥草、败酱草各 20g），1剂/日，水煎 200ml，早、晚口服。连续治疗 7 天为 1 个疗程。共观察 34 例，结果：总有效率为 94.12%[2]。

　　2. 喉源性咳嗽　用玄蝴桔梗汤（桔梗、防风各 12g，玄参、百部、款冬花各15g，木蝴蝶 10g，鱼腥草 20g，甘草 6g），随症加减，每日 1 剂，水煎服，上午及晚饭后温服。共观察 87 例，结果：痊愈率为 94.25%[3]。

　　3. 反流性食管炎　用桔梗枳壳汤加味方（桔梗、瓜蒌、麦冬、半夏、黄芩各10g，石斛、佛手各 12g，枳壳 15g，黄连 6g，川贝母 5g，甘草 4g），随症加减，上药煎汁，分早、晚 2 次温服，1 剂/日。8 周为 1 个疗程。共观察 81 例，结果：与对照组比较，改善临床症状明显，远期复发率低[4]。

参考文献

[1] 国家药典委员会. 临床用药须知·中药饮片卷 ［M］. 北京：中国医药科技出版社，2011：867.

[2] 郑秀琴. 桔梗汤治疗支气管扩张随机平行对照研究 ［J］. 实用中医内科杂志，2014，28（2）：48–49.

[3] 喻清和. 玄蝴桔梗汤治疗喉源性咳嗽 87 例 ［J］. 新中医，1998，30（12）：39.

[4] 胡亚莉，沈舒文. 桔梗枳壳汤加味方治疗反流性食管炎临床观察 ［J］. 现代中西医结合杂志，2012，21（23）：2546–2547.

桑白皮 Sāngbáipí

为桑科植物桑 *Morus alba* L.的干燥根皮。甘，寒。归肺经。

【处方用名】桑白皮、蜜桑白皮、炙桑白皮。

【功效主治】

1. 泄热固伤 本品外用"可以缝金疮"（《名医别录》）。"病金疮，王不留行散主之"，是仲圣用桑白皮的唯一经方。由于经脉肌肤断伤，营卫气血不能循经脉而行，故用桑白皮与王不留行、蒴藋细叶等药同用，治疗金疮。"桑根白皮寒，同王不留行、蒴藋细叶烧灰存性者，灰能入血分止血也，为金疮血流不止者设也。小疮，则合诸药为粉以敷之，大疮则服之，治内以安外也。产后亦可服者，行瘀血也。风寒之日，桑根勿取者，恐过于寒也。"（《金匮要略方论本义》）后世亦有用之，如"桑根白皮，作线以缝金疮肠出者，更以热鸡血涂之。唐安金疮剖腹，用此法便愈"（《本草图经》）。《经验后方》用单味桑白皮熬膏治坠马拗损，亦是取其疏散壅热，胶固伤损之义。

2. 泻肺平喘 本品性寒主降，主入肺经，长于泻肺中之火热，兼泻肺中之水饮而平喘定嗽。故凡"肺中有水气及肺火有余者宜之"（《本草纲目》）。主要用于肺热壅盛之喘咳，常配地骨皮、甘草，如泻白散（《小儿药证直诀》）。

3. 利水消肿 本品"长于利小水"（《本草纲目》），又能肃降肺气，"通达皮毛，引皮肤中水气达膀胱而出"（《脏腑药式补正》）。适用于水肿胀满尿少，面目肌肤浮肿之风水、皮水实证，常与茯苓皮、大腹皮、陈皮等同用，如五皮散（《华氏中藏经》）。

【用量用法】

仲景用桑白皮仅见于王不留行散 1 方。

1. 用量 原方中本品用量是"十分"，仅占全方的 1/6。现常用量为 6～12g。

2. 炮制 王不留行散中桑白皮阴干百日，并烧灰存性，杵筛为散内服。现用之治水肿宜生用；治喘咳宜蜜炙用。

3. 用法　仲景用散剂内服或外敷,"小疮即粉之,大疮但服之"。现多用水煎服。

【使用注意】肺虚无火及肺寒咳嗽不宜用。《本草经疏》指出:"肺虚无火,因寒袭之而发咳嗽者勿服。"

【现代研究】主含黄酮类,如桑根皮素、桑皮色烯素、桑皮素、伞形花内酯、东莨菪素等。尚含挥发油、黏液质、果胶等。具有利尿、降压、镇痛、镇静、抑菌、解热、抗炎、抗肿瘤等作用[1]。

【临床应用】

1. 慢性阻塞性肺疾病　用桑白皮汤(桑白皮、浙贝母、黄芩各 12g,苦杏仁、制半夏、紫苏子各 10g,黄连 3g,栀子 6g),每包 200ml,2 剂/日,配合西医抗感染、解痉平喘、祛痰止咳、控制性氧疗等常规治疗,疗程为 10 日。共观察 39 例,结果:总有效率为 97.44%,治疗组在总有效率、肺功能改善情况及提高生存预后方面均优于对照组[2]。

2. 痤疮　用桑白皮 1 号方(桑白皮、黄芩、枇杷叶、苦参、栀子各 10g,金银花、茵陈各 15g,白花蛇舌草 25g,生甘草 5g)每日 1 剂,分 2 次口服,同时配合外搽颠倒散洗剂(取硫黄、生大黄各 10g,研细末加石灰水 100ml 混合,用时振荡),日 3 次,15 剂为 1 个疗程。共观察 120 例,结果:总有效率为 90.83%[3]。

3. 鼻衄　用桑白皮饮(桑白皮、麦冬、白茅根各 15g,赤芍、牡丹皮、地骨皮、黄芩各 10g,木通、甘草各 6g),随症加减,每日 1 剂,分 2 次服,4~5 剂为 1 个疗程。对于就诊时正在出血者,用生大黄研粉吹于出血部位;已用填塞法者,去掉填塞物,再行吹药止血。就诊时正在出血者 45 例,均经吹药后立即止血,之后再行服本方。共观察 64 例,结果:总有效率为 100%[4]。

参考文献

[1] 国家药典委员会. 临床用药须知·中药饮片卷 [M]. 北京:中国医药科技出版社,2011:897.

[2] 马丹女,蔡宛如. 桑白皮汤配合西医治疗慢性阻塞性肺疾病(痰热郁肺证)临床疗效及生存预后观察 [J]. 浙江中医药大学学报,2013,37(6):691-694.

[3] 肖鹏. 桑白皮 1 号方为主治疗痤疮 120 例 [J]. 山东中医杂志，2001，20（11）：669.

[4] 李凡成. 桑白皮饮治疗鼻衄 64 例 [J]. 湖南中医学院学报，1992，12（2）：29-30.

葶苈子 Tínglìzǐ

为十字花科植物播娘蒿 *Descurainia sophia* (L.) Webb. ex Prantl.或独行菜 *Lepidium apetalum* Willd.的成熟种子。辛、苦，大寒。归肺、膀胱经。

【处方用名】葶苈子、葶苈、北葶苈、南葶苈。

【功效主治】

1. 泻肺平喘 本品苦降辛散，大寒清热，专泻肺中水饮及痰火而平定喘咳，能"疗肺壅上气咳嗽，定喘促，除胸中痰饮"（《开宝本草》），"利小便，抽肺气上喘息急，止嗽"（《药性论》）。有"性急不减硝黄"（《本草求真》）之说。适用于痰涎壅盛，肺气上逆之喘咳痰多，胸闷喘息不得平卧者。如治"肺痈，喘不得卧"或"支饮不得息"之葶苈大枣泻肺汤（《金匮要略》），因其药性峻猛，常佐大枣以缓其性。

2. 利水消肿 本品"以行水走泄为用"（《本草衍义》），"滑润而香，专泻肺气，肺如水源，故能泻肺即能泻水。凡积聚热从水气来者，此药主之"（《本草经百种录》）。上可泻肺以通调水道，下走膀胱能利水消肿，为"泻肺利小便，治肿满之要药"（《本草经疏》）。适用于肺气壅滞，水气不化之胸腹水肿，小便不利之实证，可单用；或与防己、椒目、大黄同用，如己椒苈黄丸；或配伍牡蛎等同用，如牡蛎泽泻散。

【用量用法】

仲景用葶苈共计 6 方。

1. 用量 用葶苈 6 方中，只有 5 方注明用量，其中半升、一两、一分者各 1 方，"如鸡子大"者 2 方。现常用量为 3～10g。

2. 炮制 6 方中在 4 方注明"熬"，即火炒；1 方注明熬令黄色。今多炒熟入药，亦有用蜜炙者。

3. 用法 仲景有 5 方是内服，1 方为外用。今人用多以水煎服，因药用细种子，宜包煎。

【使用注意】

（1）凡肺虚喘促，脾虚肿满之证忌用。《本草经疏》谓："不利于脾胃虚弱及真阴不足之人，凡肺满由于脾虚不能制水，水气泛溢，小便不通由于虚无气以化者，法所咸忌。"

（2）葶苈有苦、甜两种。《汤液本草》载："葶苈，苦，甜二味，主治同仲景用苦，余方或有用甜者，或有不言甜，苦者。大抵苦则下泄，甜则少缓，量病虚实用之，不可不审。"

【现代研究】播娘蒿种子主含脂肪油、异硫氰酸苄酯、异硫氰酸烯丙酯、异硫氰酸丁烯酯、强心苷类等。独行菜的种子含芥子苷、脂肪油、蛋白质、糖类等。本品具有镇咳、平喘、强心、利尿、降血压、抑菌、抗肿瘤等药理作用[1]。

【临床应用】

1. **痰喘** 以葶苈子为主药组方，治疗痰喘病人 30 例，治愈 29 例（其中 3～5 天治愈 18 例，6～9 天治愈 11 例）：临床症状消失，检查正常；好转 1 例：临床症状明显减轻，血常规基本正常，肺部啰音减轻，X 线检查肺部病灶未完全吸收。治愈率为 96.7%，有效率为 100%[2]。

2. **心力衰竭** 用单味葶苈子 3～6g 研末，每天 3 次饭后服，治疗心源性、肺源性、内分泌性、高血压性、肾性等各种原因造成的顽固性心力衰竭 23 例。一般服药后第 4 天病人即见尿量增加，浮肿消退，心力衰竭症状 2～3 周显著减轻或消失，未见不良反应[3]。

3. **急性咽炎** 用单味生葶苈子，每日早、晚开水送服，15 岁以下和 50 岁以上者每次 6g，16～49 岁者每次 10g。忌烟、酒、辛辣、腥荤。用于治疗急性咽炎240 例，痊愈 221 例，好转 15 例，无效 4 例。另有报道以单味葶苈子研末冲服，1 日 3 次，每次 3～5g，治疗多例咽喉红肿疼痛病人，取效显著[4]。

4. **自发性气胸** 用葶苈子 15～30g，配大黄、桑白皮、厚朴、枳实等治疗自发性气胸 11 例，通过 X 线摄片，症状、体征在 3 日内完全消失者 8 例；1 周内痊愈者 2 例；半月内痊愈者 1 例[5]。

此外，用葶苈子为主治疗小儿支气管炎、支气管肺炎痰多咳喘[6]以及肾炎浮肿[7]等，均有较好疗效。

参考文献

[1] 国家药典委员会. 临床用药须知·中药饮片卷［M］. 北京：中国医药科技出版社，
2011：900.

[2] 褚福祥，陈克云. 葶苈子为主治疗痰喘 30 例［J］. 中医药临床杂志，2003，15（2）：
89-90.

[3] 杨孟考. 单味葶苈子治疗顽固性心衰 23 例［J］. 中国社区医师，2002，18（20）：40.

[4] 王诗蕴. 葶苈子治疗咽喉疼痛［J］. 河南中医，2000，20（5）：17.

[5] 刘灿明. 葶苈大黄汤治疗自发性气胸 11 例［J］. 湖北中医杂志，1985，7（4）：20.

[6] 李大卓. 葶苈子为主药治疗小儿痰多咳喘 30 例［J］. 中医杂志，1984，34（10）：43.

[7] 任寿山. 葶苈汤治疗肾炎之一得［J］. 中医杂志，1983，33（2）：40.

海藻 Háizǎo

为马尾藻科植物海蒿子 *Sargassum pallidum*（Turn.）C.Ag. 或羊栖菜 *Sargassum fusiforme*（Harv.）Setch. 的干燥藻体。苦、咸，寒。归肝、胃、肾经。

【处方用名】海藻。

【功效主治】

1. 利水消肿 如治"大病瘥后，从腰以下有水气"之牡蛎泽泻散，方中海藻"利水道，通癃闭成淋，泻水气，除胀满作肿"（《本草蒙筌》），而治"十二经水肿，盖以十二经而言，诸经积水，固皆有湿热不利之一候，此类寒滑泄水之药，固可用之"（《本草正义》），凡"小便艰难能利"（《药鉴》）。能"除浮肿、脚气、留饮、痰气之湿热，使邪气自小便出也"（《本草纲目》）。适用于痰饮水肿，小便不利等。

2. 消痰软坚散结 仲景未详。本品"苦能泄结，寒能涤热，咸能软坚"（《本草征要》），"专能消坚硬之病"（《本草新编》），"治经脉外内之坚结"（《本草崇原》）。故"一切瘰疬瘿瘤顽痰胶结之证，皆可用之"（《本草便读》）。尤"治项间瘰疬，消颈下瘿囊，偏坠疝气立止"（《药鉴》）。为治瘿瘤、瘰疬、睾丸肿痛的常用之品。"然而单用此一味，正未能取效，随所生之病，加入引经之品，则无坚不散矣"（《本草新编》）。临床上多与昆布相须为用。

【用量用法】

仲景用海藻者仅牡蛎泽泻散 1 方。

1. **用量** 本品在方中与诸药等份，饮服"方寸匕"。今常用量为 6～12g。

2. **炮制** 仲景注明"洗去碱"。今多洗漂后晒干用。

3. **用法** 仲景作散服。今多水煎服。

【使用注意】

（1）本品苦寒，"脾寒有湿者勿服"（《本草从新》）。

（2）反甘草。

【现代研究】羊栖菜含碘、钾、藻胶酸、粗蛋白；海蒿子含藻胶酸、钾、碘等[1]。药理研究表明，海藻因含有碘化物，对缺碘所引起的地方性甲状腺肿大有治疗作用，并对甲状腺功能亢进、基础代谢率增高有暂时的抑制作用。内含的抗凝物质，其抗凝作用与肝素相似。并有降血压及降低胆固醇作用[2, 3]。

【临床应用】

1. **甲状腺功能亢进** 用海藻玉壶汤（海藻、昆布、浙贝母、青皮、陈皮、生地黄、白芍、天冬、玄参、夏枯草、黄芩、牡蛎各适量），随症加减，每日 1 剂，水煎分服。治疗 2～3 个月，共观察 23 例，结果：痊愈 11 例，好转 9 例，总有效率为 87%[4]。

2. **结节性甲状腺肿** 用加减海藻玉壶汤（海藻 30g，昆布 20g，浙贝母、黄药子、生牡蛎、夏枯草各 15g，半夏、炒穿山甲、当归各 10g，制香附 9g），随症加减，每日 1 剂，分 2 次温服，30 剂为 1 个疗程，连续治疗 6 个疗程。共治疗 49 例。结果：显效 20 例，有效 26 例，总有效率为 93.9%[5]。

3. **甲状腺腺瘤** 用海藻消瘿方（海藻、昆布、生牡蛎各 30g，夏枯草 15g，半夏 12g，黄药子、海马、川芎、莪术、制香附各 10g），随症加减，水煎服，日 3 次。2 个月为 1 个疗程，治疗 1～2 个疗程。共观察 45 例，结果：治愈 35 例，显效 3 例，有效 2 例，总有效率为 88.89%[6]。

4. **乳腺增生** 用海藻甲珠三草汤加味［猫爪草 30g，海藻、夏枯草、蛇舌草各 20g，穿山甲珠（研粉冲服）9g］，随症加减，日 1 剂，日 3 服。药渣热敷患乳，日 1 次。10 剂为 1 个疗程。治疗 48 例，结果：治愈 20 例，显效 16 例，有效 9 例，总有效率为 93.8%[7]。

参考文献

[1] 雷载权，张廷模. 中华临床中药学 [M]. 北京：人民卫生出版社，1998：1354.

[2] 国家药典委员会. 临床用药须知·中药饮片卷 [M]. 北京：中国医药科技出版社，
　　2011：869.

[3] 国家中医药管理局《中华本草》编委会. 中华本草（第三册）[M]. 上海：上海科学技术
　　出版社，1999：462–466.

[4] 邢玉忠. 海藻玉壶汤加减治疗甲状腺功能亢进 23 例 [J]. 内蒙古中医药，1993，（4）：9.

[5] 陈杨荣. 加减海藻玉壶汤治疗结节性甲状腺肿 49 例 [J]. 浙江中医杂志，2013，48
　　（6）：419.

[6] 蔡慎初. 海藻消瘿方治疗甲状腺腺瘤的疗效观察 [J]. 中国中药杂志，1997，22（2）：
　　56–57.

[7] 李春琳. 海藻甲珠三草汤加味治疗乳腺增生病 48 例 [J]. 中国民族民间医药杂志，2005，
　　（3）：148.

瓜瓣 Guābàn

　　为葫芦科植物冬瓜 *Benincasa hispida*（Thunb.）Cogn.的种子。甘，微寒。归肺、大肠、小肠经。

【处方用名】冬瓜子、甜瓜子、冬瓜仁。

【功效主治】

1. 化痰排脓　本品性甘微寒，具有清肺化痰，利湿排脓之功，用于痰热瘀浊、腐败肺脏气血并化脓而成肺痈。仲景以苇茎汤治之，方中冬瓜子清热化痰，利湿排脓，能清上彻下，与清肺热之苇茎配伍，清肺宣壅，促进痈脓破溃，并"因势引越"（《绛雪园古方选注》），通过咳吐从上排出脓血痰；用破血逐瘀之桃仁，上清肺热兼下利大肠之薏苡仁，借其通利之势，使痰瘀从大便而解，瘀去则痈消。正如陈修园所云："方用苇茎解气分之热结，桃仁泄血分之热结，薏苡仁利湿清结之源，瓜瓣排瘀，开结热之路。"方下注云"再服当吐如脓"者，指诸药同用，肺痈消矣。

2. **通利消痈**　本品"清热毒痈肿"(《日华子本草》),"解积热,利大、小肠"(《本草图经》),可用于湿热邪毒壅结大肠,凝滞大肠气血进而化脓所致肠痈。仲景以清利解毒,消痈排脓之大黄牡丹皮汤主之,此方至今仍为治疗肠痈之效验方,足见冬瓜子消痈排脓之功效见长。

【用量用法】

冬瓜子见于苇茎汤、大黄牡丹皮汤 2 方。

1. **用量**　两方均用"半升",约今之 24g,量均较大。现临床用量一般为 15～30g。

2. **炮制**　仲景未详细介绍炮制方法。目前多打碎后入煎,或用文火微炒至黄白色后入药。

3. **用法**　一般多煎汤内服;亦可研末或制成膏外涂。

【使用注意】

(1)适用于痰热实证,若久病泻泄及虚寒证忌用。

(2)《别录》云:"久服寒中",即长期服用可致脾胃虚寒,故不可久用。

【现代研究】主含亚油酸、油酸、硬脂酸等脂肪酸,磷脂酰胆碱、磷脂酰乙醇胺、磷脂酰丝氨酸等脂类[1,2],瓜氨酸、组氨酸、天冬氨酸等多种氨基酸[3],此外还含有丰富的钾、钠、钙等人体必需金属元素及铁、锌、铜、锰等多种微量元素[4]。具有抗肿瘤、抗氧化、抗炎镇痛、抗糖尿病、抑菌、除痰、抑制肺纤维化、抑制前列腺增生等药理作用[5–13]。

【临床应用】

1. **十二指肠球部溃疡**　将甜瓜子洗净晒干(或烤干)后捣碎,每次用 20～30g 加清水 400ml,佐适量蜂蜜,煎沸 20 分钟,温服,1 日 2 次,1 个月为 1 个疗程。治疗 19 例,3 例年高体弱患有多种疾病无效,其余显效者 10 例,好转者 6 例,均在治疗 1 周后疼痛消除。1 个月后 X 线钡透完影消失 8 例,明显缩小 2 例[14]。

2. **骨折**　将甜瓜子炒黄,粉碎成粉末,每日 2 次,每次 6g,饭后温开水送服,8 周为 1 个疗程。配合常规行手法整复、固定,及功能锻炼。150 例经上述治疗全部愈合,与成人常见骨折临床愈合时间参考表对比时间明显提前 10～15 天[15]。

【备注】仲景方中之瓜瓣，今用瓜子。但在瓜子的认识上，古今医家认识不一。如徐彬在《金匮要略论注》中言："冬瓜子下气散热，善理阳明而复正气"，认为瓜瓣为冬瓜子；而《本草玉函要略述义》中则力陈其非，"本草以为冬瓜，但用苇而不云子也，今又肠痈中用之，俗人或用冬瓜子，非也，瓜瓣之为甜瓜矣"。冬瓜子与甜瓜子性味、功效相近，均为甘寒之品，均能清肺化痰，消痈排脓，主治肺痈、肠痈。但冬瓜子尚具利湿之功，甜瓜子具有破血散瘀之功，故在使用时，痰湿较盛者，宜用冬瓜子；瘀结脓成者，宜用甜瓜子。

参考文献

［1］南京中医药大学. 中药大辞典·上册［M］. 上海：上海科学技术出版社，2006：1048-1049.

［2］Sew CC，Zaini NAM，Anwar F，et al. Nutritional compositionand oil fatty acids of Kundu［Benincasa hispida（Thunb.）Cogn.］seed［J］. Pak J Bot，2010，42（5）：3247-3255.

［3］Lee KH，Choi HR，Kim CH，et al. Anti-angiogenic effect ofthe seed extract of Benincasa hispida Cogniaux［J］. J Ethnopharmacol，2005，（97）：509-513.

［4］刘静，唐旭利，吕光宇，等. 冬瓜子营养成分分析及抑菌活性研究［J］. 中国海洋大学学报，2013，43（12）：62-65.

［5］Kumazawa Y，Nakatsuru Y，Yamada A，et al. Immunopotentiator separated from hot water extract of the seed of Benincasa cerifera Savi（Tohgashi）［J］. Cancer Immunother，1985，19（2）：79-84.

［6］周清，江浩，高云涛，等. 冬瓜籽水提物抗氧化作用研究［J］. 微量元素与健康研究，2010，27（5）：22-23.

［7］Gill NS，Dhiman K，Bajwa J，et al. Evaluation of free radical scavenging，antiinflammatory and analgesic potential of Benincasa hispida seed extract［J］. Int J Pharmacol，2010，（6）：79-84.

［8］Oadrie ZL，Hawisa NT，Khan MW，et al. Antinociceptiveand antipyretic activity of Benincasa hispida（Thunb.）Cogn in Wistar albino rats［J］. Pak J Pharm Sci，2009，22（3）：287-290.

［9］Lim SJ，Kim Y R. Effects of Benincasa hispida seeds intakeon blood glucose and lipid levels in streptozotocin induceddiabetic rats [J]. Korean J Nutr，2004，37（4）：259–265.

[10] Ng TB，Parkash A，Tso WW. Purification and characterization of α–and β–benincasins，arginine /glutamate–rich peptides with translationinhibiting activity from wax gourdseeds [J]. Peptides，2003，（24）：11–16.

[11] Moon MK，Kang DG，Lee YJ，et al. Effect of Benincasahispida Cogniaux on high glucose induced vascular inflammation of human umbilical vein endothelial cells [J]. Vasc Pharmacol，2009，（50）：116–122.

[12] 姜文，周兆山，胡海波，等. 茯苓、薏苡仁与冬瓜子对肺纤维化大鼠血清 TGF–β₁ 和 TNF–α 浓度影响 [J]. 齐鲁医药杂志，2013，28（3）：237–240.

[13] Lee KH，Choi HR，Sutter M. Anti–angiogenic effect of theseed extract of Benincasa hispida Cogniaux [J]. J Ethnopharmacol，2005，（97）：509–513.

[14] 郑斌儒. 甜瓜子治疗十二指肠球部溃疡 19 例 [J]. 河南中医，1985，（3）：17.

[15] 王小民，张重州. 甜瓜子粉治骨折 150 例 [J]. 中国民间疗法，2004，12（8）：17.

蜀漆 Shǔqī

为虎耳草科植物常山 *Dichroa febrifuga* Lour.的嫩枝叶。苦、辛，温；有毒。归肺、心、肝经。

【处方用名】蜀漆。

【功效主治】

1. 劫痰截疟　如治"疟多寒"之牝疟的蜀漆散。方中蜀漆"主疟及咳逆寒热，腹中癥坚痞结，积聚邪气"（《本经》），"主治瘴疟多时不瘥，去寒热疟。治温疟寒热"（《药性论》），具有"劫痰截疟之功，……用之得效，神效立见"（《本草纲目》）。

2. 涤痰散火　如治火劫亡阳"惊狂，卧起不安"之桂枝去芍药加蜀漆龙骨救逆汤。方中"其加蜀漆也，成聊摄谓是散火邪之错逆"（《本经疏证》）。"当火劫亡阳之候，下焦之虚阳失守，厥逆上奔，挟痰涎而骤升，逆使阳神飞越，痰气迷漫而惊狂不安也，故亦以蜀漆劫截之药，邀而举之，破其痰饮"（《伤寒溯源集》）。因此，加蜀漆以涤痰，兼散火邪。

3. **攻逐水饮** 如治"大病瘥后，从腰以下有水气者"之牡蛎泽泻散。根据《金匮要略》提出的"诸有水者，腰以下肿，当利小便"的治则，可见本方之用，旨在利水逐邪，而蜀漆攻逐水饮之用，自不待言。

【用量用法】

仲景用蜀漆共 3 方。

1. **用量** 本品在桂枝去芍药加蜀漆龙骨牡蛎救逆汤中用"三两"，余未注明。今常用量为 3～6g。

2. **炮制** 三方均注明"洗去腥"。《本经疏证》解释说："凡药非鳞介飞走，未有云气腥者，惟仲景用蜀漆，必注曰去腥，则可见其气之恶劣异于他草木矣。"洗之去腥，旨在矫味，以便于服用。

3. **用法** 本品在桂枝去芍药加蜀漆龙骨牡蛎救逆汤中注明"先煮"。在蜀漆散中注明"未发前"服或"临发时服"，提示用本品治疟宜于病发前服用，今多从之。

【使用注意】

（1）本品性猛有毒，不可大剂量久服。《药性论》谓其"不可多进，令人吐逆"。

（2）凡正气不足，久病体虚者慎用。《得配本草》云其"胃虚，老幼虚弱，二者忌用"。

【现代研究】主含常山碱甲、乙、丙，常山次碱，4-喹唑酮等，香豆素类成分，常山素 A、B 等。具有抗疟、催吐作用[1]。

【临床应用】

1. **胸水** 自拟方（牡蛎 40g，泽泻 30g，海藻、天花粉、葶苈子各 15g，商陆 6g，蜀漆 10g，白花蛇舌草、半边莲各 50g，桑白皮 20g）用来治疗癌性胸水，疗效显著[2]。

2. **精神病** 自拟方（桂枝、龙骨、牡蛎、灵磁石各 30g，炙甘草 24g，党参 18g，茯苓、远志各 9g，酸枣仁 15g，生姜 12g，朱砂 3g，大枣 5 枚）治疗心阳不足，神气散乱浮越所致惊惧狂乱、躁急不安等精神紊乱症状，颇有良效[3]。

3. **急性肾盂肾炎** 自拟方（牡蛎、天花粉、甘草梢、旱莲草各 10g，泽泻、葶苈子、海藻、黄柏各 9g，蜀漆、商陆各 6g，金银花 30g，茜草根、赤小豆各 12g）治疗下焦湿热、膀胱蕴毒所致的急性肾盂肾炎，收效颇佳[4]。

参考文献

[1] 国家药典委员会. 临床用药须知·中药饮片卷 [M]. 北京：中国医药科技出版社，2011：1207.

[2] 杨树明. 牡蛎泽泻散治疗癌性胸水 [J]. 河南中医，1995，15（3）：144.

[3] 丁德正. 桂枝救逆汤在精神病临床上的运用 [J]. 河南中医，1985，(6)：16–18.

[4] 丁世楼. 牡蛎泽泻散加减治疗急性肾盂肾炎 [J]. 天津中医，1988，(6)：22.

第十章
安神药

本类药物能安定神志，主要用治各种心神不安的病证。其中，矿石、贝壳类药物质重沉降，多称重镇安神；植物类药物质润滋养，多称养心安神。前者长于治标，后者偏于治本。

朱砂 Zhūshā

为硫化物类矿物辰砂族辰砂。甘，微寒；有毒。归心经。

【处方用名】朱砂、辰砂、丹砂、朱砂粉。

【功效主治】

镇惊安神 本品质重沉降，主入心经，能镇心安神。"善安神魂，能止惊悸"（《长沙药解》），"于心神、魂魄、志意不宁之证，每需用之而不弃"（《本草汇言》）。为安神定志之要药。因其性寒凉，"能入心解热，而神安魂定"（《本草求真》）。"心经惊热，非此不除；神志昏乱，有此立效"（《本草约言》）。故以治心火亢盛，内扰神明之心神不宁，心悸怔忡，烦躁不眠最宜。然仲景治"寒气厥逆"赤丸中亦用之，从以方测证可知除腹痛肢冷外，当有心下动悸等。是方先将茯苓、乌头、半夏、细辛四药为末，后"纳真朱为色，炼蜜丸"。观其朱砂所用，一则重镇安神以制悸动，二则作丸剂外衣以防腐。

此外，本品性寒，能解热毒，"去目翳，疗疮毒"（《得配本草》）。适用于热毒所致的疮疡肿毒、咽喉肿痛及口舌生疮等。

【用量用法】

仲景用朱砂仅见赤丸 1 方。

1. **用量** 原方剂量未详。现常用内服量为 0.1～0.5g/次，外用适量。

2. **用法** 原方入丸服。现多入丸、散服，不宜入煎剂。

【使用注意】

（1）本品有毒，内服不可过量或持续服用，"止可少服以获益"（《本草新编》）。"独用多用，令人呆闷。"（《本草从新》）

（2）只宜生用，忌用火煅。"若火煅，则有毒，服饵常杀人。"（《本草害利》）

（3）孕妇及肝功能异常者禁服。

【现代研究】主含硫化汞（HgS）。本品有镇静、催眠、抗惊厥及抗心律失常等多种药理作用[1]。

【临床应用】

1. **失眠** 朱砂 3～5g，研细面。取干净白布一块，涂浆糊少许，将朱砂均匀黏附于上，然后外敷涌泉穴，胶布固定。用前先用热水把脚洗净，睡前贴，治疗 1 例失眠 10 余年病人，效果显著。当晚即安然入睡，终至痊愈[2]。

2. **心律失常** 用朱砂安神丸（黄连、炙甘草各 3～5g，朱砂拌茯苓 10～15g，生地黄 12g，当归 5～10g，每日 1 剂，2 次分服）治疗室性心律失常 45 例。结果：总有效率（平均早搏减少 50%以上）为 60%，显效率（早搏基本消失）为 40%[3]。

参考文献

[1] 国家药典委员会. 临床用药须知·中药饮片卷［M］. 北京：中国医药科技出版社，2011：916.

[2] 张星耀. 外敷涌泉穴治不寐［J］. 新中医，1988，（8）：26.

[3] 刘永生. 朱砂安神丸治疗室性心律失常 45 例疗效观察［J］. 温州医学院学报，1991，（2）：123–125.

龙骨 Lónggǔ

为古代多种大型哺乳类动物，如象、三趾马、犀、鹿、牛等的骨骼化石。

甘、涩，平。归心、肝、肾经。

【处方用名】龙骨、煅龙骨。

【功效主治】

1. **镇惊安神**　本品甘平，质重沉降，善入心经，"安神凝志之效尤多"（《神农本草经百种录》）。凡"小儿惊痫，大人癫狂，神志浮越不宁之证，以此坚重以镇之，所以能安心神，定魂魄，则惊痫狂乱之证，宜其专用之也"（《本草汇言》）。如治"火逆下之，因烧针烦躁"之桂枝甘草龙骨牡蛎汤，治以火汗，"亡阳，必惊狂，卧起不安"之桂枝去芍药加蜀漆龙骨牡蛎救逆汤，治伤寒误下，"胸满烦惊"之柴胡加龙骨牡蛎汤等，方中龙骨之用，取其"安魂魄，镇惊痫"（《本草思辨录》）之功。

2. **平肝潜阳**　本品"质坚黏涩，直入下焦，以招引上浮之虚阳其效最捷"（《脏腑药式补正》），有平肝潜阳之功。如治"大人风引，少儿惊痫瘛疭，日数十次"之风引汤。方中龙骨之用，旨在镇潜肝阳之亢。

3. **收敛固涩**　本品性涩收敛，"能收敛浮越之正气"（《本草纲目》）。"凡带浊遗泄，崩漏吐衄，一切失精亡血之证皆医"（《长沙药解》），"惟久病虚脱者在所不忌"（《本草经疏》）。如治"男子失精，女子梦交"之桂枝加龙骨牡蛎汤，方用龙骨以固肾涩精。此外，本品煅制外用，能"敛疮生肌"（《本草纲目》）。"诸疮久不收口者，略用最妙"（《本草汇》）。适用于湿疮痒疹及疮疡久溃不敛等。

【用法用量】

仲景用龙骨计 7 方。

1. **用量**　用量最大四两，最小一两半。现常用量为 15～30g，外用适量。

2. **炮制**　龙骨有生用和煅用两种。仲景方多为生用。一般镇惊安神、平肝潜阳多生用；收敛固涩宜煅用。

3. **用法**　入汤剂宜打碎先煎。

【现代研究】主含碳酸钙、磷酸钙、五氧化二磷、氧化镁、三氧化二铁和少量的铝、镁、氯。本品具有镇静、抗惊厥等多种药理作用[1]。

【临床应用】

1. **顽固性失眠**　用龙骨牡蛎汤［生龙骨（先煎）、生牡蛎（先煎）各 25g，炒酸枣仁、炒柏子仁、茯神、合欢皮、柴胡、白芍、夜交藤、丹参、石菖蒲、炒远志、生地黄、知母、淡竹叶、生山楂各 15g，黄连 6g，甘草 3g]，每日 1 剂，水煎，分中午饭后半小时及晚上临睡前半小时 2 次服用，15 天为 1 个疗程。共观察 54 例，结果：临床治愈 22 例，显效 19 例，好转 8 例，无效 5 例，总有效率为 90.7%[2]。

2. **癫痫** 用柴胡加龙骨牡蛎汤 [柴胡 12～24g，黄芩、半夏各 6～9g，党参12～15g，桂枝、茯苓各 9～12g，生龙骨（先煎）、生牡蛎（先煎）各 12～30g，铅丹（包煎）1～9g，大黄 6～12g，生姜 6g，大枣 6～12 枚]，随症加减。日 1剂，水煎服，5 剂为 1 个疗程。共观察 65 例，结果：近期治愈 26 例，好转 34例，无效 5 例，总有效率为 92.31%[3]。

4. **心律失常** 用桂枝甘草龙骨牡蛎汤（桂枝、炙甘草各 15g，龙骨、牡蛎各30g），随症加减。每日 1 剂，水煎服，日服 3 次，每次 100～150ml，10 天为 1个疗程。结果：显效（心悸症状消失）53 例，有效（心悸症状消失或减轻）45例，无效 2 例，总有效率达 98%[4]。

5. **遗精** 用桂枝加龙骨牡蛎汤（桂枝、白芍各 9g，甘草 6g，龙骨 20g，牡蛎 30g，大枣 8 枚，生姜 6 片），随证加减。每日 1 剂，水煎早、晚服。共观察49 例，结果：治愈 45 例，显效 2 例，无效 2 例，总有效率 95.9%[5]。

参考文献

[1] 张晗，张磊，刘洋. 龙骨、牡蛎化学成分、药理作用比较研究 [J]. 中国中药杂志，2011，36（13）：1839–1840.

[2] 杨利生. 龙骨牡蛎汤治疗顽固性失眠 54 例 [J]. 中医临床研究，2011，3（1）：36–37.

[3] 闫炳远. 柴胡加龙骨牡蛎汤治疗癫痫 65 例 [J]. 四川中医，2002，20（4）：48.

[4] 吴治恒，张晓岚，龚勇. 桂枝甘草龙骨牡蛎汤加减治疗心律失常 100 例 [J]. 中国民族民间医药杂志，2002，（55）：84–85.

[5] 张苍. 桂枝加龙骨牡蛎汤治疗遗精 49 例 [J]. 内蒙古中医药，2010，（9）：19.

紫石英 Zǐshíyīng

为氟化物类矿物萤石族萤石，主含氟化钙（CaF_2）。甘，温。入肾、心、肺经。

【处方用名】紫石英、煅紫石英。

【功效主治】

1. 温肾暖宫 仲景未详。本品甘温，长于温肾助阳，散寒暖宫，"其主女子风寒在子宫，绝孕无子者，盖女子系胎于肾及心包络，皆阴脏也。虚则风寒乘之而不孕，非得温暖之气，则无以祛风寒而资化育之妙。此药填下焦，走肾及心包络，辛温能散风寒邪气，故为女子暖子宫之要药"（《本草经疏》）。"女子服之有子"（《药性论》）。"下能益肝，……肝血不足及女子血海虚寒不孕者宜之"（《本草纲目》）。适宜于妇女肾阳亏虚，胞宫虚寒，久不受孕，或受孕多小产者。

2. 镇心安神 本品质重入心。"惊悸属心虚，得（本品）镇坠之力而心气有以镇摄"（《本草经疏》），故有镇心安神之功。适用于心神不宁，惊悸不安，失眠多梦等。如仲景用于除热瘫痫之风引汤，方中用紫石英"上能镇心，重以去怯也"（《本草纲目》），"定惊悸安魂魄"（《别录》）。

3. 温肺平喘 仲景未详。本品性温，入肺经。能温肺寒，止喘嗽，主"心腹咳逆邪气"（《本经》），"镇冲气之上升"（《本草便读》）。适用于肺寒咳喘。

【用量用法】

仲景用紫石英仅见风引汤1方。

1. 用量 原方中用本品六两。现常用量为9～15g。

2. 炮制 《本草纲目》谓本品"凡入丸散，火煅醋淬七次，研末水飞过，晒干入药"。《本经逢原》谓其"经火则毒，生研极细，水飞三次用"。按《药典》规定，紫石英多采用煅烧、醋淬的方法。

3. 用法 入汤剂须先煎，亦可入丸、散用。

【使用注意】

（1）因本品性属温热，故凡血热、阴虚火旺者不宜用之。如《得配本草》云："血热者禁用。"《本草经疏》谓："妇女绝孕由于阴虚火旺不能摄受精气者忌用。"

（2）紫石英质重性降，故腹泻脱肛者慎用。

【现代研究】主含氟化钙（CaF_2）、氧化铁等。本品具有兴奋中枢神经、促进卵巢分泌等多种药理作用[1]。

【临床应用】

1. 不孕症 用益母种子汤（由益母草 30g，紫石英、菟丝子各 20g，阳起石

12g，茺蔚子 9g 组成），治疗原发不孕症 168 例。1 年内治愈 139 例，治愈率为
82.74%；2 年内治愈 151 例，治愈率为 89.88%[2]。

2. 痛经　以暖宫止痛汤［由肉桂（后下）5g，制附子（先煎）3g，紫石英、
三棱、莪术、当归、香附各 10g，川芎 6g，赤芍、延胡索各 12g 组成］治疗原发
性痛经 40 例，方内用肉桂、附子、紫石英等，与痛经宝颗粒对照。结果：暖宫
止痛汤组总有效率为 92.5%，对照组为 77.5%[3]。

3. 月经量少　用毓宫合剂（由当归、熟地黄、紫石英、菟丝子、紫河车等药
物组成），每日 1 剂，3 个月为 1 个疗程，治疗 2 个疗程后统计结果。痊愈 28 例
（56%），有效 16 例（32%），无效 6 例（12%），总有效率为 88%[4]。

参考文献

[1] 国家药典委员会. 临床用药须知·中药饮片卷［M］. 北京：中国医药科技出版社，
2011：1102.

[2] 刘建爱，刘群英. 自拟益母种子汤治疗原发不孕症 168 例［J］. 吉林中医药，1998，18
（3）：28.

[3] 李仲平，徐颖. 暖宫止痛汤治疗原发性痛经 40 例［J］. 新中医，2004，36（4）：58–59.

[4] 杨鉴冰，崔晓萍，陈燕萍，等. 毓宫合剂治疗肾虚型月经稀少 50 例临床观察［J］. 陕西中
医学院学报，2002，25（2）：23–25.

酸枣仁 Suānzǎorén

为鼠李科植物酸枣 *Ziziphus jujuba* Mill.var.*spinosa*（Bunge）Hu ex H.F.Chou
的成熟种子。甘、酸，平。归肝、胆、心经。

【处方用名】酸枣仁、炒酸枣仁。

【功效主治】

1. 养心补肝，宁心安神　本品味甘，入心、肝二经，能滋养心肝之阴血，
"敛气安神"（《本草汇言》），"功专安神定志"（《本草撮要》），"主烦心不得眠"
（《名医别录》），为滋养性安神药。用于心肝血虚所致的虚劳惊悸失眠之证。如用
治"虚劳虚烦不得眠"之酸枣仁汤，方中重用酸枣仁以养肝血、益心阴、宁心

神、定魂魄。每与知母、茯苓等药配伍同用，共奏养阴清热、宁心安神之效用。后世多有用之，如《局方》宁志膏以之治心脏亏虚，神志不守，恐怖惊惕，恍惚健忘，睡卧不宁之证；《圣惠方》用酸枣仁煮粥服食，治疗心烦不得眠卧等。

2. 养阴敛汗，生津止渴　本品甘补酸收，能育阴敛汗，生津止渴。《本草再新》谓能"敛气止汗"。《别录》谓治"虚汗烦渴"。《本经逢原》指出："熟则收敛精液，……伤寒虚烦多汗，及虚人盗汗，皆炒熟用之，总取收敛肝脾之津液也。"临证凡自汗盗汗、津伤口渴之证咸宜。总之，酸枣仁具有内补外敛的特点。既能内补心肝而安神，又可外敛营阴而止汗，故有安神、敛汗良药之誉称。常用于阴血不足，心肝失养之证。

【用量用法】

仲景用酸枣仁仅1方，即酸枣仁汤。

1. 用量　原方中本品用量"二升"。现常用量为10～15g。

2. 炮制　仲景未详。《妇人良方》谓："炒香。"《本草正义》云："生用不眠，炒用宁心。"《局方》提出"凡使，先以慢火炒令十分香熟，方研破用"的方法。《本草蒙筌》有"多眠胆实有热研末，不眠胆虚有寒，炒作散"的论述。现今各地治疗不眠症多炒熟用。

3. 用法　仲景于方后指出先"煮酸枣仁"，后"纳诸药"，提示本品入汤剂宜先煎。现入煎剂多不先煮，亦可研末睡前吞服。

【使用注意】实邪郁火及患有滑泄症者慎用。《得配本草》谓："肝旺烦躁，肝强不眠，禁用。"《本草经疏》谓："凡肝、肾、脾三经有实邪热者勿用，以其收敛故也。"《本草求真》云其"性多润，滑泄最忌"。

【现代研究】主含皂苷，其组成为酸枣仁皂苷 A 及 B，并含三萜类化合物及黄酮类化合物，尚含脂肪油、氨基酸、维生素、多糖及植物甾醇等。具有镇静、镇痛、催眠、抗惊厥、抗心律失常作用，能协同巴比妥类药物的中枢抑制作用。此外，还有降体温、降血压、降血脂、抗缺氧、抗肿瘤、抑制血小板凝集、改善心肌缺血、增强免疫功能等作用[1]。

【临床应用】

1. 肝血亏虚之失眠　用加味酸枣仁汤颗粒剂（酸枣仁、夜交藤、煅龙骨、煅牡蛎各 30g，川芎、茯苓、知母各 10g，炙甘草 6g）冲服，每日 1 剂，日服 2

次，2 周为 1 个疗程，观察 1 个疗程。共治疗 60 例。结果：显效 20 例，有效 32 例，无效 8 例，总有效率为 86.67%[2]。

2. **阴虚气滞、内热扰心之失眠** 用酸枣仁龙牡煎方（酸枣仁、龙骨、牡蛎、珍珠母各 30g，黄连片、牡丹皮、川芎、远志、北柴胡、郁金、知母、茯苓、甘草各 10g，合欢皮、夜交藤各 15g）水煎服，每日 1 剂，日服 2 次，观察 2 周。共治疗 30 例。结果：治愈 4 例，显效 12 例，有效 11 例，无效 3 例，总有效率为 90%[3]。

3. **心肾不交之失眠** 用酸枣仁汤（酸枣仁 30g，茯神、知母、川芎、夜交藤各 20g，五味子 15g，甘草 6g）水煎服，每日 1 剂，日服 2 次，1 周为 1 个疗程，观察 2 个疗程。共治疗 100 例。结果：痊愈 33 例，有效 55 例，无效 12 例，总有效率为 88%[4]。

4. **更年期抑郁症** 用酸枣仁汤加减（酸枣仁 25g，柏子仁、当归各 15g，牛膝、地骨皮、麦冬、五味子、生地黄各 10g）水煎服，每日 1 剂，日服 2 次，观察 2 个月。共治疗 48 例。结果：显效 29 例，有效 15 例，无效 4 例，总有效率为 92%[5]。

5. **更年期综合征** 用酸枣仁汤加减（酸枣仁 30g，柏子仁、牛膝、麦冬各 15g，地骨皮、知母、生地黄、白芍各 12g，黄柏、牡丹皮各 10g，五味子 6g）水煎服，每日 1 剂，日服 2 次，2 个月为 1 个疗程，观察 1 个疗程。共治疗 48 例。结果：痊愈 9 例，显效 25 例，有效 11 例，无效 3 例，总有效率为 93.75%[6]。

参考文献

[1] 国家药典委员会. 临床用药须知·中药饮片卷［M］. 北京：中国医药科技出版社，2011：920.

[2] 张压西，向婷婷，王奕. 加味酸枣仁汤治疗肝血亏虚证失眠患者 60 例临床观察［J］. 中医杂志，2013，54（9）：750–753.

[3] 李乐军，宁倩，李玉梅，等. 酸枣仁龙牡煎方治疗阴虚气滞、内热扰心证失眠 60 例临床观察［J］. 中医杂志，2014，55（17）：1481–1483.

[4] 尚迎辉. 酸枣仁汤治疗心肾不交型失眠 100 例临床观察［J］. 实用中医内科杂志，2015，29（8）：42–43.

［5］张玉红，辛太合，张妍. 酸枣仁汤加减治疗更年期抑郁症 48 例临床观察［J］. 云南中医中药杂志，2013，34（12）：41-42.

［6］李光林，张建林. 酸枣仁汤加减治疗更年期综合征 48 例临床观察［J］. 国际医药卫生导报，2005，（17）：165-166.

柏实 Bǎishí

为柏科植物侧柏 *Platycladus orientalis*（L.） Franco 的成熟种仁。甘，平。归心、肾、大肠经。

【处方用名】柏子仁、柏实、柏子仁霜。

【功效主治】

养心安神 本品"性平而不寒不燥。味甘而补"（《本草纲目》），"入心而补血"（《本草求真》），"能益智安神，疗惊悸，治健忘"（《本草便读》）。"主治心神虚怯，惊悸怔忡，颜色憔悴，肌肤燥痒，皆养心血之功也"（《药品化义》）。适用于心血不足，心神失养所致的心悸怔忡、虚烦不眠、头晕健忘等。如仲景在治"妇人乳中虚，烦乱呕逆"之竹皮大丸方后注云：若"烦喘者加柏实一分"。《长沙药解》诠释曰：柏实"善去烦燥，而止喘逆"，故仲景于方中加用之。说明本品有宁神、定喘之功。证诸临床，本品养心宁神之功多为后世所推崇，而其止喘逆之功则被弱化，历代本草多不收载。

此外，本品质润多脂，尚能"滑肠开秘"（《玉楸药解》），润肠通便。适用于肠燥津亏之便秘。能"益血止汗"（《本草备要》），适用于阴虚盗汗。

【用量用法】仲景用柏实仅见竹皮大丸 1 方。

1. **用量** 原方中本品用量为"一分"。现常用量为3～10g。

2. **炮制** 多炒用，或制霜用。

3. **用法** 原方入丸服。现多入汤煎服。

【使用注意】本品"多油而滑，作泻者禁与，多痰者亦忌"（《本草从新》）。故脾虚便溏、痰多湿盛者慎用。

【用药甄别】侧柏叶与柏实 侧柏叶药用其嫩枝及叶，柏实药用其种仁。两者同出一物，药用部位不同，功用有别。侧柏叶善清血热，兼能收敛止血，可用治多种出血，尤以血热出血为宜；又能清化痰止咳，用于肺热咳嗽；生发乌发，用于血热脱发、须发早白。柏实养心安神，用于心血亏虚之心神不宁；又能润肠通便，止汗，用于肠燥便秘，体虚汗出；至于止喘，现已少用或不用。

【现代研究】主含柏木醇、脂肪油、挥发油、皂苷及二萜类成分等。本品有镇静、催眠等药理作用[1]。

【临床应用】

1. **不寐**　用磁石柏子仁汤［磁石（先煎）30g，柏子仁、酸枣仁各 20g，神曲 15g，远志、川芎、茯神各 10g，甘草 6g］，每天 1 剂，水煎，早、晚 2 次分服。1 周为 1 个疗程。共观察 68 例，结果：治愈 48 例，好转 12 例，未愈 8 例，总有效率为 88.2%[2]。

2. **习惯性便秘**　用柏子仁汤（柏子仁 30g，火麻仁、胡麻仁、冬瓜仁、草决明各 20g，肉苁蓉 15g，厚朴、积实各 10g，木香 6g）随证加减。每日 1 剂，水煎，分 2 次温服。6 天为 1 个疗程，连服 4 个疗程。共观察 60 例，结果：临床治愈 25 例，显效 15 例，有效 15 例，无效 5 例，总有效率为 90%。对虚证及年老之便秘尤为适合[3]。

3. **月经过少**　用柏子仁丸（柏子仁、熟地黄各 20g，牛膝、卷柏、泽兰、续断各 15g）。每日 1 剂，水煎 300ml，早、晚各 1 次口服，每次月经结束之开始服药，连服 20 天后停药为 1 个疗程，连续服药观察 3 个疗程。结果：30 例中，痊愈 14 例，显效 10 例，有效 5 例，无效 1 例，总有效率为 96.7%[4]。

【备注】关于柏实　本品在《伤寒杂病论》和《本经》中均用此名。因其药用侧柏的成熟种仁，故《药性论》以"柏子仁"为正名，今多从之。

参考文献

[1] 国家药典委员会. 临床用药须知·中药饮片卷［M］. 北京：中国医药科技出版社，2011：922.

[2] 贾长文. 磁石柏子仁汤治疗不寐 68 例临床观察［J］. 中国合理用药杂志，2011，4（4）：76.

[3] 黄爱云，何妙群，潘劲辉. 柏子仁汤治疗习惯性便秘 60 例［J］. 新中医，1994，（8）：27.

[4] 陈丽文. 柏子仁丸治疗肾虚型月经过少 30 例［J］. 中国中医药现代远程教育，2012，10（2）：26.

小麦 Xiǎomài

为禾本科植物小麦 Triticum aestivum L.的干燥成熟果实。甘，凉。归心、脾、肾经。

【处方用名】小麦。

【功效主治】

1. 养心安神 本品味甘，能"养心"（《本草再新》），"能和肝阴之客热，而养心液"（《金匮要略论注》），可"滋脏气而止其躁也"（《金匮要略心典》）。适用于心阴虚之心神不宁，尤其善治脏躁。如治"妇人脏躁"，与甘草、大枣配伍同用，如甘麦大枣汤，本方药仅三味，看似平淡，但配伍得宜，确有疗效。唯药力平和，须服用较长时间。依据病情适当配伍茯神、酸枣仁、当归、白芍等，则疗效更佳。

2. 健脾和中 本品味甘性平，能"健脾"（《本草再新》）。"小麦面，补虚，实人肤体，厚肠胃，强气力"（《本草拾遗》）。适用于脾虚中焦不和或呕吐。如厚朴麻黄汤，方中用小麦旨在健脾和中，"同五味敛安正气者也"（《金匮要略心典》）。仲景于白术散方后云："若呕，以醋浆水服之；复不解者，小麦汁服之。"进而说明小麦具有健脾和中止呕之效。

3. 散血止痛 仲景未言此功效。能"散血止痛"（《本草纲目》），能"活血"（《本草再新》）。如《圣惠方》合醋煮为糊，敷乳痈；《本草纲目》用小麦面敷痈肿损伤；《千金方》入栀子末油调涂火燎成疮等，均说明本品外用有散血止痛之功。

【用量用法】

仲景用小麦见于甘麦大枣汤和厚朴麻黄汤 2 方。

1. 用量 上 2 方中的用量均为"二升"。现临床常用量为 30～60g，外用适量。

2. 用法 甘麦大枣汤中三味药同煎服。厚朴麻黄汤中"先煮小麦熟，去滓，纳诸药"，说明小麦宜先煎。

【现代研究】主含淀粉、蛋白质、糖类、脂肪、粗纤维等[1]。

【临床应用】

外科感染 陈小麦 1kg，加水 1500ml，浸泡 3 天后捣烂，过滤，去渣，滤液沉淀后取沉淀物晒干，小火炒黄研细，用醋调糊状，外敷患处。据数千例观察，有效率在 90% 以上[1]。

此外，还可用治小儿蛔虫病[2]等。

参考文献

[1] 江苏新医学院. 中药大辞典（上册）[M]. 上海：上海人民出版社，1977：240.

[2] 罗银明. 甘麦大枣汤治疗小儿蛔虫病的体会 [J]. 四川中医，1983，2（1）：59.

第十一章

平肝潜阳药

本类药物多为质重的介类或矿石类药物，能平肝潜阳或平抑肝阳，主要用治肝阳上亢所致头晕目眩、头痛、耳鸣等病证。

代赭石 Dàizhěshí

为氧化物类矿物刚玉族赤铁矿，主含三氧化二铁（Fe_2O_3）。苦，寒。归肝、心、肺、胃经。

【处方用名】赭石、代赭石、煅赭石。

【功效主治】

1. **平肝潜阳**　仲景未详。本品苦寒沉降，主入肝经，能"平肝降火"（《本草再新》）。适用于肝阳上亢之头痛眩晕，目胀耳鸣，烦躁易怒等。常与牡蛎、龙骨、白芍等同用，如建瓴汤（《医学衷中参西录》）；或以本品配龙骨、牡蛎、芍药、龟甲等同用，治疗因"肝木失活，风自肝起"的肝风眩晕、头痛及中风等证，如镇肝熄风汤（《医学衷中参西录》）；或与磁石、珍珠母、牛膝等同用，如脑立清丸（《中国药典》）。

2. **重镇降逆**　本品质重沉降，"以镇逆气"（《本经逢原》），为重镇降逆之要药。因其主入肺胃经，故以"降摄肺胃之逆气"（《长沙药解》）见长。适用于肺胃气上逆证。若治胃气上逆之呕吐、呃逆、噫气频作者，常与旋覆花相须为用，如旋覆代赭汤。用于治疗"百合病下之后"所致之阴虚内热，胃气上逆之证，如滑石代赭汤。

3. **凉血止血** 仲景未详。本品性寒，归心、肝经，能清降气火，凉血止血。"堪清血分，苦而寒"（《本草便读》），"主五脏脉中血热"（《神农本草经疏》），"代赭乃肝与心包络二经血分药，故其主治皆二经血分之病"（《本草纲目》）。尤宜于气火上逆，迫血妄行所致的吐血、衄血。可单用本品醋淬研末冲服，或与瓜蒌、竹茹等同用，如寒降汤（《医学衷中参西录》）。若治血热崩漏下血，可与地榆、槐花等同用。

【用量用法】

仲景使用代赭石共 2 方，即旋覆代赭汤和滑石代赭汤。

1. **用量** 最大量为一两，约合今用 10～15g，如旋覆代赭石汤；用量小为"弹丸大一枚"，约合今用 3～6g，如滑石代赭汤。现常用量为 10～30g（入汤剂），1～3g（入丸、散）。近代医家重用代赭石者，首推张锡纯，曾用 90g 水煎服，并 30g 研吞。

2. **炮制** 仲景谓"碎、绵裹"。现则火煅赤，醋淬令酥后研粉用。

3. **用法** 宜打碎先煎。降逆、平肝宜生用；止血宜煅用。

【使用注意】

（1）本品味苦性寒，脾胃虚寒，食少便溏者慎用。《本草经疏》云："下部虚寒者不宜用；阳虚阳痿者忌之。"

（2）因质重而下坠，《本草蒙筌》云："孕妇忌用。"

（3）本品含微量镁、砷等元素，长期服用，当防砷中毒。

【现代研究】主含三氧化二铁（Fe_2O_3）。正品钉头赭石含铁 60%以上，并含镉、钴、铬、铜、锰、镁等多种微量元素；尚含对人体有害的铅、砷、钛。本品对肠管有兴奋作用，可使肠蠕动亢进；所含铁质能促进红细胞及血红蛋白的新生；对中枢神经系统有镇静作用[1]。

【临床应用】

1. **喘证** 以代赭石 30g（先煎），配伍苦杏仁、桑白皮、瓜蒌皮、紫苏子各9g，生麻黄、生甘草各 3g，生石膏（先煎）15g，治疗过敏性哮喘有一定疗效[2]。

2. **牙痛** 以代赭石（轧细先煎）、怀牛膝、生地黄各 30g，槟榔、香附各10g，白芷 3g，甘草 5g，治疗牙痛，一般轻者 1 剂止痛，重者不过 3 剂，对胃火牙痛、风火牙痛、肾虚牙痛等均有良效[3]。

参考文献

[1] 国家药典委员会. 临床用药须知·中药饮片卷 [M]. 北京：中国医药科技出版社，
2011：945.

[2] 池绳业. 代赭石配伍他方治疗喘证 [J]. 中医杂志，1981，31（1）：75.

[3] 彭继焕. 加减赭石汤治牙痛 [J]. 中医杂志，1981，31（5）：16.

牡蛎 Mǔlì

为牡蛎科动物长牡蛎 *Ostrea gigas* Thunberg、大连湾牡蛎 *Ostrea talienwhanensis* Crosse 或近江牡蛎 *Ostrea rivularis* Gould 的贝壳。咸，微寒。归肝、胆、肾经。

【处方用名】牡蛎、煅牡蛎。

【功效主治】

1. 潜阳补阴　如"除热瘫痫"之风引汤，方后注云："治风痫瘈引，少小儿惊痫瘛疭，日数十发。"所谓风引及热瘫痫，乃热盛生风，肝风内动所致。方中"重在镇风，汇聚六种石药清热潜降以镇风，佐以龙骨、牡蛎介类潜纳"（《金匮语释》）。本品质重沉降，入肝、肾经，"能益阴潜阳"（《本草便读》）。适用于水不涵木，阴虚阳亢之头目眩晕、耳鸣耳胀、烦躁易怒等。

2. 重镇安神　如治"惊狂，卧起不安"之桂枝去芍药加蜀漆牡蛎龙骨汤，治"烦躁"之桂枝甘草牡蛎龙骨汤，治"胸满烦惊"之柴胡加牡蛎龙骨汤，方中牡蛎质重能镇，有安神之功。"凡肝虚魂升于顶者，得此降之而魂自归也"（《得配本草》）。适用于心神不安，惊悸怔忡，失眠多梦等。

3. 收敛固涩　如治"男子失精，女子梦交"之桂枝加龙骨牡蛎汤，此为"阴阳并乖而伤及其神与精也。……加龙骨牡蛎者，以失精梦交为神精同病，非此不足以收敛其浮越也"（《金匮要略心典》）。又如大青龙汤方后云："汗出多者，以温粉扑之"，尽管仲景未明温粉为何方，但《千金方》有温粉方，龙骨、牡蛎为其必用。本品"性多涩固"（《本草便读》），能"固精涩二便，止汗免崩淋"（《本草征要》）。适用于自汗盗汗，遗精滑精，尿频遗尿，崩漏带下等多种滑脱证。

4. 软坚散结　如仲景于小柴胡汤方后云："若胁下痞硬，去大枣加牡蛎"，所谓胁下痞硬，为邪聚少阳坚而有形。"故去大枣之甘而泥，加牡蛎之咸而软也"（《删补名医方论》）；"牡蛎以柴胡引之，能去胁下痞也"（《汤液本草》）。本品咸寒，能"软坚化痰散结"（《本草求真》），凡"一切痰血癥瘕，瘿瘤瘰疬之类，得之则化，软坚消痞，功力独绝"（《长沙药解》）。适用于痰火郁结之痰核、瘰疬、瘿瘤，及气滞血瘀之癥瘕积聚。

5. 利水消肿 如治"大病瘥后，从腰以下有水气"之牡蛎泽泻散，"此因大病之后，下焦之气化失常，湿热壅滞，膀胱不利，水性下流，故从腰以下水气壅积，腰胫足跗皆肿也"（《伤寒溯源集》）。仲景于方后指出："小便利，止后服"，可见本方旨在通利小便。方中"牡蛎、海藻生于水，故能行水，亦咸以软坚之义也"（《长沙方歌括》）。

此外，本品尚有制酸止痛之功，可用于胃痛泛酸。

【用量用法】

仲景用牡蛎计 10 方。

1. 用量 大量为五两，小量为一两，多数为 1.5～2 两。现常用量为 9～30g。

2. 炮制 仲景多用"熬"法，即"干炒"之义。现有生用与煅用之别，一般安神、潜阳、软坚多生用；收涩多煅用。

3. 用法 水煎服，或入丸、散剂。若入汤剂，宜打碎先煎。外用适量。

【现代研究】主含碳酸钙，并含铜、铁、锌、锰、锶、铬等微量元素及多种氨基酸。本品有镇静、抗惊厥、镇痛作用[1]。

【临床应用】

1. 慢性中耳炎 取煅牡蛎粉晒干，研细末，过细筛，备用。用细纸卷筒将少许煅牡蛎粉吹向耳内，每日 1 次，每次吹入药物不宜过多。共观察 48 例，结果：总有效率为 85.4%[2]。

2. 小儿多汗症 牡蛎散加味（煅牡蛎 10～15g，生黄芪 10～25g，麻黄根 3～6g，浮小麦 7～15g，五味子 5～10g），水煎服，每日 1 剂。共观察 318 例，结果：总有效率为 100%[3]。

3. 尿毒症 自拟方（煅牡蛎、茯苓、大黄各 30g，黄芪 20g），水煎 150～200ml 灌肠，每日 2 次，30 天为 1 个疗程，3 个月后观察疗效。共观察 55 例，结果：总有效率为 87.3%[4]。

4. 消化性溃疡 用海贝牡蛎散（海螵蛸、贝母、牡蛎、白芍、枳实、延胡索、砂仁各 30g，三七 15g，粉碎过 180 目筛，贮瓶备用），于饭前空腹开水冲服，可酌加红糖，每次 6～10g，每日 3 次。共观察 60 例，结果：总有效率为 96.7%[5]。

此外，尚可用治广泛性焦虑症[6]、胆心综合征[7]、更年期失眠[8]等。

参考文献

[1] 国家药典委员会. 临床用药须知·中药饮片卷［M］. 北京：中国医药科技出版社，2011：943.

[2] 王先进，田卓. 煅牡蛎粉外用治疗慢性中耳炎 48 例［J］. 中医药学刊，2009，21（9）：1583.

[3] 秦建平. 牡蛎散加味治疗小儿多汗症 318 例［J］. 青海医学院学报，2003，24（2）：114.

[4] 苏凤玲. 中药灌肠治疗尿毒症 55 例［J］. 陕西中医，2004，25（12）：1074–1075.

[5] 王振生. 自拟海贝牡蛎散治疗消化性溃疡 60 例［J］. 国医论坛，2007，22（5）：28.

[6] 赵国庆，赵晓玲，王严. 柴胡加龙骨牡蛎汤加减治疗广泛性焦虑症 54 例临床观察［J］. 社区中医药，2008，10（11）：167.

[7] 彭小艳. 柴胡加龙骨牡蛎汤治疗胆心综合征临床观察［J］. 中医药临床杂志，2011，23（11）：966.

[8] 冯雅莉. 桂枝加龙骨牡蛎汤治疗更年期失眠 18 例［J］. 光明中医，2006，21（8）：45.

第十二章
补虚药

本类药物能补虚扶弱，纠正人体气血阴阳不足，主要用治气虚、血虚、阴虚、阳虚等各种虚证。

人参 Rénshēn

为五加科植物人参 *Panax ginseng* C.A.Mey.的根和根茎。甘、微苦，微温。归脾、肺、心、肾经。

【处方用名】生晒参、红参、白糖参、人参须、野山参、移山参、朝鲜红参。

【功效主治】

1. 大补元气，复脉固脱 本品"形状似人，气冠群草"（《本草求真》）。能"大补元气"（《本草备要》），拯危救脱，"回阳气于垂绝，却虚邪于俄顷"（《本草经疏》）。凡"人气脱于一时，血失于顷刻，精走于须臾，阳绝于旦夕，他药缓不济事，必须用人参一二两或四五两，作一剂，煎服以救之。否则，阳气遽散而死矣"（《本草新编》）。适用于元气虚极欲脱，气短神疲，脉微欲绝之急危重证，大剂量单用有效。若兼有阳气虚衰者，仲景每与附子合用，以回阳固脱，如四逆加人参汤、茯苓四逆汤、通脉四逆汤加人参等。

2. 补脾益肺 本品甘温，"职专补气"（《本草通玄》）。"凡脏腑之有气虚者，皆能补之"（《本草正》）。"其主治也，则补五脏，盖脏虽有五，以言乎生气之流通则一也，益真气则五脏皆补矣"（《本草经疏》）。说明人参补气作用好，临床运用广泛。"今试约举仲圣方之用为补者而言之：补脾如理中丸、黄连汤，补胃如大半夏汤、甘草泻心汤，补肺胃如竹叶石膏汤，补肝如乌梅丸、吴茱萸汤，补心已列如上，他如薯蓣丸、温经汤之补，殆不胜其指数，参之补可不谓广也乎。"（《本草思辨录》）其中，"益土健脾，生金补肺"（《本草备要》）尤为擅长，为补肺脾之气要药。适用于脾气虚之倦怠乏力、食少便溏，及肺气虚之短气喘促、懒言声微等。

3. 生津养血 本品补气，可使"气回则津液生，津液生则渴自止矣"（《本草经疏》）。"参之功在补虚，虽止渴亦补"（《本草思辨录》）。故有益气生津止渴之效，适用于气津两伤之口渴，内热消渴。如治"大烦渴不解，脉洪大"之白虎加人参汤。本品"味甘纯正，所以能补血"（《本草正》），又"气盛自能生血"（《医学衷中参西录》），故有气血双补之效。适用于气血两虚，久病虚赢者。

4. 安神益智 本品味甘入心经，能补益气血，使心得所养，心神得宁，心智得聪。"人参入口，便得安寝"（《本草乘雅》）。"惊悸怔忡，健忘恍惚，以此宁之"（《本草汇言》）。适用于气血亏虚，心神失养之心悸、失眠、健忘等。

此外，对于正虚邪实之证，仲景每于驱邪剂中善用人参。如治"太阳病、外证未除而数下之，遂协热而利"之桂枝人参汤；治"发汗后，身疼痛，脉沉迟"之桂枝加芍药生姜人参新加汤。喻嘉言曰："伤寒病有宜用人参入药者，其辨不可不明。盖人受外感之邪，必先发汗以驱之。其发汗时，惟元气大旺者，外邪始乘药势而出。若元气素弱之人，药虽外行，气从中馁，轻者半出不出，留连为困。重者随元气缩入，发热无休，去生远矣。所以虚弱之体，必用人参三五七分，入表药中，少助元气。以为驱邪之主。使邪气得药。一涌而去。全非补养虚弱之意也。"（《寓意草》又如治"心下痞硬，噫气不除"之旋覆代赭汤；治"发汗后，腹胀满"之厚朴生姜半夏甘草人参汤。周岩曰："心痞最不宜参，然以参佐旋覆姜夏，则参可用于散痞矣。腹胀最不宜参，然以参佐厚朴姜夏，则参可用于除胀矣。……参之出入，关系极重，仲圣之法亦极严。后人得之则效，失之则不效。"（《本草思辨录》）可见仲景用参，制方严谨，配伍精当，颇堪后学。

【用量用法】

仲景用人参计 35 方。

1. 用量 最大剂量为四两，最小剂量为一两，常用量为 2～3 两。目前临证常规用量为 3～9g。若用于挽救虚脱，当用大量（15～30g）。

2. **炮制** 仲景未详。本品常因加工方法不同，有生晒参、红参、白参、参须等不同。其中，鲜参洗后干燥者称"生晒参"，蒸制后干燥者称"红参"，焯烫浸糖后干燥者称"白参"或"糖参"，加工断下的细根称"参须"。以生晒参、红参质量为好，白参次之，参须更次。生晒参、白参适用于气阴不足者，红参适用于气弱阳虚者。

3. **用法** 仲圣多入汤、丸剂服。今用文火另煎兑服，或研粉吞服。若用于挽救虚脱，可煎汁分数次灌服。

【使用注意】

（1）实证、热证而正气不虚者忌服。《本草疏证》指出："夫人参于热盛而虚者可用，实者不可用。"《药品化义》谓："若脾胃热实，肺受火邪，喘嗽痰盛，失血初起，胸膈痛闷，噎膈便秘，有虫有积，皆不可用。"《本草害利》进一步指出，对于实证、热证，"若误服之，以截阻其路，皆实实之害，非药可解。经云：实实虚虚，损不足，补有余。如是者医杀之耳，可不慎哉"。

（2）不宜与藜芦、五灵脂同用。

（3）人参毒性很低，口服 3%人参酊剂 100ml，仅有轻度不适；如果服用 200ml 或大量的人参根粉，可出现血压升高、鼻出血、精神极度兴奋、烦躁不安、易激动、失眠易醒、头痛头晕、瘙痒、惊悸抽搐等症状[1]。国外曾有 1 例内服人参酊剂 500ml 而致死亡的报道；国内亦有 1 例成人内服 40g 人参煎剂和 1 例婴儿内服大量人参煎剂致死的报道[2]。长期服用人参（1 个月～2 年），可发生人参滥用综合征（10%）[3]，主要表现为血压升高、咽喉刺激感、欣快感、烦躁、体温升高、皮疹、出血、晨泻、水肿，少数病人表现为性情抑郁。

【现代研究】主含人参皂苷 Ro、Ra1、Ra2、Rb1、Rb2、Rc、Re、Rf、Rg1、Rs3 等，尚含人参多糖、多种氨基酸、挥发油、有机酸、脂肪酸、黄酮类等。本品具有增强免疫、增强非特异性抵抗力、影响心血管、促进食欲和蛋白合成、性激素样作用、促进造血、降血糖、提高记忆、延缓衰老、抗骨质疏松及抗肿瘤等作用[4]。

【临床应用】

1. **冠心病** 用人参芦皂甙（糖衣片，每片 50mg，每次 1 片），治疗 294

例，对照组 88 例用安慰剂（淀粉 1 片），均日 3 次口服，疗程 2 个月。结果：心绞痛总有效率为 44.6%，与对照组比较，有非常显著性差异（$P<0.01$）[5]。另报道，运用人参汤（人参 30g，甘草、干姜各 10g，白术 12g）治疗稳定型心绞痛 49 例，1 个月为 1 个疗程。疗效显示显效 25 例，有效 18 例，总有效率为 87.75%[5]。

2. 病毒性心肌炎　用人参注射液（1ml 含生药 150mg）10ml 加入 5% 葡萄糖注射液 40ml，静脉推注，每天 1 次，10 天为 1 个疗程，治疗 31 例，经 2 个疗程用药。结果：显效 11 例，有效 19 例，无效 1 例，总有效率为 96.8%[7]。

3. 高血压和动脉硬化症　口服人参流浸膏，20 滴/次，每日 2 次。对高血压、心肌营养不良、冠状动脉硬化、心绞痛、神经官能症、心脏瓣膜缺损等均有效。用药后，自觉症状明显改善，呼吸困难和心绞痛减轻，头痛失眠减轻或消失[8]。

4. 病态窦房结综合征　用参附注射液 40ml 加入 5% 葡萄糖注射液 250ml 静脉滴注，日 1 次，14 天为 1 个疗程。共治疗病态窦房结综合征 42 例，结果显示：病人症状及心电图表现，总有效率为 92.86%[9]。

5. 高凝血症　用人参口服液（1ml 含人参 25mg），1 次 1ml，1 天 2 次，2 个月为 1 个疗程。治疗 20 例，其中症状减轻 73.3%，全血黏度下降 83.3%，血细胞压积下降 100%，脑电图改善 68.4%[10]。

6. 老化症　用人参芦皂甙糖衣片（1 片 50mg），1 次 1 片，1 天 1 次，2 个月为 1 个疗程。共治 358 例。结果：老化症状减轻，记忆力增强，白细胞提高，免疫功能改善，垂体–性腺轴功能及肾上腺皮质均有提高[11]。

7. 预防急性高原反应　红参粉碎过筛，备用。共观察 90 例。在进入西藏前 2 天分 2 次服红参粉 20g。结果：显效 27 例，有效 50 例，13 例无效。总有效率为 85.56%[12]。

参考文献

[1] 贺鹏，高素强，傅得兴. 人参的不良反应及其合理应用 [J]. 首都医药，2006，13（9）：50–51.

[2] 刘月亮. 人参的不良反应概述 [J]. 内蒙古中医药，1996，11（增刊）：165–166.

[3] 孙明开，仇祝巧. 人参进补也有毒 [J]. 中国民间疗法，2005，13（8）：63-64.

[4] 国家药典委员会. 临床用药须知·中药饮片卷 [M]. 北京：中国医药科技出版社，2011：996.

[5] 赵熙灼，梁炳圻，洪行球，等. 人参芦皂甙治疗冠心病的临床研究——294 例报告 [J]. 中药药理与临床，1991，7（5）：34-37.

[6] 郭宏杰. 人参汤治疗冠状动脉粥样硬化性心脏病稳定型心绞痛 49 例 [J]. 河北中医，2009，31（9）：58-59.

[7] 顾健霞，胡顺金. 独参针治疗病毒性心肌炎 31 例 [J]. 辽宁中医杂志，1991，（12）：17-18.

[8] 王本祥. 人参的临床应用 [J]. 吉林医学，1983，4（5）：54-58.

[9] 刘素梅，朱国英，靳文军. 参附注射液治疗病态窦房结综合征 42 例疗效观察 [J]. 中国中医急症，2010，19（3）：418-419.

[10] 夏翔，沈小珩，杨永华，等. 人参口服液对改善老年人高凝血症及脑血流图的临床观察小结 [J]. 上海中医药杂志，1988，34（11）：20.

[11] 赵熙灼，赵鲁杭，梁炳圻，等. 人参芦皂甙抗衰老作用的临床研究 [J]. 中西医结合杂志，1990，10（10）：586-589.

[12] 方中，蒋维宇，杨政华. 人参预防急性高原反应 90 例观察 [J]. 浙江中医杂志，1996，41（5）：231.

黄芪 Huángqí

为豆科植物蒙古黄芪 *Astragalus membranaceus*（Fisch.）Bge.var.*mongholicus*（Bge.）Hsiao 或膜荚黄芪 *Astragalus membranaceus*（Fisch.）Bge. 的根。甘，温。归肺、脾经。

【处方用名】黄芪、北芪、黄耆、炒黄芪、炙黄芪。

【功效主治】

1. 补气升阳 本品甘温，以补气见长。主入脾经，为补中益气之要药，又能升举阳气。能"补益中土，温养脾胃，凡中气不振，脾土虚弱，清气下陷者最宜。……凡饥饱劳役，脾阳下陷，气怯神疲者，及疟久脾虚，清气不升，寒热不止者，投以东垣补中益气汤，无不捷效，正以黄芪为参、术之佐，而又得升、柴以升之举之，则脾阳复辟，而中州之大气斡旋矣"（《本草正义》），能"补气，兼能升气，善温胸中大气（即宗气）下陷"（《医学衷中参西录》）。适用于脾气虚弱，倦怠乏力，中气下陷之久泻脱肛、内脏下垂等。

2. 固表止汗 本品入肺经，能"直达人之肌表肌肉，固护卫阳，充实表分，是其专长"（《本草正义》），"能补五脏诸虚，……有汗则止，入肺而固表虚自汗"（《本经逢原》）。适用于卫虚不固，腠理不密之自汗，常配伍白术、防风同用。

3. 利水消肿 本品"善走表，逐水湿，治虚浮及脚肿"（《实用药性字典》），长于补脾肺之气，使肺气得补则水道通调，脾气得补则水津四布，而有利水消肿之效。适用于气虚不运，水湿停聚之水肿、小便不利。常与白术、茯苓、防己等配伍，如防己黄芪汤（《金匮要略》）。

4. 托毒生肌 仲景未详。本品甘温补气，能"内托阴证之疮疡"（《本草约言》），"主痈疽，久败疮，排脓止痛"（《本经》），凡"痈疡之证，脓血内溃，阳气虚而不愈者，黄芪可以生肌肉；又阴疮不能起发，阳气虚而不溃者，黄芪可以托脓毒"（《本草汇言》）。适用于正虚毒盛，不能托毒外达，疮疡难溃，以及溃疡后期，毒势已去，因气血虚弱，脓水清稀，疮口难敛者。常配伍人参、当归等补益气血药同用。

5. 行滞通痹 本品功擅补气，能"通调血脉，流行经络"（《本经逢原》），"凡脉之甚弱而（肢体）痿废者，多服皆能奏效"（《医学衷中参西录》）。"贼风之疴，偏中血脉，而手足不随者，黄芪可以营筋骨"（《本草汇言》），能使营卫之气充足，方能鼓动血脉，使气旺则血行，而收行滞通络之效。适用于气虚血滞，因虚致瘀之中风不遂及风湿痹痛，如治血痹外证身体不仁、如风痹状之黄芪桂枝五物汤。

【用量用法】

仲景用黄芪共有6方。

1. 用量 最大剂量为五两，最小剂量为一两一分，常用量为 1～3 两。今一般剂量为 10～30g。

2. 炮制 仲景在防己黄芪汤条中注明黄芪"去芦"用，其余均未述及。《本草备用》提出："生用固表，无汗能发，有汗能止，温分肉，实腠理，泻阴火，解肌热；炙用补中，益元气，温三焦，壮脾胃。"近代应用，凡止汗、利水、托毒生肌均生用；补气升阳则蜜炙用。

3. 用法 水煎服。

【使用注意】

（1）汗出亡阳者不宜用。《伤寒论》用四逆汤类治汗出亡阳证，均不用黄芪，《本草经疏》解释说："四逆汤若用黄芪，谓之闭门逐贼。"因亡阳汗多，乃阴气逼阳外泄，宜用附子回阳以散阴气，而不能用黄芪固表止汗。

（2）凡疮疡初起，表实邪盛及阴虚阳亢等证，均不宜用。《本草经疏》言："胸膈气闷，肠胃有积滞者勿用；阳盛阴虚者忌之；上焦热盛，下焦虚寒者忌之；病人多怒，肝气不和者勿服；痘疮血分热甚者忌之。"朱丹溪亦言："黄芪补元气，肥白而多汗者为宜，若面黑形实而瘦者，服之令人胸满。"

【现代研究】主含多糖类、苷类、黄酮类化合物，尚含氨基酸、蛋白质、核黄素、叶酸、胡萝卜苷、咖啡酸等。本品具有具有提高免疫和机体非特异性抵抗力、促进胃肠运动、利尿与抗肾损伤、抗肝损伤、促进造血、延缓衰老、降血糖、降血脂、降血压等作用[1]。

【临床应用】

1. 感冒 取黄芪 100g，加水 3000ml，煎至 1000ml，过滤去渣，加防腐剂苯甲酸钠 10g，静置 24 小时，用空针筒吸取上层澄清液，注入消毒玻璃眼药瓶内备用。每日早、中、晚各滴鼻 1 次，每侧鼻孔滴 3～4 滴，然后轻轻地捏数下鼻子。用此方防治感冒共 123 人中，发生感冒者 8 人次，2 个月发病率为 6.5%；8 人次发病的病程 3～4 天，不发热，症状轻。而对照组的 124 人（不用此方防治），2 个月内发生感冒者 43 人次，发病率为 34.6%；病程为 5～6 天，有 4 人发低热[2]。

2. 乙型肝炎 用单味黄芪注射液治疗乙型肝炎表面抗原阳性病人 317 例，疗程一般为 20 天～1 个月，每日 4ml，肌内注射。317 例中，HBsAg 转阴者 93 例，HBeAg 转阴者 17 例。另有报道，用黄芪复合诱导剂治疗慢性病毒性肝炎，此单纯用麻疹疫苗诱导干扰素治疗，显示更好的疗效。40 例慢性病毒性肝炎治疗后，肝功能改善率为 80.7%，降酶率为 91.6%，回缩肝肿大为 69.5%，回缩脾肿大为 46.1%，HBsAg 阴转率为 81.9%。这说明机体免疫功能有所改善。目前，医学界公认，将黄芪作为诱导增强剂是我国特有的手段[3]。

3. 慢性阻塞性肺疾病　玉屏风散联合喘可治注射液治疗 109 例慢性阻塞性肺疾病（包括轻度、中度、重度、极重度病人）的临床疗效，治疗 3 个月，随访 1 年，检测指标为肺功能、胸部 X 线、CT 等。结果显示：有效 45 例，显效 61 例，无效 5 例，总有效率为 95%[4]。

4. 心血管病　用黄芪注射液治疗心血管病病人共观察 103 例，每日注射 1 次。结果：显效 68 例，有效 33 例，无效 2 例，总有效率为 98.1%[5]。

5. 肝硬化　用黄芪汤（黄芪 40g，甘草 6g），每日 1 剂，水煎分 3 次服，疗程为 48 周。结果：共观察 33 例，显效 5 例，好转 18 例，无效 10 例，总有效率为 69.7%[6]。

6. 胃溃疡　黄芪建中汤治疗胃溃疡病人 90 例，将其随机平均分为常规组和加强组，常规组口服奥美拉唑、甲硝唑及阿莫西林，加强组采用黄芪建中汤治疗，疗程均为 1 个月。结果显示：常规组显效 22 例，有效 10 例，总有效率为 71.11%；复发 14 例，复发率为 31.11%。加强组显效 31 例，有效 10 例，总有效率为 91.11%；复发 10 例，复发率为 22.22%[7]

此外，尚可用治肺结核盗汗[8]、早搏[9]、流行性出血热，还有恢复视网膜剥离术后视力的作用[11]。

参考文献

[1] 国家药典委员会. 临床用药须知·中药饮片卷［M］. 北京：中国医药科技出版社，2011：1012.

[2] 王复周. 预防感冒方［J］. 江苏中医杂志，1983，28（11）：44.

[3] 王伯祥. 中医肝胆学［M］. 北京：中国医药科技出版社，1993：83.

[4] 吕俊刚，陈银魁，胡斌清，等. 玉屏风散加减和喘可治注射液治疗慢性阻塞性肺病 109 例临床观察［J］. 山西医药杂志，2014，43（1）：62.

[5] 郑义. 针对中药黄芪的心血管药理作用和临床应用研究分析［J］. 世界最新医学信息文摘，2016，16（34）：134-135.

[6] 玛尔比亚·麦麦提斯地克，侯天禄，热阳姑丽·阿巴白克力. 黄芪汤治疗乙肝后肝硬化食

管胃底静脉曲张的临床研究［J］. 中国中西医结合消化杂志，2016，（4）：262-266.

［7］刘志坚. 黄芪建中汤治疗胃溃疡的 45 例临床观察［J］. 当代医学，2013，9（35）：155-156.

［8］陈仕建，武竹年. 止汗汤治疗肺结核盗汗 161 例［J］. 新医药学杂志，1979，29（5）：32.

［9］湖南医学院二院眼科. 中草药，1981，12（3）：23.

［10］王辉武，贾河先. 中药新用［M］. 重庆：科学技术出版社重庆分社，1985：279.

白术 Báizhú

为菊科植物白术 *Atractylodes macrocephala* Koidz.的干燥根茎。苦、甘，温。归脾、胃经。

【处方用名】白术、於术、炒白术、麸炒白术。

【功效主治】

1. 健脾益气　本品味甘性温，入脾胃经，"为脾脏补气第一要药"（《本草求真》）。凡"脾虚不健，术能补之；胃虚不纳，术能助之"（《本草汇言》）。适用于脾胃气虚，运化无力，食少便溏，脘腹胀满，肢软神疲等。仲景对病证中兼脾气不足者，每多用之。诸如苓桂术甘汤、甘草干姜茯苓白术汤、白术散、桂枝去桂加茯苓白术汤等。诸方所治不一，运用各异，但白术益气健脾为其所宗。

3. 燥湿利水　本品苦甘而温，"其入脾胃，能力固中气，外御湿侮辱"（《本草思辨录》），"以补土胜湿见长"（《本草正义》）。"凡水湿诸邪，靡不因其脾健而自除"（《本草求真》）。如治"心下逆满，气上冲胸，起则头眩"之茯苓桂枝白术甘草汤，治"支饮冒眩"之泽泻汤，方中"白术治眩，非治眩也，治痰与水耳"（《本经疏证》）。又如治"小便不利"之五苓散、茯苓戎盐汤，治"其人或咳，或小便不利，或下利，或呕""此为有水气"之真五汤等，方中白术之用，亦在健脾利水。总之，本品于运脾之中有消痰饮之功，于制水中有利水肿之用，使"土旺自能胜湿，痰水易化"（《本草征要》）。诚诶《本草通玄》所云：白术重在补脾，"土旺则能胜湿，故患痰饮者，肿满者，湿痹者，皆赖之也；土旺则清气善升，而精微上奉，浊气下降，而糟粕下输，故吐泻者不可阙也"。

3. 安胎　如治"妊娠养胎"之白术散，治"妇人妊娠"之当归散，方中白术

"主安胎，盖为妊娠养胎，依赖脾土，术能健脾故也"（《本草正义》），使脾气健旺，则胎儿得养而自安。适用于脾气虚弱之胎动不安。

4. **止汗**　如治"风湿，脉浮身重，汗出恶风者"之防己黄芪汤，治"风湿相搏，骨节疼烦……汗出短气者"之甘草附子汤，方中白术长于补气，"能由脾及胃而达肌表"（《本草思辨录》）。"大凡表虚不能卫外者，皆当先建立中气，故以白术之补脾建中者为君，以脾旺则四脏之气皆得受荫，表自固而邪不干。"（《成方便读》）适用于表虚汗出。

5. **润肠通便**　如治"大便硬，小便自利"之桂枝附子去桂加白术汤，"此小便利，大便硬为津液不足，去桂加术"（《注解伤寒论》）。方中"白术味甘多脂，原能生津，观桂枝附子去桂加白术汤之治大便硬可见"（《本草思辨录》）。证诸临床，本品温而不燥，润而不腻，是一味健脾润下剂，可用于多种便秘，尤宜于老人、虚人便秘，以生品、大剂量使用为佳。《本草崇原》）指出："此先圣教人之苦心，学者所当体会者也。"

【用量用法】

仲景用白术达 29 首之多。

1. **用量**　最大量为八两，如当归散、天雄散；最小剂量六铢，如麻黄升麻汤。现常用量为 6～12g。

2. **炮制**　仲景未明。利水消肿，固表止汗，除湿治痹宜生用；健脾和胃宜炒用；健脾止泻宜炒焦用。

3. **用法**　仲景多用入汤剂、散剂。现多入汤剂，或丸、膏剂内服。

【使用注意】阴虚内热，津液亏耗者慎服。《本草经疏》云："凡病属阴虚血少，精不足，内热骨蒸，口干唇燥，咳嗽吐痰，吐血、鼻衄、齿衄，咽塞，便秘滞下者，法咸忌之。术燥肾而闭气，肝肾有动气者勿服。"

【现代研究】主含挥发油、内酯类化合物、多糖、苷类成分、氨基酸及其他类化合物等。本品具有促进胃肠运动、提高免疫功能、抑制子宫平滑肌收缩、利尿、抗肿瘤、抗衰老等多种药理作用[1]。

【临床应用】

1. **结肠慢传输性便秘**　用生白术 60g 水煎服，每日 1 剂，日服 2 次，2 周为 1 个疗程。共治疗 36 例。结果：痊愈 6 例，显效 15 例，好转 6 例，无效 9 例，总有效率为 75%[2]。

2. 溃疡样型功能性消化不良 用白术山楂汤（白术 18g，山楂 10g）水煎服，每日 1 剂，日服 2 次，连服 30 天。共治疗 60 例。结果：治愈 40 例，好转 16 例，无效 4 例，总有效率为 93.3%[3]。

3. 便秘型肠易激综合征 用白术润肠汤（白术 30～50g，当归、陈皮各 12g，厚朴 8～12g，乳香、没药各 4g，白芍 15～30g，甘草 6～9g，生地黄、玄参各 10～15g）水煎服，每天 1 剂，30 天为 1 个疗程，观察 1 个疗程。共治疗 71 例。结果：显效 43 例，有效 26 例，无效 2 例，总有效率为 97.2%[4]。

4. 小儿腹泻 用七味白术散（人参、白术、茯苓、甘草、木香、藿香、葛根）水煎服，1 日 1 剂，连服 6 天。共治疗 67 例。结果：显效 45 例，有效 21 例，无效 1 例，总有效率为 98.5%[5]。

5. 肝硬化腹水 用白术消臌汤（生白术 60～90g，茯苓、泽泻、防己、牛膝各 15～20g，大腹皮、车前子各 20～30g，赤芍 40～50g，椒目、牵牛子各 6～9g，黑大豆 30g）水煎服，每日 1 剂，日服 2 次，服用 3 个月。共治疗 69 例。结果：治愈 35 例，显效 19 例，有效 9 例，无效 6 例，总有效率为 91.3%[6]。

6. 脂肪肝 茵陈五苓散（猪苓、白术、茯苓各 10g，泽泻 15g，茵陈 20g）随症加减，每日 1 剂，水煎服，早、晚分服，治疗 2 个月。共观察非酒精性脂肪肝 50 例，结果：显效 25 例，有效 19 例，无效 6 例，总有效率为 88%[7]。

参考文献

[1] 岳美颖，潘媛，敖慧. 白术化学、药理与临床研究进展 [J]. 亚太传统医药，2016，12（5）：66-68.

[2] 丁曙晴，丁义江，张苏闽，等. 白术水煎液治疗结肠慢传输性便秘 36 例疗效观察 [J]. 新中医，2005，37（9）：30-31.

[3] 王家怀. 60 例溃疡样型功能性消化不良白术山楂汤治疗 [J]. 中国现代药物应用，2007，1（4）：3.

[4] 陈锦辉. 白术润肠汤治疗便秘型肠易激综合征 71 例 [J]. 新中医，2005，37（10）：76.

[5] 张慎泰，张振尊. 七味白术散治疗小儿腹泻 67 例 [J]. 中医儿科杂志，2007，3（6）：28-29.

[6] 蒋森，蒋芳莉. 重用白术治疗肝硬化腹水的临床观察 [J]. 上海中医药杂志，1995，（2）：6-7.

[7] 阳航. 茵陈五苓散治疗非酒精性脂肪肝的临床研究 [J]. 中外医学研究，2015，13（5）：39-40.

大枣 Dàzǎo

为鼠李科植物枣 *Ziziphus jujuba* Mill.的成熟果实。甘，温。归脾、胃、心经。

【处方用名】大枣、红枣。

【功效主治】

1. **补中益气** 本品味甘，能"安中养脾，……补少气"（《本经》）。"甘能补中，温能益气"（《本草经疏》），能"补中益气，强力"（《名医别录》）。适用于脾气虚弱，倦怠乏力，食少便溏等。如小柴胡汤、大柴胡、柴胡加芒硝汤等和解之剂，半夏泻心汤、甘草泻心汤、生姜泻心汤、旋覆代赭汤等和胃之剂，及薯蓣丸补虚之剂，方中皆有大枣，皆取其补中益气之功。孟诜誉之，"煮食补肠胃，肥中益气第一"。《本草纲目》称枣为脾之果，脾病宜食之。

2. **养血安神** 本品味甘入心经。"味浓而质厚，则长于补血"（《长沙药解》），"又能补人身津液之不足"（《医学衷中参西录》），能"壮心神，助脾胃，养肝血，有养心安神之功"（《本草汇言》）。适用于阴血不足，心肝失养，神魂不宁之脏躁，症见精神恍惚、悲伤欲哭、心中烦乱等，每与小麦、甘草同用，如甘麦大枣汤。治心血不足所致的失眠、多梦、头晕、乏力等，可与甘草、浮小麦、灵芝等同用，如夜宁糖浆（《中国药典》）。

3. **调和药性** 《本经》谓能"和百药"，仲景常取大枣与其他有毒药物同用，以缓其毒性、烈性及副作用，如十枣汤、葶苈大枣泻肺汤、皂荚丸等，方中大枣之用，皆取此义。正如本品"能缓猛药健悍之性，使不伤脾胃"（《医学衷中参西录》）。

此外，本品功能益阴和营，仲景每与生姜同用，组成调和营卫之剂。考仲景之用，《本经疏证》论述甚明，谓："盖有二焉，皆有涉及营卫。一者营卫之气为邪阻于外，欲开而出之，又恐其散之溲也，则麻黄剂中加用之以防其太过；一者营卫之气为邪阻于内，欲补而达之，又恐其补之壅也，则人参剂中加用之以助其不及。防之于外者，欲其力匀称，故分数仍桂枝、柴胡之法；助之于内者，欲其和里之力优，而后外达能锐，故枣重于姜，此实用姜枣主权舆，枣之功能，尤于是足见者也。"

【用量用法】

仲景用大枣计65方。

1. **用量**　大量为三十枚，小量为四枚，其中最常用者为十二枚。今临床常用量为6～15g。

2. **炮制**　凡用大枣诸方，仲景多注"擘"，即将大枣剖开，便于煎透，使有效成分易于析出，更好地发挥疗效。现多遵此用之。另有用枣膏、枣肉者。

3. **用法**　多剪破入汤剂使用。

【使用注意】

（1）胁下痞硬者当忌　仲景于小柴胡汤方后云："若胁下痞硬，去大枣。"胁下痞硬，是邪少阳之经，大枣甘能壅满，故不宜用之。

（2）肺寒咳嗽忌用　小柴胡汤方后有云："若咳者，去人参、大枣、生姜。"肺寒气逆而咳，大枣甘壅，不利于肺气之宣降，故去之。

（3）中满者忌之　《本草害利》指出："（大枣）味过于甘，甘令满，脾必病也，故中满"勿服。凡风痰，痰热及齿痛，俱非所宜。小儿疳病亦禁。

【现代研究】主含有有机酸、糖类、氨基酸、三萜苷类、生物碱类、黄酮类、维生素类、挥发油及微量元素等。具有提高免疫功能和延缓衰老等作用[1]。

【临床应用】

1. **紫癜**　生红枣10枚，洗净内服，每天3次，至紫癜全部消退为止，治疗6例，全部有效。紫癜消退时间平均为4天[2]。

2. **溃疡病**　大枣500g，蒸熟去皮、核，鲜生姜120g捣烂取汁，花椒60g研末，红糖260g炒焦。一并纳入生猪肚内，用线缝合放进锅内，文火蒸2小时后取出，载入瓷罐里封口埋入土中，7天后取出，置阴凉处备用。每日饭前半小时服1匙子，每日3次，7天为1个疗程。共观察65例。结果：治愈52例，好转13例，全部有效[3]。

3. **内痔出血** 大枣 90g，硫黄 30g，置于砂锅（或铁锅）内共炒，炒至冒烟起火时继续搅拌，待大枣全部焦酥时即可，凉后研末备用。每日 3g，分 3 次于饭前半小时温开水送服，小儿酌减，6 天为 1 个疗程。观察 277 例，便血停止或明显减少者 225 例，其余无变化[4]。

4. **脏躁** 运用甘麦大枣汤为主方随症加减治疗妇人脏躁证 35 例，每日 1 剂，分早、晚温服，7 天为 1 个疗程，连服 3 个疗程。结果：痊愈 18 例，有效 12 例，无效 5 例[5]。

5. **抑郁症** 采用加味甘麦大枣汤（由甘草 30g，淮小麦 20g，大枣 10 枚，地龙 10g，合欢皮 15g 组成）治疗抑郁症 35 例，总有效率治疗组为 84.4%[6]。

此外，还可用治慢性萎缩性胃炎[7]等。

参考文献

[1] 国家药典委员会. 临床用药须知·中药饮片卷［M］. 北京：中国医药科技出版社，2011：1030.

[2] 高平，白宁武. 红枣治疗 6 例非血小板减少性紫癜［J］. 上海中医药杂志，1962，8（4）：22.

[3] 陈友宏. 复方红糖膏治疗溃疡病［J］. 四川中医，1987，6（6）：17.

[4] 唐山市中医院. 枣炭散治疗内痔出血 277 例临床观察［J］. 河北新医药，1976，5（8）：77.

[5] 吴艳超. 甘麦大枣汤治疗妇人脏躁 35 例［J］. 中国中医药现代远程教育，2015，13（5）：138-139.

[6] 徐天舒，万茜. "加味甘麦大枣汤"治疗抑郁症 32 例临床研究［J］. 江苏中医药，2011，43（9：）：24-25.

[7] 许自诚，王必舜，王惠兰，等. 中药胃康胶囊治疗慢性萎缩性胃炎 102 例［J］. 中西医结合杂志，1990，10（9）：549-550.

甘草 Gāncǎo

为豆科植物甘草 *Glycyrrhiza uralensis* Fisch.、胀果甘草 *Glycyrrhiza inflata* Bat. 或光果甘草 *Glycyrrhiza glabra* L.的根和根茎。甘，平。归心、肺、脾、胃经。

【处方用名】甘草、生甘草、粉甘草、甘草梢、炙甘草。

【功效主治】

1. 补益中气　本品味甘，"走中宫而入脾胃"（《长沙药解》）。能"健脾胃，固中气之虚羸"（《本草汇言》）。适用于脾气虚弱，食少便溏，倦怠乏力等。因其作用缓和，常作为辅助药用，能"助参芪成气虚之功"（《本草正》）。如仲景炙甘草汤以之为君，专治"脉结代，心动悸"；甘草泻心汤中用之以治"胃中虚"之"心下痞硬而满"；小建中汤用以治"伤寒二三日，心中悸而烦者"，均是取其补气和中之效。

2. 缓急止痛　本品味甘，能缓和急迫，解除拘挛，"止一切痛"（《本草便读》）。适用于脘腹及四肢挛急作痛。如芍药甘草汤乃治疗"脚挛急"之名方，其柔肝缓急，以治腓肠肌痉挛；乌头汤用之以治"疼痛不得屈伸""拘急不得转侧"；其他如甘草附子汤、四逆散、小建中汤等治诸痛之方药，分别与附子、白术、柴胡、白芍、桂枝等药同用，其目的均在于取甘草缓急止痛之功。甘草之甘与白芍之酸相合，酸甘化阴，养肝之阴血以缓肝急而止痛；甘草附子汤、乌头汤等方中以甘草之甘与附子、桂枝、乌头之辛相伍，辛甘化阳以温通阳气，散寒止痛。

3. 泻火解毒　本品 "生用则泻火热"（《本草纲目》），故生甘草常用于火热邪毒之证，单用或配伍使用均可。如甘草汤，以甘草一味，主治热客少阴之咽痛；又如排脓汤、王不留行散，治湿热下利之葛根黄芩黄连汤、黄芩汤，治"身热发黄"之栀子柏皮汤等方，亦是取甘草泻火解毒之功。本品"味至甘，能解一切毒性"（《医学衷中参西录》），既能解火热之毒，又能解药食之毒。后世医家进一步证实甘草的这一功效，谓其能"解百药毒"（《神农本草经疏》），"解一切草木虫鱼鸟兽之毒"（《本草经集注》）。如"有中乌头、巴豆毒，甘草入腹既定，其验乃奇也"（《本草图经》）。

4. 调和诸药　本品味甘，能"调和诸药相协，共为力而不争"（《药类法象》）；"协和群药，而各方随处咸宜"（《本草便读》）。一则用以缓解药物的毒性、烈性或副作用，确保用药安全。毒药得之解其毒，刚药得之和其性，热药得之缓其热，寒药得之缓其寒，寒热相杂者，用之得其平。二则用以矫正方药中的异味，便于服用。因其"调和使诸药有功，故号国老之名"（《药性论》）。仲景

"两书中，凡为方二百五十，用甘草者至百二十方，非甘草之主病多，乃诸方必合甘草，始能曲当病情也"（《本草疏证》）。

5. 化痰止咳 本品甘平入肺，长于"止咳嗽，润肺道"（《药鉴》），兼能祛痰。因其性平力缓，故对于各种咳嗽，无论寒热虚实、有痰无痰、新病久病皆宜。如治肺失宣降、肺气上逆而喘的麻黄汤，治外寒内饮的小青龙汤，治痰饮咳嗽的苓甘五味姜辛汤，治肺痿"吐涎沫"的甘草干姜汤，治"火逆上气，咽喉不利"的麦门冬汤等方，均选用甘草入药，即取其化痰止咳之功。

【用量用法】

两书用甘草共 124 方，约占仲景方 1/3。

1. 用量 最大量为五两，如橘皮竹茹汤；甘草泻心汤、炙甘草汤、芍药甘草汤等方用量为四两，用之以益气强心，或回阳救逆，或缓急止痛；其他方大多为1～3 两。现常用剂量为 2～10g；治疗心动悸等，用量可达 30g 以上。

2. 炮制 仲景分为生甘草与炙甘草两种。大凡清热泻火、解毒祛邪者，以生用之；而须益气补中、调和诸药者，以蜜炙者入药，即可增强扶正之功效。如炙甘草汤即用蜜炙，甘草汤、桔梗汤每用生品。现一般于春秋采挖，除去残茎及须根，或去外皮，切片晒干，分生用或蜜炙用。

3. 用法 习惯上，仲景每将甘草"咀"后合他药同煎；或为末合他药作散剂服；或为粗末，合他药煎后服。现大多入汤剂，或为丸、散剂服用。

【使用注意】

（1）本品味甘，能助湿壅气，令入中满，故湿盛而胸闷腹胀及呕吐者慎用或忌用。正如《汤液本草》所云："甘者令入中满，中满者勿食甘，甘缓而壅气，非中满所宜也。"仲景所谓"酒客不喜甘故也"，即是说长期饮酒、湿热素盛之人，不宜服味甘壅气之品。

（2）凡水饮、瘀血、燥屎内结等有形之邪充斥体内而正气未衰者，或气机阻滞，或须急下者，一般慎用或不用。如茵陈蒿汤、十枣汤、大小承气汤、大陷胸汤、抵当汤、五苓散、己椒苈黄丸、猪苓汤诸方，仲景均不用甘草；若属正虚、鼓动无力而心下痞腹胀满，临证仍须用本品，如旋覆代赭汤、厚朴生姜半夏甘草人参汤等即是。

（3）根据"十八反歌诀"记载，"藻戟遂芫俱战草"。然仲景半夏甘草汤即甘草与甘遂同用，取相反相成之效。不过临证时仍须注意，应尽量避免同用，以防出现不良后果。

【现代研究】主含甘草甜素、甘草酸等三萜类，甘草黄酮、异甘草黄酮、甘草素等黄酮类；尚含生物碱、多糖、香豆素、氨基酸等。具有抗消化道溃疡、调整胃肠活动、抗肝损伤、抗肺损伤、增强免疫、延缓衰老、抗病毒、抗菌、解毒、抑制子宫平滑肌收缩，以及对中枢、心脑血管、血液系统影响和皮质激素样等作用[1]。

【临床应用】

1. **肝脾结肠曲综合征** 用生甘草 10g、花粉 20g，加水煎成 500ml，取汁 200ml，然后将蜂蜜 30g 分别 2 次放入中药 200ml 内冲服，每日 1 剂，分 4 次服。治疗 40 例，一般服药 2 剂症状缓解，服药 6 剂症状消失，饮食、精神、休温及二便恢复如常；X 线胸腹部透视：结肠肝曲及结肠脾曲胀气消失；血浆二氧化碳结合率 15 天内复查正常[2]。

2. **冻伤** 每晚临睡前，取甘草细粉末 0.5～1.0g，置于热开水中（水温以 40℃～42℃为好，计 2L），拌匀，然后将冻伤部位（手或足）置入，浸泡半小时后，用干布将患部擦干，如此共 7 天。治疗 200 例，一般浸泡 1 次后痒止；浸泡 2 次后红肿减轻；浸泡 3 次后红肿均消失，病人皮肤可见皱纹；浸泡 4 次后，有少许痒感；浸泡 7 次后痊愈[3]。

3. **胃及十二指肠溃疡病** 甘草粉每日 3 次，每次 1.0g，饭前 15 分钟口服；乌贼骨粉每日 3 次，每次 2.0g，饭前半小时口服。治疗胃及十二指肠溃疡病 21 例，对食欲不振、疼痛、吐酸、腹胀及相关体征，X 线检查等均有较好的疗效[4]。

4. **慢性咽炎** 甘草每用 10g，以开水泡后当茶饮之，以甘味不甚明显者，去滓再泡，相继饮之，至症状全部解除为止。禁食鱼、辣、糖等食物，轻者服 1～2 个月，重者服 3～5 个月。用此方治疗慢性咽炎病人 38 例，痊愈 34 例，好转 4 例，获得较理想效果[5]。

5. **脓性指头炎** 生甘草 4g，紫草 2g，蜂蜡 4g，麻油 60g。前两味入麻油中浸 24 小时，然后文火熬枯去渣，入蜂蜡化开即成。用时将油温热，熏洗患处，每日 1～2 次，每次 20～30 分钟。治疗脓性指头炎 21 例，其中属炎症期者 16

例，全部未经切开引流而愈；属脓肿期者 5 例，行切开引流，熏洗后常规换药，也可减轻痛苦，缩短疗程[6]。

6. **慢性胃炎** 准备 10%甘草煎剂。对于慢性萎缩性胃炎者，将含有甘草煎剂之绒布（内置铅板）放于脾俞、胃俞穴位与阴极相联，足三里穴接阳极。电流强度 4～8mA，每日 1 次，每次 20 分钟，20 次为 1 个疗程。慢性肥大性胃炎及慢性浅表性胃炎者，将含药液之绒布置于中脘、建里穴位接阳极，足三里穴接阴极。电流强度 2～6mA，每日 1 次，每次 20 分钟，12 次为 1 个疗程。治疗 80 例，痊愈 60 例，好转 17 例，无效 3 例，有效率为 96.25%[7]。

参考文献

[1] 国家药典委员会. 临床用药须知·中药饮片卷［M］. 北京：中国医药科技出版社，2011：1023.

[2] 赵开仁. "甘草花蜜汤"加味治愈肝脾结肠曲综合征 40 例［J］. 中西医结合杂志，1984，(9)：573.

[3] 李志如，胡伟英，冰梅，等. 甘草粉浸剂治疗一度冻伤（200 例初步观察）［J］. 赤脚医生杂志，1973，(5)：32.

[4] 潘麟士，陈自警，郭寿钰，等. 甘草乌贼骨粉剂对胃及十二指肠溃疡病的疗效初步观察［J］. 福建中医药，1958，(2)：20-24.

[5] 宋远忠. 甘草饮治疗慢性咽炎［J］. 云南中医学院学报，1983，(1)：20.

[6] 张英杰，刘元梅. 甘草油熏洗治疗脓性指头炎［J］. 山东中医杂志，1993，(4)：51.

[7] 郭同经. 慢性胃炎穴位甘草离子透入治疗 80 例［J］. 山东医刊，1961，(3)：6-7.

薯蓣 Shǔyù

为薯蓣科植物薯蓣 *Dioscorea opposita* Thunb. 的根茎。甘，平。归脾、肺、肾经。

【**处方用名**】山药、怀山药、薯蓣、麸炒山药。

【**功效主治**】

补脾养胃，补肾涩精，生津益肺 本品甘平，既能补气，又能益阴，归肺、脾、肾经。作用平和，补而不滞，养而不腻，为平补三焦之剂，且略兼涩性。

"凡脾虚泄泻，肺虚咳嗽，肾虚遗滑等证皆可用之"（《本草便读》）。"薯蓣，主伤中补虚羸，即补中益气力也。……夫虚必有一处为先，他处乃连类及之者。邪之所凑，虽云其气必虚，然亦有阴阳之分，五脏六腑之异。薯蓣所主之虚之邪，须审定其由伤中伤气，方得无误。"（《本经疏证》）如薯蓣丸治"虚劳诸不足，风气百疾"，方中本品用量独重，旨在补脾为主。本品又能"益肾气"（《本草纲目》），"滋精固肾"（《本草正》）。"阴虚小便不利者，服山药可利小便；气虚小便不摄者，服山药可摄小便。山药既滋阴，又能固肾，以治淋证之淋涩频数，诚为有一无二之妙品也"（《医学衷中参西录》）。补肾名方肾气丸在血痹虚劳篇中用治"虚劳腰痛，少腹拘急，小便不利"，在消渴篇中用治"男子消渴，小便反多"，在妇人杂病篇中用治"转胞，不得溺"。方中山药既助桂、附以补肾气，又助地、萸以滋肾阴，故凡肾虚，无论阴虚或阳虚均可用之。李杲谓："仲景八味丸用干山药，以其凉而能补也。"本品生津益肺之功为后世拓展运用。《药品化义》谓"山药，温补而不骤，微香而不燥，循循有润肺之功，治肺虚久咳，何其稳当"。现临证用治肺虚久咳或虚喘，每与人参、五味子等同用，以增强其疗效。

【用量用法】

仲景用山药计 3 方，皆为丸剂。

1. **用量** 肾气丸中用"四两"，栝楼瞿麦丸中用"三两"，薯蓣丸中用"三十分"。所谓丸者缓也，缓见其功也。故其用量远不及今用汤剂量大。现山药常用量为15～30g，大剂量可用 60～250 g，或更大，如《医学衷中参西录》最大量用至400g。

2. **炮制** 《本草害利》谓："洗净切片晒干成炒黄用。"入脾胃土炒，入肾盐水炒。《本草求真》谓："入滋阴药中宜生用，入补脾宜炒黄用。"

3. **用法** 入汤剂、丸剂或散剂。

【使用注意】本品养阴能助湿，故湿盛中满及有积滞者不宜用。

【现代研究】主含皂苷、黏液质、糖蛋白、甘露聚糖、尿囊素、山药素、多巴胺、果胶、粗纤维、淀粉酶、微量元素等。具有调节胃肠功能、降血糖、增强免疫、延缓衰老和保肝等作用[1]。

【临床应用】

1. **溃疡性口腔炎** 用怀山药 20g，冰糖 30g，兑入适量温水，武火煮沸后，再用文火煎半小时。煎好倒出药液后，照上法重煎一次。两次煎液混匀后，分早晚 2 次服用。每日 1 剂，连服 2～3 天。治疗 50 余例，一般服用 2 剂即愈[2]。

2. 小儿秋季腹泻 用生山药、车前子粥治疗小儿秋季腹泻 112 例，12 小时内止泻者 4 例，3～24 小时止泻 14 例，25～48 内止泻者 28 例，余在 3 日内止泻[3]。

3. 慢性肾盂肾炎 用无比山药汤（山药 25g，菟丝子、熟地黄、益母草各 15g，茯苓、巴戟天、怀牛膝各 12g，泽泻、杜仲、车前子、山茱萸各 10g，滑石 20g），每日 1 剂，水煎 2 次，分 2 次服，15 天为 1 个疗程，治疗 52 例。对照组前半月服氟哌酸胶囊，每次 200mg，每日 4 次；后半月服头孢拉定胶囊 0.5g，每日 4 次，治疗 44 例。两组治疗 4 个月后，结果：治疗组总有效率为 90.4%，对照组总有效率 72.7%，两组疗效有显著性差异（$P < 0.05$）[4]。

4. 肿瘤化疗后引起的出血症 用山药三七粥（生山药 100g，龙眼肉 20g，炮姜炭 6g，三七粉 10g），将龙眼肉、炮姜炭先煮 30 分钟，去滓入山药、三七粉慢火煮成粥，加红糖少许。于化疗后第一天起连续服用 30 天，每日 3 次，治疗 30 例。对照组 20 例，日常饮食。与对照组相比，治疗组对吐血、便血、衄血有显著疗效（均为 $P < 0.05$）[5]。

5. 糖尿病 自制山药南瓜粥（生山药、陈小米各 100g，生南瓜 150g，枸杞子 30g，莲子 10g），上方加水 1500ml，先武火煮沸，再文火煎熬 30 分钟成粥，分 3 次于早、中、晚餐时服用，每日 1 剂，3 个月为 1 个疗程。治疗 80 例，1 个疗程治愈率 2.50%，有效率 100%；2 个疗程内治愈率 18.75%；3 个疗程内治愈率 21.25%[6]。

【备注】本品原名"薯蓣"，因避讳曾两易其名。"薯蓣即今山药，因唐代宗名预，避讳改为薯药；又因宋英宗名署，避讳改为山药。"（《本草崇原》）

参考文献

[1] 国家药典委员会. 临床用药须知·中药饮片卷 [M]. 北京：中国医药科技出版社，2011：1018.

[2] 周仓珠. 怀山药治疗溃疡性口腔炎 [J]. 陕西中医，1984，(8)：174.

[3] 胡少端. 生山药、车前子粥治小儿秋季腹泻 122 例 [J]. 中原医刊，1989，(4)：40.

[4] 马忠利，郑水源. 无比山药汤治疗慢性肾盂肾炎 52 例总结 [J]. 湖南中医杂志，2006，22

（4）：25–26.

[5] 虞东玲. 应用"山药三七粥"配合治疗肿瘤化疗后出血症初探 [J]. 天津中医学院学报，
　　 1997，16（4）：17.

[6] 周全，张国斌. 自制山药南瓜粥治疗 2 型糖尿病 80 例 [J]. 安徽中医临床杂志，1997，9
　　 （6）：286.

粳米 Jīngmǐ

为禾本科粳米 Oryza sativa L.，以种子入药。甘，平。归脾、胃、肺经。

【处方用名】白米、粳粟米、稻米、大米、硬米。

【功效主治】

1. 补益脾胃　本品甘平，入脾胃，能"平调五脏，补益中气，有时委顿乏力，一饭后，便舒适异常，真有人参不逮者，可以想其功能矣"（《本草思辨录》），能"补脾，益五脏，壮气力，止泄痢，惟粳米之功为第一耳"（《食鉴本草》）。"少阴证，桃花汤每加，取甘以补正气也；竹叶石膏汤频用，取甘以盖不足焉。"（《本草蒙筌》）适用于脾胃虚弱之证。如治"伤寒解后，虚羸少气，气逆欲吐"之竹叶石膏汤，"下利便脓血"之桃花汤，方中粳米均发挥补脾益胃之功。

2. 顾护胃气　本品性味甘平，善于调养脾胃，如"粳米甘平，宜煮粥食"（《随息居饮食谱》），"粳米粥，……养肠胃"（《本草纲目》）。如攻逐水饮之峻剂十枣汤，若用之不慎，难免伤脾败胃，故仲景于斯方后云："得快下利后"，必须用"糜粥自养"，以顾护中州。又如治"寒实结胸"之三物小白散，仲景于方后指出："不利，进热粥一杯；利过不止，进冷粥一杯"。意即借水谷以保胃气，存津液，并通过粥之凉热来调节巴豆之峻下，其用药之精妙矣。纵观仲景用粥，每与攻伐之剂中佐之，或缓其峻猛之性，或防其伤胃之弊，用药之旨，颇耐后学寻味。

3. 培补汗源　仲景用粥更有独到之处，如被称之为"仲景群方之冠"的桂枝汤，方后指出，服桂枝汤后"啜热稀粥一升余，以助药力"，使胃之气津充足，汗出自有源泉，如此既可鼓风寒之邪外达，而汗出又不致使津伤，实属两全之计。正所谓"桂枝汤之精义在啜热稀粥。盖谷气内充，则外邪不复入，余邪不复留，方之妙用又如此，发汗不至于亡阳，用之止汗不至于贻患"（《伤寒来苏集》）。又如桂枝汤之变法中，诸如栝楼桂枝汤、桂枝加黄芪汤等，亦宗上法，旨在培补汗源，鼓邪外达。

【用量用法】

仲景用粳米者共见 7 方，另有用米粥者近 30 方之多。

1. **用量** 本品在方中最多用"一升"，最少用"二合"。约合今之用量为18～90g。

2. **用法** ①与诸药同煎：如白虎汤、麦门冬汤、附子粳米汤等；②后下：如竹叶石膏汤。今多入汤煎服或煮粥食用。

【现代研究】主含淀粉及蛋白质、脂肪、无机盐、维生素等。本品具有抗癌等作用[1]。

参考文献

[1] 杨永良. 中医食疗学 [M]. 北京：中国医药科技出版社，1992：133.

大麦 Dàmài

为禾本科植物大麦 Hordeum vulgare L. 的果实。甘、咸，凉平。归脾，胃经。

【处方用名】大麦。

【功效主治】

1. **补中和胃** 本品味甘，能"益气补中，实五脏，厚肠胃"（《本草经疏》）。"大麦面作稀糊，令咽之，既滑腻，容易下咽，以助胃气"（《本草衍义》）。适用于脾胃虚弱之证。仲景制方虽未选用大麦，但于硝石矾石后注"以大麦粥汁，和复方寸"。观主方以治黄疸为功，意在祛湿除邪，属攻伐之剂，且矿物类药物本有伤胃损气之弊。若服散时以大麦粥为伍，实有益气和胃，顾护中焦之功。此法药食同用，补偏救弊，可奏祛邪而不伤正之效。

2. **宽肠利水** 仲景未提及此功。但历代本草多有言及，如"大麦粥利水泄湿，生津滑燥，化谷消胀，下气宽胸，消中有补者也"（《长沙药解》），能治"卒小便淋涩痛"(《圣惠方》)。适用于水肿、小便淋漓涩痛。

【用量用法】

1. **用量**　仲景未言明其量。此品为可食之物，其量控制不如药物严格，今之用量多为50～100g。

2. **炮制**　仲景未言及。古有记载"炒黑""研末"等方法。

3. **用法**　仲景以煮粥为用。后世亦有煎汤、研末内服之法；外用可炒研调敷或煎水外洗。

【现代研究】含淀粉、蛋白质、钙、磷、尿囊素等成分。

白粉 Báifěn

即米磨成的粉。甘，平。归脾、胃、肺经。

【处方用名】稻米粉、白米粉。

【功效主治】

补气健脾　本品甘平偏温，诸如中焦。"主益气，止烦，止泄"(《名医别录》)。如治"少阴病，下利，咽痛，胸满，心烦"之猪肤汤，方中"白粉之甘能补中，温能养脏而泄利止矣"(《伤寒贯珠集》)。又如治"蛔虫之为病，令人吐涎，心痛，发作有时，毒药不止"之甘草粉蜜汤，该方基于屡用毒药杀虫，胃气已伤而设。用粉以补胃和中，以固正气；合白蜜、甘草同服，以安蛔缓急，待病势缓和后，再相机使用杀虫药。诚如《金匮玉涵要略辑义》所云："粉，分也，研米使分散也。说文：粉，傅面者也。徐曰：古傅面，亦用米粉，《伤寒论》猪肤汤所用白粉，亦米粉耳。……盖此方非杀虫之剂，乃不过用甘品安胃之剂，而使蛔安。应验之于患者，始知其妙而已。"

此外，白粉可作为黏合剂。如作"温阴中坐药"之蛇床子散方，仲景明确指出："以白粉少许，和令相得，如枣大，绵裹纳之，自然温"。由此可见，方中白粉，主要起黏合作用，惟稻米粉所能为之。

【用量用法】

仲景用粉（白粉）共计3方，即猪肤汤、甘草粉蜜汤、蛇床子散。标明剂量者2方。

1. **用量**　猪肤汤用量为"五合"，甘草粉蜜汤用量为"一两"。现常用内服量为 9～30g，外用适量。

2. **炮制**　仲景在猪肤汤注明"熬香"，即炒香入药，今多从之。

3. **用法**　入汤煎服，或作外用。

【**使用注意**】《食疗本草》谓：白米粉"不可和苍耳之，令人卒心痛；不可与马肉同食之，发痼疾"。

【**现代研究**】白米粉主含淀粉、蛋白质、脂肪、维生素等[1]，药理作用不详。

【**临床应用**】

1. **胆道蛔虫症和蛔虫性肠梗阻**　用甘草蜂蜜汤（甘草 50g、米粉 30g，蜜糖 100g。甘草水煎，去渣取汁，量约 250ml，与米粉和蜜糖匀拌，文火煮沸成糊样，待温即服）内服，每日 1 剂。共治疗 15 例。结果：15 例病人全部治愈[2]。

2. **慢性咽炎**　用猪肤汤（猪肤 48g，白蜜 30g，白米粉 15g）水煎服，每日 1 剂，日服 3 次。共治疗 21 例。结果：显效 5 例，有效 12 例，无效 4 例，总有效率为 80.95%[3]。

【**备注**】关于粉（白粉）　仲景用粉（白粉）究为何物？历来有两种不同的观点。一说是铅粉。如《金匮要略心典》云："甘草粉蜜汤者，诱之以其所喜也。白粉即铅白粉，能杀三虫，而杂于甘草、白蜜之中，诱使虫食，甘味既尽，毒性旋发，而虫患乃除，此医药之变诈也。"一说是米粉。如《金医玉函要略辑义》云："案粉，诸注以为铅粉。……然古单称粉者，米粉也。……《伤寒论》猪肤汤所用白粉，亦米粉耳。"据徐氏[4]报道，本县曾经发生一起应用"甘草粉蜜汤"集体驱蛔，因使用铅粉致 74 人中毒，其中死亡 1 例的严重事故。说明在甘草粉蜜汤中使用铅粉是非常有害的。郝氏[5]认为，白粉也就是稻米粉。仲景所用本是最普通的稻米粉，此说可从。

参考文献

[1] 南京中医药大学. 中药大辞典（上、下册）[M]. 上海：上海科学技术出版社，2006：3525.

[2] 曹照华. 甘草粉蜜汤治疗胆道蛔虫症和蛔虫性肠梗阻 15 例 [J]. 中国乡村医生杂志，1998，(5)：24–25.

［3］彭鼎安，石成明，诸葛大圻. 猪肤汤治慢性咽炎 21 例小结 ［J］. 国医论坛，1993，（2）：13.

［4］徐中贤. "甘草粉蜜汤"中用铅粉致 74 人中毒的教训 ［J］. 成都中医药大学学报，1986，（1）：18–19.

［5］郝万山. 《伤寒》《金匮》中的"粉"字考释 ［J］. 中医杂志，1991，（10）：57.

当归 Dāngguī

为伞形科植物当归 *Angelica sinensis*（Oliv.）Diels 的根。甘、辛，温。归肝、心、脾经。

【处方用名】当归、全当归、酒当归、秦当归、西当归。

【功效主治】

1. **补血安胎**　本品味甘质润，入心、肝经，功擅补血，"实为养血之要品"（《神农本草经百种录》），能"安生胎"（《本草再新》），治"妇人漏下绝子"（《神农本草经》）。如仲景制当归散、当归芍药散、胶艾汤、当归贝母苦参丸等诸方，皆以治妇人妊娠之疾为功。后世凡治胎动不安者多遵用之，如《圣济总录》之安胎饮。

2. **活血化瘀**　本品"其味甘而重，故专能补血，其气轻而辛，故又能行血，补中有动，行中有补，诚血中之气药，亦血中之圣药也"（《本草正》）。如"妇人年五十所，病下利数十日不止……曾经半产，瘀血在少腹不去，当以温经汤主之"，方中所用当归意在活血温经。

3. **通经散寒**　本品"入足厥阴而散内寒"（《伤寒药性赋》），能"除客血内寒"（《名医别录》）。如当归四逆汤所治"手足厥寒，脉细欲绝者"，当归四逆加吴茱萸生姜汤所治"内有久寒者"，当归生姜羊肉汤所治"寒疝腹中痛""产后腹痛"诸证，皆取当归养血活血，通经散寒之功。

4. **润肠通便**　本品味甘质润，"最能滑肠"（《医学衷中参西录》）。凡"大便燥结，非君之以当归，则硬粪不能下"（《药性通考》）。常用于年老体弱、妇女产后血虚津枯之肠燥便秘，可与肉苁蓉、火麻仁、地黄等同用。

【用量用法】

仲景用当归计 15 方。

1. **用量** 大量三两，小量一两，其中用于养血散寒诸方中均用三两，而为丸、散的诸方中多用一两。现常用量为6～12g。

2. **炮制** 仲景未加注。《雷公炮炙论》谓："凡使当归，先去尘并头尖硬处一分已来，酒浸一宿。"补血润肠宜生用；活血祛瘀宜酒制。

3. **用法** 可入汤剂，亦可入丸、散及酒剂使用。

【使用注意】《本草经疏》云："肠胃薄弱，泄泻溏薄及一切脾胃病恶食，不思食及食不消，并禁用之，即在产后胎前亦不得入。"《本草汇言》曰："风寒未清，恶寒发热，表证外见者，禁用之。"湿盛中满、大便溏泻者忌用。

【现代研究】主含挥发油：藁本内酯、正丁烯呋内酯、香荆芥酚、马鞭草烯酮、黄樟醚、对乙基苯甲醛等；有机酸类成分：阿魏酸、香草酸、烟酸、琥珀酸；还含多糖等。有促进造血、调节血压、改善微循环、抗凝血、降血脂、提高免疫力、抑制子宫平滑肌收缩、抗肝损伤及抗炎镇痛等作用[1]。

【临床应用】

1. **肿瘤化疗后骨髓抑制** 用当归补血汤（黄芪30g，当归6g）水煎服，每日1剂，日服2次，观察4周。共治疗33例。结果：症状显著改善12例，部分改善17例，无效4例，总有效率为87.9%[2]。

2. **颈性眩晕** 用当归芍药散加味（当归、泽泻各20g，川芎、白术各15g，白芍30g，僵蚕10g，全蝎4g，甘草6g）水煎服，每日1剂，日服3次，观察15天。共治疗30例。结果：痊愈18例，显效6例，有效2例，无效4例，总有效率为86.7%[3]。

3. **奥沙利铂周围神经毒性** 用当归四逆汤（当归、桂枝、通草各10g，生甘草30g，芍药12g，细辛3g，大枣3枚）水煎服，每日1剂，日服2次，观察4周。共治疗24例。结果：显效4例，有效13例，无效7例，总有效率为70.8%[4]。

4. **痛经** 用当归芍药散为主方随症加减（当归、川芎、炒白芍、川牛膝、丹参各20g，白术、延胡索各15g，桂枝、桃仁、乌药、制香附、甘草各12g）水煎服，每日1剂，日服2次，10天为1个疗程，观察3个疗程。共治疗80例。结果：治愈49例，好转31例[5]。

5. **膝骨性关节炎** 用加味当归四逆汤（当归、桂枝、通草、细辛、白芍、炙甘草、大枣各9g，怀牛膝10g，徐长卿18g，黑老虎30g，生姜4片）水煎服，每日 1 剂，15 天为 1 个疗程，观察 1 个疗程。共治疗 60 例。结果：治愈 35 例，有效 20 例，无效 5 例，总有效率为 91.67%[6]。

参考文献

[1] 国家药典委员会. 临床用药须知·中药饮片卷［M］. 北京：中国医药科技出版社，2011：1111.

[2] 蒋立峰，刘怀民. 当归补血汤防治肿瘤化疗后骨髓抑制临床观察［J］. 中医学报，2013，28（4）：475–477.

[3] 王莉. 当归芍药散加味治疗颈性眩晕临床研究［J］. 医学信息，2010，（5）：1032–1033.

[4] 丁蓉，霍介格，汪悦. 当归四逆汤防治奥沙利铂周围神经毒性的临床观察［J］. 南京中医药大学学报，2014，30（5）：432–433.

[5] 李志敏，陈洪荣，石淑华. 当归芍药散治疗痛经 80 例［J］. 中国民间疗法，2003，11（8）：49.

[6] 邓伟，丁明辉. 加味当归四逆汤治疗膝骨性关节炎的临床研究［J］. 中药材，2010，33（5）：840–841.

芍药 Sháoyào

白芍为毛茛科植物芍药 *Paeonia lactiflora* Pall.的根。苦、酸，微寒。归肝、脾经。赤芍为毛茛科植物芍药 *Paeonia lactiflora* Pall.或川赤芍 *Paeonia veitchii* Lynch 的根。苦，微寒。归肝经。

【处方用名】白芍、白芍药；赤芍、赤芍药。

【功效主治】

1. **养血调经** 白芍味酸入肝，善养血敛阴，能“主女人一切病，并产前、后诸疾，通月水”（《日华子本草》）。每与当归、川芎、熟地黄同用，具有补血和血之功。仲景创制的桂枝茯苓丸、胶艾汤、当归芍药散、当归散、当归建中汤等方，皆有白芍，均有养血调经的作用。

2. **敛阴止汗** 白芍酸敛微寒，能“固腠理”（《珍珠囊》），善养血敛阴而止汗，故可用于多汗之证。仲景用桂枝汤以治太阳中风阳浮阴弱、头痛身痛、发热恶风、自汗出的表虚证,方中以桂枝温经散风解表,白芍益阴敛营,甘草、生姜、大枣温中健脾,诸药合用,共奏滋阴和阳、调和营卫、解肌发汗之功。又如伤寒太阳表证未解而见项背强几几者,用瓜蒌桂枝汤,方中以白芍配桂枝、瓜蒌,以调营和卫,散风和络。

3. 柔肝止痛 白芍味酸甘,入肝、脾二经。"一以益脾阴而收摄至阴耗散之气,一以养肝阴而和柔刚木桀骜之威"(《本草正义》),有调和肝脾,柔肝止痛之功。适用于肝郁血虚之两胁作痛,肝脾失和之脘腹挛急疼痛及肝血亏虚、筋脉失养四肢挛急作痛等。尤为"治腹中痛之圣药"(《药类法象》),"惟力近和缓,必重用之始能建功"(《医学衷中参西录》)。以芍药甘草汤主治"脚挛急",桂枝加芍药汤以治"腹满时痛",小建中汤以治"腹中急痛",桂枝加大黄汤以治"大实痛",皆用芍药六两为君。治"身疼痛"的桂枝新加汤,治"腹中痛"的胶艾汤,芍药亦用至四两。小柴胡汤、通脉四逆汤、防己黄芪汤、白术散等 4 方,均以腹中痛加芍药,咸取芍药缓急止痛作用。

4. 安胎止漏 仲景用胶艾汤主治"妇人漏下,或半产漏下",当归芍药散主治"妇人怀妊,腹中疠痛",及"妇人妊娠宜常服"的当归散等,白芍用量均多大于他药。表明具有安胎止漏之功效。《大明本草》谓治"女人一切病,胎前产后诸疾",《实用药性字典》亦有治"胎前产后诸疾,为妇科之良剂"之说,此与仲景重用本品安胎止痛之法十分吻合。

5. 通利血脉 赤芍"能于血中活滞"(《本草求真》),尤善止痛。"故有瘀血留着作痛者宜之"(《本经逢原》)。因其"能凉血逐瘀"(《本草求真》),故尤宜于血热瘀滞之证。鳖甲煎丸用之治疟母,大黄䗪虫丸用之治干血痨,枳实芍药散用之治"产后腹痛,烦满不得卧",桂枝芍药知母汤用之治历节。综观诸方证,其病机均有气血瘀滞,均选用赤芍,可知本品可通血脉、和营卫,善治气滞血瘀之证。

6. 清热止痢 仲景制黄芩汤治太少合病"呕吐下痢",此实乃后世用以止痢的祖方。《素问病机保命集》以芍药为君制成芍药汤,主治因湿热内结大肠之"痢便下脓血,里急后重",实是据此而来,《医学启源》谓之"止泻利",亦是指此功效。

【用量用法】

仲景用芍药之方多达 54 首。其中《伤寒论》有 30 方,《金匮要略》有 24 方。

1. **用量** 最大剂量为六两，如小建中汤、桂枝加芍药汤等；最小剂量为五分，如鳖甲煎丸。现常用量为6～15g。

2. **炮制** 仲景除言"㕮咀"外，均未言其他炮制方法，用的是生芍药。现多视病情而用，生白芍多用于平肝潜阳，炒白芍多用于养血敛阴和营。

3. **用法** 仲景多入丸剂、散剂、汤剂。现亦可捣敷外用。

【使用注意】

（1）凡胸阳不足之胸满，心阳虚之惊悸、卧起不安者，当禁之；"中寒作泄，腹中冷痛"（《本草经疏》）者禁之；"下痢纯血禁用"（《得配本草》）。

（2）反藜芦。

【现代研究】白芍主含芍药苷、氧化芍药苷、苯甲酰芍药苷、白芍苷等单萜类成分，尚含甾醇、鞣质、酚类等。有抗肾损伤、抗肝损伤、抗抑郁、抗脑缺血、抗炎、镇静、调节胃肠功能、调节免疫等作用。赤芍主含芍药苷、芍药内酯苷、氧化芍药苷、苯甲酰芍药苷、芍药吉酮、芍药新苷、没食子鞣质、苯甲酸、挥发油、脂肪油、树脂等。有抗菌、抗炎、镇静、抗惊厥、解痉、止痛、抗血栓及扩张冠状动脉、增加冠状动脉血流量等作用[1]。

【临床应用】

1. **老年性功能性便秘** 用芍药甘草汤加味（生白芍45g，生甘草15g，莱菔子15g）水煎服，每日1剂，日服3次，7天为1个疗程，观察2个疗程。共治疗84例。结果：治愈52例，好转26例，无效6例，总有效率为92.9%[2]。

2. **肌肉痛性痉挛综合征** 用芍药甘草汤（杭白芍30～60g，炙甘草10～15g）水煎服，每日1剂。共治疗32例。结果：32例病人临床症状全部消失[3]。

3. **坐骨神经痛** 用加味芍药甘草汤（白芍、鸡血藤各30g，香附、伸筋草、木瓜、秦艽、桑寄生、杜仲、川牛膝、路路通各12g，威灵仙20g，皂角刺15g，甘草10g）水煎服，每日1剂，分2次喝，1个月为1个疗程。共治疗40例。结果：显效23例，有效15例，无效2例，总有效率为95%[4]。

4. **小儿秋季腹泻** 用芍药甘草汤加味（芍药、薏苡仁、炙甘草各10g，苍术9g，黄连、高良姜各6g）水煎服，每日1剂，连服3天。共治疗68例。结果：治愈56例，显效8例，无效4例，总有效率为94.1%[5]。

5. **病毒性肝炎** 将芍药甘草汤方（白芍、生甘草）按现代制药工艺制成颗粒冲剂，成人口服冲剂 30g，每日 2 次，不满 12 岁者减半。共治疗 148 例。结果：治愈 119 例，好转 15 例，无效 14 例，总有效率为 90.5%[6]。

6. 不寐 用自拟归芍安神汤（当归、白芍、夜交藤、酸枣仁、茯苓各 15g，川芎、香附、柴胡、远志各 9g）水煎服，每日 1 剂，分 2 次喝，15 天为 1 个疗程，治疗 2 个疗程。共观察 30 例。结果：治愈 21 例，好转 7 例，无效 2 例，总有效率为 93.33%[7]。

7. 未分化关节炎 用白芍总苷胶囊 600mg 口服，每天 3 次，治疗 24 周。共观察 50 例。结果：明显进步 25 例，进步 12 例，改善 10 例，无效 3 例，总有效率为 94%[8]。

【备注】白芍与赤芍在《伤寒杂病论》中统称"芍药"。《本草经集注》首次提出芍药有赤、白之别。《本草蒙筌》对赤、白芍的性能及临床药征分别作了记述，沿用至今。《本草求真》云："赤芍与白芍主治略同，但白则有敛阴益营之力，赤则止有散邪行血之意；白则能于土中泻木，赤则能于血中活滞。故凡腹痛坚积，血瘕疝痹，经闭目赤，因于积热而成者，用赤则能凉血逐瘀，与白芍主补无泻，大相远耳。"

参考文献

[1] 国家药典委员会. 临床用药须知·中药饮片卷 [M]. 北京：中国医药科技出版社，2011：346，1118.

[2] 黄昌惠. 芍药甘草汤治疗老年性功能性便秘 84 例. 中国社区医师，2010，12（8）：115.

[3] 吴荣祖. 芍药甘草汤治疗肌肉痛性痉挛综合征 32 例临床观察. 云南中医杂志，1991，12（1）：20-22.

[4] 程茂维. 加味芍药甘草汤治疗坐骨神经痛 80 例临床观察. 北方药学，2015，12（12）：32.

[5] 蒋美荣，于红亮，白学斌. 芍药甘草汤治疗小儿秋季腹泻 68 例临床观察. 山西中医，2009，25（8）：23.

[6] 梁炳银，余英宏，范杉，等. 芍药甘草汤治疗 148 例病毒性肝炎的临床观察. 上海中医药杂志，1989，（6）：4-6.

[7] 黄戎. 自拟归芍安神汤治疗不寐 30 例临床观察. 长春中医药大学学报，2010，26（6）：874.

［8］李燕，于学军，胡俊平，等. 白芍总苷胶囊治疗未分化关节炎的临床研究. 现代预防医学，2012，39（3）：771-773.

阿胶 Éjiāo

为马科动物驴 *Equus asinus* L.的干燥皮或鲜皮经煎煮、浓缩制成的固体胶。甘，平。归肺、肝、肾经。

【处方用名】阿胶、驴皮胶、阿胶珠。

【功效主治】

1. **补血滋阴**　本品味甘性平，质地滋润，"大要只是补血与液……成无己云：阴不足，补之以味，阿胶之甘，以补阴血"（《本草纲目》）。"今世以之疗吐血、衄血、血淋、尿血、肠风下血、血痢、女子血气痛、血枯、崩中、带下，胎前产后诸疾，乃虚劳咳嗽，肺痿，肺痈脓血杂出等证者，皆取其入肺，入肾，益阴滋水，补血清热之功也。"（《本草经疏》）"为补血圣药，不论何经，悉其所任"（《本草思辨录》），可广泛用于血虚诸证，如炙甘草汤、黄连阿胶汤、猪苓汤、白头翁加甘草阿胶汤、大黄甘遂汤等方中皆取其补血滋阴之效。

2. **润燥**　本品味甘质润，入肺经，能"益肺气，肺虚极损，咳嗽唾脓血，非阿胶不补"（《汤液本草》）。"滋润肺家阴虚，亦能降逆定喘，而止燥咳，疗咯血"（《脏腑药式补正》），"杨士瀛云：凡治喘嗽，不论肺虚、肺实，可下可温，须用阿胶以安肺润肺，其性和平，为肺经要药"（《本草纲目》），如炙甘草汤治肺痿即取此意。

3. **止血**　本品质黏，能凝络而止血，"为诸失血要药"（《饮片新参》）。如黄土汤治"下血，先便后血"，胶艾汤治"妇人有漏下者，有半产后因续下血不绝者，有妊娠下血者"，温经汤治"病下血，数十日不止"是也。后世多遵此治疗各种原因所致的多种出血。

【用量用法】

仲景用阿胶计 10 方。

1. **用量**　大量为三两，小量为一两，一般用二两。现常用量为 3～10g。

2. **炮制**　仲景于鳖甲煎丸方中注明阿胶"炙"。今有蛤粉炒、蒲黄炒等炮制方法。《得配本草》谓："止血蒲黄炒，止嗽蛤粉炒。"

3. **用法** 仲景于炙甘草汤、胶艾汤等方后注明"去滓，烊消尽"，提示本品宜烊化兑服，现多从之。

【使用注意】《本草经疏》云："性黏腻，胃弱作呕吐者勿服；脾胃虚，食不消者亦忌之。"《本草汇言》亦谓："胃弱呕吐有寒痰留饮者当忌之。"由此可见，本品性质黏腻，有碍消化，故脾虚胃弱者不宜用。

【现代研究】主含蛋白及肽类成分，水解可产生多种氨基酸，如赖氨酸、精氨酸、甘氨酸、组氨酸等。本品有促进造血、降低血黏度、抗肺损伤、增强免疫等多种药理作用[1]。

【临床应用】

1. **崩漏** 阿胶（烊化）15g，旱莲草 10g，水煎服，每日 1 剂，早、晚各服 1 次[2]。

2. **胎动不安** 糯米 100g 煮粥将熟时，放入砸碎的阿胶 30g，加入红糖适量，每日 1 剂，早、晚各服 1 次，5 天为 1 个疗程[2]。

3. **产后失眠** 黄连阿胶汤加味（黄连 6g，黄芩、生白芍各 10g，阿胶 12g，生、熟地黄各 15g，山茱萸、酸枣仁、当归各 9g，肉桂 1.5g），取药汁与烊化的阿胶混合，再冲入鸡子黄 2 枚搅匀后服用，每日 1 剂分 3 次服，1 周为 1 个疗程。共观察 36 例，结果：总有效率为 97.22%[3]。

4. **功能性子宫出血** 胶艾四物汤（阿胶 15～18g，当归、白芍各 9g，川芎 6g，熟地黄 15g，艾叶、炙甘草各 3g），水煎服，每日 1 剂。共观察 80 例，结果：总有效率为 97.5%[4]。

5. **慢性再生障碍性贫血** 三胶三仙汤（阿胶、龟甲胶、鹿角胶、仙茅、白芍、熟地黄各 10g，淫羊藿、党参、鸡内金各 15g，仙鹤草、鸡血藤各 20g，炙黄芪 30g，当归 12g，炙甘草 6g），水煎服，每日 1 剂。共观察 31 例，结果：总有效率为 93.6%[5]。

6. **白细胞减少症** 复方阿胶浆每次 1 支，联合归脾丸每次 8 丸，每日 3 次。共观察 27 例，结果：总有效率为 88.9%[6]。

7. **恶性肿瘤** 化疗联合复方阿胶浆治疗。共观察 30 例，结果：总有效率为 83.3%[7]。

8. **小儿咳喘**　阿胶补肺汤（阿胶 8～20g，牛蒡子 6～12g，炙甘草 6～8g，马兜铃 8～15g，人参 3～5g，糯米 20～30g），水煎服，每日 1 剂。共观察 50 例，结果：总有效率为 100%[8]。

9. **肺结核咯血**　阿胶研末，温开水送下或熬成糊状饮下，每日 2～3 次，每次 20～30g。共观察 56 例，结果：总有效率为 92.7%[9]。

10. **破溃性颈淋巴结结核**　阿胶 200g 研末，紫外线消毒 15～20 个生物剂量，敷于创面或填入窦道，用无菌纱布覆盖创面固定，每日或隔日换药 1 次。共观察 11 例，结果：总有效率为 100%[9]。

11. **慢性溃疡性结肠炎**　阿胶 20～30g 制成栓剂。用时将栓剂 1 枚放入热水充分软化后塞入肛门，再用肛门管送入，一般 1～2 枚，每日大便后上药 1 次，7～10 天为 1 个疗程。共观察 200 例，结果：总有效率为 97%[10]。

12. **甲状腺功能亢进症**　在西药治疗基础上予阿胶鸡子黄汤（阿胶、远志、石菖蒲、钩藤各 12g，生白芍、生地黄、菊花、茯神各 15g，生牡蛎、石决明各 25g，鸡子黄 1 枚），水煎服，每日 1 剂，4 周为 1 个疗程，连续治疗 3 个疗程。共观察 48 例，结果：总有效率为 93.75%[11]。

参考文献

[1] 国家药典委员会. 临床用药须知·中药饮片卷［M］. 北京：中国医药科技出版社，2011：1122.

[2] 贾玉民. 阿胶史话与临床运用［J］. 开卷有益，2009，（6）：38-39.

[3] 蔡爱华. 黄连阿胶汤加味治疗产后失眠 36 例［J］. 中国民间疗法，2001，9（2）：43.

[4] 柯昌明. 胶艾四物汤治疗功能性子宫出血 80 例疗效观察［J］. 临床医学，1990，10（3）：115-116.

[5] 臧修明. 三胶三仙汤治疗慢性再生障碍性贫血 31 例［J］. 吉林中医药，2002，22（2）：27.

[6] 王世宏，孙永明. 归脾丸复方阿胶浆治疗白细胞减少症 27 例临床观察［J］. 中成药，1999，21（8）：414.

[7] 张宇航，李要轩. 复方阿胶浆对恶性肿瘤化疗后白细胞减少症的临床观察［J］. 中医中药，2010，17（12）：77-78.

[8] 刘永祥. 阿胶补肺汤的临床应用［J］. 吉林中医药，2001，（2）：32.

[9] 张心茹. 阿胶粉末治疗肺结核咳血 [J]. 辽宁中医杂志, 1987, 11 (9): 39.

[10] 尹鸿恕. 阿胶外用治疗慢性溃疡性结肠炎 200 例 [J]. 中医杂志, 1990, 31 (3): 41.

[11] 尹海燕, 赵柏庆, 林庆葵. 阿胶鸡子黄汤治疗甲状腺功能亢进症阴虚风动证临床观察 [J]. 新中医, 2017, 49 (7): 74–76.

鸡子黄 Jīzǐhuáng

为雉科动物家鸡 *Gallus gallus domesticus* Brisson 的蛋黄。甘, 平。归心、肾经。

【处方用名】鸡子黄。

【功效主治】

滋阴养血, 益胃除烦　如治"少阴病, 心中烦, 不得卧者"之黄连阿胶汤, 方中"鸡子黄, 气味俱厚, 故能补形, 昔人谓其与阿胶同功, 正此意也"(《本草纲目》), 具有"补脾精而益胃液"(《长沙药解》)之功; 又如治"百合病吐之后者"百合鸡子汤, "以其涤胃而降逆也"(《长沙药解》), "能涵育真阴, 主心中烦不得卧, 与百合病吐后"(《本草思辨录》), 具有益胃除烦之效。

【用量用法】

仲景用鸡子黄共计 3 方。

1. **用量**　大量二枚, 小量一枚。今常用量 1~2 枚, 外用适量。

2. **用法**　水煎服, 或入散剂。

【使用注意】本品可药可食, 然《本草求真》曰: "多食则滞", 当引以为戒。

【现代研究】主含大量卵磷脂、胆固醇、卵黄素等脂类物质, 叶黄素和叶黄素的多种异构体, 以及少量胡萝卜素[1]。

【临床应用】

1. **失眠**　自拟方百合鸡子黄粥 (粳米 100g, 百合 30g, 鸡蛋 1 枚) 治疗围绝经期失眠, 每次 200ml, 早、晚服食, 连续服用 2 个月。共观察 80 例, 总有效率为 95.00%[2]。

2. **慢性泄泻**　自拟方姜汁鸡子黄饮 (鲜姜 1 块, 1 岁以内用 6g, 1 岁以上用 10g, 绞出姜汁, 取煮熟鸡子黄 1 枚, 乘热投入姜汁中, 拌匀, 兑入少许米汤)

治疗小儿慢性腹泻。共观察 300 例，总有效率为 95%[3]。

3. 烧伤　自拟方复方鸡子黄油（鸡子黄约 150g，生大黄、生地榆各 30g，冰片 5g，芝麻油适量）外用，治疗烧伤疗效佳[4]。

参考文献

[1] 国家中医药管理局《中华本草》编委会. 中华本草 [M]. 上海：上海科学技术出版社，1999，（9）：477.

[2] 张曾玲. 百合鸡子黄粥治疗围绝经期失眠 80 例 [J]. 实用中医药杂志，2015，31（4）：291.

[3] 张鼎声. 姜汁鸡子黄饮治疗小儿慢性泄泻 [J]. 江西中医药，1998，（2）：11.

[4] 刘奇才. 复方鸡子黄油治疗浅深Ⅱ度烧伤 300 例 [J]. 中医外治杂志，1995，（3）：7.

天门冬 Tiānméndōng

为百合科植物天冬 *Asparagus cochinchinensis*（Lour.）Merr.的块根。甘、苦，寒。归肺、胃、肾经。

【处方用名】天冬、天门冬。

【功效主治】

1. 养阴润肺　本品甘苦，体润性寒，入肺经，能"润燥滋阴，清金降火"（《本草纲目》），为"因阴虚水涸，火起下焦，上炎于肺，发为痰喘者之要药"（《神农本草经疏》）。适用于阴虚肺燥有热之干咳痰少、痰中带血、咽痛音哑等。用于治疗脾阳不足，阴虚肺热痰壅之咽喉不利，唾脓血，泄利不止之证，以天门冬配伍知母、葳蕤滋阴清热降火，如麻黄升麻汤（《伤寒论》）。正如"《伤寒》麻黄升麻汤用之，治厥阴伤寒，大下之后，咽喉不利，吐脓血，泄泻不止者，以其（天门冬）清火逆而利咽喉，疗肺痈而排脓血也"（《长沙药解》）。

2. 益胃生津　本品味甚甘，"气薄味厚，纯以柔润养液为功"（《本草正义》），又"入胃以消实热，故善生津止渴"（《医学衷中参西录》）。适用于热病津伤之口渴及内热消渴，常与人参、生地黄为伍，如三才汤（《温病条辨》）。本品质润之性，"肥厚多脂"（《本草正义》），能"润粪燥秘结"（《本草蒙筌》），固可润肠通便。适用于肠燥津伤之便秘，可与麦冬、火麻仁、玄参等配伍。

3. 滋肾降火 本品甘寒入肾，能滋肾阴，降虚火，"天门冬，如肺痿叶焦，发为痿痈，吐血咳嗽，烦渴，传为肾消、骨蒸热劳诸证，在所必需者也"（《本草汇言》）。适用于肾阴亏虚之头晕、耳鸣、腰膝酸软以及阴虚火旺之潮热、盗汗等，可与熟地黄、知母、女贞子等配伍。

【用量用法】

仲景用天门冬仅见麻黄升麻汤1方。

1. 用量 原方用量为"六铢"。今常用量为6～12g。

2. 炮制 仲景谓"去心"。《修事指南》谓"去心者免烦"。从临床来看，因服后也未有见心烦者，故近代多不去心。

3. 用法 入汤剂，熬膏或入丸、散。

【使用注意】《长沙药解》指出：天门冬"其性寒滑湿濡，最败脾胃而泄大肠，阳亏阴旺，土湿便滑者宜切忌之"。《本草衍义》亦谓："其性苦，但专泻而不专收，寒多之人禁服。"脾胃虚寒，食少便溏及外感风寒咳嗽者忌服。

【现代研究】主含甲基原薯蓣皂苷、伪原薯蓣皂苷等甾体皂苷，天冬多糖等各种糖类，多种氨基酸等成分。本品具有抗菌、平喘、镇咳、祛痰、延缓衰老、抑制肿瘤等药理作用[1]。

【现代应用】

1. 子宫出血 选用带皮的生天冬干品15～30g（或鲜品30～90g）水浸2分钟，武火煮沸10分钟后改用文火煎20分钟，取药液100ml，加入红糖25～30g，每日早、晚各服1次，10天为1个疗程，血止后，为巩固疗效，再服药3～5剂。治愈6例，好转1例[2]。

2. 百日咳 用天冬、麦冬、百部、瓜蒌制成天门冬合剂，用于治疗百日咳61例。结果：2例痊愈，44例减轻，有效率为75.4%，大多数在1～4日显效[3]。

参考文献

[1] 国家药典委员会. 临床用药须知·中药饮片卷 [M]. 北京：中国医药科技出版社，2011：1139.

[2] 杨明，郎丽艳. 带皮生天门冬治疗子宫出血7例报告 [J]. 中医杂志，1993，43（9）：534.

[3] 第七军医大学儿科及传染病学教研室. 用天冬合剂治疗百日咳的初步报告 [J]. 中医杂志，1957，7（12）：648–649.

麦门冬 Màiméndōng

为百合科植物麦冬 *Ophiopogon japonicus*（L.f）Ker Gawl.的块根。甘、微苦，寒。归肺、胃、心经。

【处方用名】麦门冬、麦冬、寸麦冬、寸冬。

【功效主治】

1. 养阴生津　本品"津液浓厚，能入胃以养胃液"（《医学衷中参西录》），"为纯补胃阴之药"（《神农本草经百种录》），兼"清胃中之热邪"（《本草新编》）。"凡胃火偏盛，阴液渐枯，及热病伤阴，病后虚羸，津液未复，火炎暑燥津，短气倦怠，秋燥逼人，肺胃液耗等证，麦冬寒润，补阴解渴，皆为必要之药。"（《本草正义》）正如仲景治"伤寒解后，虚羸少气，气逆欲吐"之竹叶石膏汤中用麦冬益胃阴、生津液为要。现常用治胃阴不足，肠燥津伤所致胃脘隐痛、口干舌燥、便秘，每与生地黄、玄参同用，如增液汤（《温病条辨》）。

2. 润肺清心　本品能"退肺中隐伏之火，生肺中不足之金"（《药性解》），长于润肺清金，"果是肺有燥热，斯为润燥滋液之要药"（《脏腑药式补正》）。"麦冬，润肺，清肺。盖肺苦气上逆，润之清之，肺气得保，若咳嗽连声，若客热虚劳，若烦渴，若足痿，皆属肺热，无不悉愈。"（《药品化义》）如仲景治"火逆上气，咽喉不利"之麦门冬汤用麦门冬以养阴清肺。"麦门冬，清心润肺之药也。主心气不足，惊悸怔忡，健忘恍惚，精神失守"（《本草汇言》），能"生脉保神"（《珍珠囊》），"清心降火"（《本草蒙筌》）。正如仲景治"心动悸，脉结代"之炙甘草汤亦用之。

总之，本品"泻肺中之伏火，清胃中之热邪，补心气之劳伤，止血家之呕吐"（《本草新编》）。

【用量用法】

仲景用麦门冬计 5 方。

1. **用量**　大量为七升，小量为六分，多用半升至一升。现常用量为 10～15g。

2. **炮制**　仲景用麦门冬时常言"去心"。陶弘景曰："抽去心，不尔，令人烦。"今多不去心，仅润透，压扁入药。

3. **用法**　多入汤剂使用，亦可入丸、散剂。

【使用注意】本品甘寒滋腻，故"气弱胃寒者必不可饵"（《本草纲目》）。"脾胃虚寒，清阳不振者，亦非阴柔之品所能助其发育生长。况复膏泽厚腻，苟脾运不旺，反以碍其转输而有余，而湿阻痰凝，寒饮停滞者，固无论矣。"（《本草正义》）可见凡胃寒气虚、痰湿凝阻、寒饮内停者均宜忌用。

【现代研究】主含麦冬皂苷 B，麦冬皂苷 D，甲基麦冬黄烷酮 A、B，麦冬黄烷酮 A、B，多糖等。具有降血糖、镇静催眠、平喘、增强免疫、延缓衰老、保护心肌、改善血液流变性等作用[1]。

【临床应用】

1. **冠心病**　麦门冬注射液（1ml 含生药 2g）每次 4ml，每日 1 次，肌内注射，一般连用 2～4 个月。临床疗效观察认为，麦冬可改善冠心病心绞痛病人的症状，部分病人的心电图也有好转[2]。

2. **小儿慢性咽炎**　麦冬含服治疗小儿慢性咽炎 45 例，8 岁以下小儿麦冬 3 枚含服，9 岁以上小儿麦冬 4 枚含服，均为每日 4 次，每次 20 分钟，2 周为 1 个疗程。治愈 26 例（57.78%），好转 16 例（35.55%），无效 3 例（6.67%），总有效率为 93.33 %[3]。

3. **化疗后口腔溃疡**　麦冬合剂（麦冬、金银花、桔梗各取 10g，加 70℃～80℃开水 500ml 冲泡即成），温服，4～5 次/天，每次 200ml，7 天为 1 个疗程，饭前、饭后均可饮用。治疗 30 例，溃疡 43 处，治愈 30 处（69.8%），好转 10 处（23.2%），无效 3 处（7.0%），总有效率为 93.0%[4]。

参考文献

[1] 国家药典委员会. 临床用药须知·中药饮片卷 [M]. 北京：中国医药科技出版社，2011：1136.

[2] 上海中医学院附属曙光医院内科冠心病防治组. 麦冬治疗冠心病的临床疗效及实验观察

［J］. 新医药学杂志，1977，（5）：39.

［3］徐彩霞. 麦冬含服治疗小儿慢性咽炎临床观察［J］. 天津中医，2000，17（2）：46.

［4］陈静云，彭爱莲，郝国珍，等. 麦冬合剂治疗化疗后口腔溃疡效果观察［J］. 护理学杂志，2005，20（20）：76-77.

百合 Bǎihé

为百合科植物卷丹 *Lilium lancifolium* Thunb.、百合 *Lilium brownii* F. E. Brown var. *viridulum* Baker 或细叶百合 *Lilium pumilum* DC.的肉质鳞叶。甘，寒。归肺、心经。

【处方用名】百合、蜜百合。

【功效主治】

1. **清心安神**　仲景每以治疗百合病，并列专篇论述。其症见神志恍惚，"意欲食复不能食，常默然，欲卧不能卧，欲行不能行，饮食或有美时，或有不欲闻食臭时，如寒无寒，如热无热，口苦小便赤，诸药不能治"。创立了百合知母汤、滑石代赭汤、百合鸡子汤、百合地黄汤、百合洗方诸方，皆以百合为君。以其甘寒入心经，能"清热宁心"（《药性切用》）。凡"行住坐卧不定，如有神灵，谓之百合病。以百合治之，是亦清心安神之效"（《本草征要》）。故善"治伤寒百合之奇邪，疗神魂狂乱之鬼击"（《本草约言》）。现常用于热病余热未清，虚烦惊悸，失眠多梦，精神恍惚等。

2. **养阴润肺**　仲景未详。本品甘寒质润，入肺经，"功专补虚清热"（《本草便读》），"为清补肺经之药"（《神农本草经百种录》）。"主治肺热咳嗽，痰中带血，必不可缺"（《药品化义》），尤以"虚劳之嗽，用之颇宜"（《本草正》）。适用于阴虚肺燥之干咳少痰，劳嗽久咳，痰中带血等。

【用量用法】

仲景用百合共计 6 方，其中内服 5 方，外洗 1 方。

1. **用量**　本品在汤剂中的剂量为七枚，在散剂中的剂量为一两。现煎汤内服常用量为 6～12g。

2. **炮制**　仲景强调，本品入汤宜"擘"，入散宜"炙"（即炒、烘、晒，使其焦燥易于研末）。现一般分百合、蜜百合两种。清心宜生用；润肺宜炙用。

3. **用法** 一般煎汤内服，亦可蒸熟或煮之或炖食。仲景用之外洗，现一般较少用。

【使用注意】本品"性专降泄，中气虚寒，二便滑泄者忌之"（《本经逢原》）。"初嗽不宜遽用。"（《本草求真》）

【现代研究】主含皂苷、生物碱、多糖、磷脂、氨基酸和微量元素等成分。有止咳、祛痰、耐缺氧、抗疲劳、抗肿瘤、降血糖、免疫调节、镇静、抗应激损失等作用[1]。

【临床应用】

1. **心理亚健康** 以百合 30g，生地黄 20g，日 1 剂，早、晚分服，服药 2 周。25 例阴虚型心理亚健康病人治疗后临床证候观察评定与治疗前相比明显下降（$P < 0.05$），匹兹堡睡眠质量指数（PSQI）也明显下降（$P < 0.05$），临床证候观察表和症状自评量表（SCL–90）治疗前后对比也明显下降（$P < 0.05$）。疗效满意，安全性好[2]。

2. **抑郁症** 用百合甘麦汤加味（百合 20g，生地黄 15g，甘草 12g，浮小麦 30g，大枣 10 枚），水煎服，每日 1 剂，分早、晚 2 次服用。共观察 20 例，结果：临床控制 4 例，显效 7 例，有效 6 例，无效 3 例，总有效率为 85%[3]。

3. **更年期综合征** 用百合固金汤加减（生地黄 20g，熟地黄、当归各 30g，白芍、甘草各 10g，百合、贝母、麦冬各 8g，桔梗、玄参各 6g），每日 1 剂，水煎，早、晚分服。30 天为 1 个疗程，观察 3 个疗程。30 例中，临床痊愈 13 例，显效 11 例，有效 5 例，无效 1 例，总有效率为 96.67%[4]。

4. **神经衰弱** 用百合地黄汤（百合 25g，生地黄 15g，五味子 10g，太子参、麦冬各 20g，甘草各 9g，大枣 3 枚）水煎，每日 1 剂，分 3 次温服。共观察 30 例，结果：治愈 13 例，显效 9 例，有效 6 例，无效 2 例，总有效率为 93.33%[5]。

5. **失眠** 用酸枣百合汤（麦冬、知母各 10g，生龙骨、生牡蛎各 30g，百合 25g，酸枣仁、川牛膝各 15g，生甘草 8g，白芍 12g）水煎服，每日 1 剂，取汁 300ml，分 3 次温服。治疗血亏阴虚型更年期失眠 60 例，结果：治愈 15 例，显效 28 例，有效 9 例，无效 8 例，总有效率为 86.7%[6]。

6. **带状疱疹** 以鲜百合捣烂取汁涂于皮疹处，日 3 次，涂至水疱干涸结痂为止。共观察 25 例，结果：痊愈 8 例，有效 13 例，无效 4 例，总有效率为 84%[7]。

7. 疮疡　鲜百合洗净，捣烂后加少许冰片外敷，治骨结核引流口久治不愈 4 例，脓疡溃口不收 11 例，乳房肿痛 20 例，效果良好[8]。

参考文献

[1] 国家药典委员会. 临床用药须知·中药饮片卷 [M]. 北京：中国医药科技出版社，2011：1133–1135.

[2] 王兮，武嫣斐. 百合地黄汤治疗阴虚型心理亚健康 50 例 [J]. 光明中医，2014，29（12）：2558–2559.

[3] 王永杰，魏丹丹，胡倩，等. 百合甘麦汤加味治疗抑郁症临床研究. 中医学报，2016，31（7）：1050–1052.

[4] 张文秀. 百合固金汤治疗更年期综合征临床研究. 现代中医药，2016，36（5）：57–59.

[5] 露芳芳，李莉. 百合地黄汤治疗神经衰弱临床观察. 新中医，2015，47（1）：188–189.

[6] 翁小容. 酸枣百合汤治疗血亏阴虚型更年期失眠临床疗效观察. 四川中医，2016，34（6）：180–182.

[7] 肖孝葵. 鲜百合汁治疗带状疱疹 25 例疗效观察 [J]. 临床皮肤科杂志，1998，27（3）：166.

[8] 龙宽斌，李小龙. 鲜百合外敷治疡的体会 [J]. 山西中医学院学报，2000，1（3）：54.

葳蕤 Wēiruí

为百合科植物玉竹 *Polygonatum odoratum*（Mill.）Druce 的干燥根茎。甘，微寒。归肺、胃经。

【处方用名】玉竹、葳蕤。

【功效主治】

养阴润燥，生津止渴　如治"伤寒六七日，大下后，寸脉沉而迟，手足厥逆，下部脉不至，喉咽不利，唾脓血，泄利不止"之麻黄升麻汤。刘渡舟先生诠释曰："此证阴阳上下并受其病，而虚实寒热亦复混淆不清，故治其阴则必伤其阳，若补其虚，则又碍其邪。因而属于难治之证。然仲景出麻黄升麻汤寒热兼治，外宣阳郁之邪，内滋肺胃之阴，既清上而又温下，务便阴阳自和则病愈。"
（《伤寒论十四讲》）方中葳蕤微寒清热，甘寒润泽，主入肺胃经，"培养脾肺之阴
是其所长"（《本草新编》）。证诸临床，本品上能"清肺金而润燥"（《长沙药
解》），适用于阴虚肺燥之干咳少痰；中能清胃热而滋阴，适用于热病伤阴，津亏
液少，烦热口渴，口舌干燥，及阴虚消渴等。对"胃火炽盛，燥渴消谷，多食易
饥者，尤有捷效"（《本草正义》）。

此外，本品药性平和，"润而不燥，和而不偏，不寒不燥，大补虚羸"（《本
草汇》）。"如风热风温之属虚者，亦可用之。……以风温风热之证，最易伤阴，
而养阴之药，又易碍邪，唯玉竹甘平滋润，虽补而不碍邪，故古人立方有取乎此
也"（《本草便读》）。临证治疗阴虚外感风热证，每常配伍用之。

【用量用法】

仲景用葳蕤仅见麻黄升麻汤 1 方。

1. **用量**　麻黄升麻汤中本品为"十八株"。今用量为 6～12g。

2. **用法**　水煎服。

【现代研究】主含玉竹黏多糖、玉竹果聚糖 A～D、黄精螺甾醇 PO 等。本品
有降血糖、延缓衰老、增强免疫、耐缺氧等多种药理作用[1]。

【临床应用】

1. **糖尿病**　用葛根丹参玉竹汤加减（葛根、丹参各 30g，玉竹、黄芪各
20g，桔梗 15g，山楂、三七粉各 10g），水煎分服，1 个月为 1 个疗程。共观察 2
型糖尿病 42 例，结果：显效 9 例，有效 25 例，无效 8 例，总有效率为
80.95%[2]。

2. **早搏**　用玉竹生脉汤（玉竹、太子参各 30g，麦冬 15g，五味子 10g）随
症加减，水煎服，日 1 剂，早、晚分服，10 天为 1 个疗程。经过 1～4 个疗程治
疗后，43 例早搏病人，显效 25 例，有效 15 例，无效 3 例，总有效率为 93%[4]。

3. **燥咳**　用玉竹紫菀冬花汤（玉竹 12g，蜜紫菀、款冬花、百部、杏仁、浙
贝母各 10g，甘草 3g，儿童酌减）随症加减，水煎分服。病程较短者，服 2～3
剂，较长者服 3～9 剂。结果：730 例中，显效 535 例，有效 136 例，总有效率
为 91.92%[4]。

4. **慢性萎缩性胃炎**　用玉竹黄精饮（玉竹、黄精、石斛各 30g，当归、白

芍、川芎、绿梅花、玫瑰花、乌梅、五味子各 15g，炙甘草 6g）随症加减，水煎
分服，疗程 3 个月。共治疗 58 例，结果：临床痊愈 16 例，显效 20 例，有效 15
例，总有效率为 87.9%[5]。

5. 肩周炎　用玉竹舒筋汤（玉竹、黄芪、续断各 30g，当归、白芍、鸡血
藤、地龙、桑寄生各 15g，桂枝 12g，木通 6g）随症加减，日 1 剂，水煎早、晚分
服，15 剂为 1 个疗程。共治疗 25 例，结果：痊愈 16 例，好转 8 例，总有效率
为 96%[6]。

6. 皮肤皲裂　用玉竹汤（玉竹 50g，白及、当归各 20g，红花、艾叶各
10g）随症加减。加水 2000ml，煎开后文火煎 20 分钟，将药汁倒入盆中，放温后
浸泡病损处 10 分钟，外涂白及膏，日 1 次，药渣第 2 天复煎 1 次。3 剂为 1 个疗
程。共治疗 54 例。结果：痊愈 34 例，好转 18 例，总有效率 96.3%[7]。

【备注】关于葳蕤　《名医别录》云：葳蕤"一名玉竹"。《本草经集注》释名
曰："茎干强直，似竹箭杆，有节"，故名。今均以"玉竹"为正名。

参考文献

[1] 国家药典委员会. 临床用药须知·中药饮片卷［M］. 北京：中国医药科技出版社，
　　2011：1142.

[2] 何志军. 葛根丹参玉竹汤治疗 2 型糖尿病 42 例总结［J］. 湖南中医杂志，2008，24（1）：
　　10-11.

[3] 赵玉文，陈改玲. 玉竹生脉汤治疗 42 例早搏临床观察［J］. 长治医学院学报，1995，9
　　（1）：59-60.

[4] 林惠珠. 自拟玉竹紫菀冬花汤治疗燥咳 730 例［J］. 福建中医药，2007，38（2）：3.

[5] 仇增永，余瑞英. 自拟"玉竹黄精饮"治疗慢性萎缩性胃炎临床观察［J］. 浙江中西医结
　　合杂志，2004，14（2）：101-102.

[6] 罗其华. 玉竹舒筋汤治疗肩周炎 25 例疗效观察［J］. 中国现代药物应用，2011，5
　　（22）：77.

[7] 孙文暚，闫慧军，朱文萍. 玉竹汤外洗治疗皲裂的疗效观察［J］. 辽宁中医杂志，2006，
　　33（1）：72.

鳖甲 Biējiǎ

为鳖科动物鳖 *Trionyx sinensis* Wiegmann 的背甲。咸，微寒。归肝、肾经。

【处方用名】鳖甲、醋鳖甲。

【功效主治】

1. 滋阴退热 本品咸寒质重，入肝、肾经，能"滋阴清热，治劳瘦骨蒸"（《本草从新》），为"退劳热在骨及阴虚往来寒热之上品，劳瘦骨蒸，非此不除"（《本草经疏》）。"凡骨蒸劳热自汗皆用之"（《本经逢原》），为治阴虚发热，骨蒸劳热之要药。证诸临床，凡骨蒸劳热，或低热日久不退，或温病后期，阴液已伤，余热未尽之夜热早凉，热退无汗等，均可相机为用。如治"阴阳毒"之升麻鳖甲汤，方中鳖甲之用，旨在"滋阴除热"（《本草发明》），"以安其邪气经扰之阴"（《金匮要略心典》）。每与升麻为伍，使热去而阴无伤。

2. 软坚散结 本品味咸，凡"癥瘕坚积之在心腹者可除"（《本经疏证》）。主治"温疟，血瘕，腰痛，小儿胁下坚"（《名医别录》）。如治"疟母"之鳖甲煎丸，方中以鳖甲为君，"善能攻坚，又不损气，阴阳上下有痞滞不除者，皆宜用之"（《本草新编》）。能"除老疟疟母"（《本草纲目》），"消腹内之癥"（《药镜》），"治心腹癥瘕坚积尤效"（《本草衍义补遗》）。验之临床，凡癥块积于胁下，推之不移；久疟不愈，胁下痞硬，以及女子血瘀经闭等皆宜。

3. 潜阳息风 仲景未详。本品咸寒质重，入肝、肾经，"能益阴潜阳"（《本草便读》），平息内动之虚风。适用于阴虚阳亢之目眩头晕，虚风内动之手足蠕动等。

【用量用法】

仲景用鳖甲仅见 2 方。

1. 用量 本品在升麻鳖甲汤中用"手指大一片"，鳖甲煎丸中用"十二分"。因其质地较重，故宜大量用之。现临床常用量为 10～25g。

2. 炮制 仲景均注明"炙"。《和剂局方》谓："凡使，先用醋浸三日，去裙，慢火中反复炙令黄赤色为度，如急用，只蘸醋炙，候黄色便可用。"一般滋阴潜阳生用；软坚散结宜醋炙。

3. 用法　入汤剂或丸、散剂用。今多入汤剂，宜先煎。

【使用注意】本品性寒，故脾胃虚寒之食少便溏及孕妇忌用。《本草经疏》谓："妊娠禁用，凡阴虚胃弱、阴虚泄泻、产后泄泻、产后饮食不消、不思饮食及呕恶等证咸忌之。"

【现代研究】主含骨胶原、碳酸钙、磷酸钙，以及天门冬氨酸、谷氨酸、苏氨酸等多种氨基酸，多种微量元素，角蛋白等。本品具有降低甲状腺及肾上腺皮质功能、提高免疫、抗骨质疏松、抗脊髓损伤及抗脑缺血等作用[1]。

【临床应用】

1. 肝炎肝硬化　对 30 例肝炎肝硬化病人应用炙鳖甲粉口服治疗 1 年，病人胁痛、腹胀、舌象、脉象治疗前后改善率分别为 76.9%、75.9%、50.0%、50.7%[2]，对肝炎肝硬化有一定的改善预后、阻止肝硬化进展的作用[2]。

2. 慢性乙型肝炎肝纤维化　应用复方鳖甲散（由炙鳖甲、三七、水蛭、地龙、三棱、莪术等药物组成）治疗慢性乙型肝炎肝纤维化病人，复方鳖甲散每包10g，每次服用 1 包，每日 2 次，冲服，3 个月为 1 个疗程。共治疗 40 例，病人肝功能指标、HBV–M、HBV–DNA、肝纤维化 4 项指标改善显著[3]。

3. 慢性乙型肝炎　运用鳖甲膏治疗慢性乙型肝炎 48 例，取鳖甲膏（单味鳖甲熬膏）1 食匙（约 10ml），温开水调服，早、晚各 1 次，半个月为 1 个疗程，一般服 1～2 个疗程即可见效。48 例中，9 例基本治愈（症状消失，肝脾肿大消失，肝功能随访 3～6 个月无异常），15 例显效（主要症状明显改善，肝脾缩小明显，谷丙转氨酶降至正常或接近正常，其余各项肝功能指标正常或接近正常），11 例有效（主要症状好转，肝脾有缩小，肝功能各项指标有所改善），13 例无效甚至恶化[4]。

4. 肺结核发热　采用青蒿鳖甲汤（由青蒿、知母各 6g，鳖甲 15g，细生地12g，牡丹皮 9g 组成）治疗肺结核发热 32 例。服 3 剂体温降至正常者为显效 10例，服 5～10 剂降至正常者为有效，其中 5 剂降至正常 15 例，服 10 剂降至正常7 例，有效率为 100%[5]。

5. 气滞血瘀型心绞痛　用鳖甲煎丸（由醋鳖甲、射干、黄芩等组成）治疗气滞血瘀型心绞痛 38 例。结果表明：临床症状改善，显效 26 例，有效 9 例，无效3 例，总有效率为 92.1%；心电图改善，显效 7 例，改善 17 例，无效 14 例，总有效率为 63.2%[6]。

6. 原发性骨髓纤维化 鳖甲生血丸（由醋鳖甲、熟大黄、三棱、桃仁、水蛭、熟地黄、紫河车组成）治疗原发性骨髓纤维化病人，每次服用鳖甲生血丸 8g，每日 2～3 次，口服，治疗 3 个月。共治疗 120 例，好转 39 例，进步 47 例，无效 34 例，总有效率为 71.67%[7]。

参考文献

[1] 国家药典委员会. 临床用药须知·中药饮片卷 [M]. 北京：中国医药科技出版社，2011：1161.

[2] 姜宏伟. 单味鳖甲治疗肝炎肝硬化 30 例 [J]. 临床医学，2007，27（6）：93-94.

[3] 汤继军. 复方鳖甲散对慢性乙型肝炎肝纤维化的防治作用研究 [J]. 江西中医药，2006，37（9）：19.

[4] 柯干. 鳖甲膏治疗慢性乙型肝炎 48 例 [J]. 浙江中医杂志，1996，41（1）：14.

[5] 王素平. 青蒿鳖甲汤治疗肺结核发热的临床研究 [J]. 实用医技杂志，2003，10（6）：612.

[6] 金先红. 鳖甲煎丸治疗气滞血瘀型心绞痛 38 例 [J]. 陕西中医，2003，24（6）：516-517.

[7] 刘清池，马传宝，李建英，等. 鳖甲生血丸治疗原发性骨髓纤维化患者 120 例临床观察 [J]. 中医杂志，201，55（8）：677-680.

羊肉 Yángròu

为牛科山羊属动物山羊 *Capra hircus* Linnaeus 或绵羊属动物绵羊 *Ovis aries* Linnaeus 的肉。甘，温。归脾、肾经。

【处方用名】羊肉。

【功效主治】

温脾缓中 如治"寒疝腹中痛，及胁痛里急"之当归生姜羊肉汤，"此为寒多而血虚者之法。血虚则脉不荣，寒多则脉急，故腹胁痛而里急"（《金匮要略心典》）。方中羊肉"谓火畜性热，可以已虚寒；又为血肉，可以补形之不足"（《本经疏证》），长于温中补虚，缓急止痛。"仲圣用治寒疝腹痛与产后腹中疗痛，取其气热味甘，足以温脾缓中。而药之能温脾缓中者尚有之，兹何以非羊肉不可？

则以证不独在脾，羊肉正不独治脾气。……羊肉温脾缓中，而肝肾之虚寒，亦得其温补之益，故用之是证，最为切当。羊肉能于阴中化阳，不能散阴中之寒邪，此归姜辛温之能事，谓为羊肉之前驱可也。"（《本草思辨录》）

【用量用法】

本品仅见于当归生姜羊肉汤 1 方。

1. **用量** 原方中本品用量为"一斤"。现常用 50～100g，或按病人食量斟酌剂量。

2. **用法** 煮食或煎汤。

【使用注意】

（1）有宿热或外感时邪者禁服 仲景指出"有宿热者不可食之。"《千金方》载："不利时患入。暴下后不可食羊肉，成烦热，还动利。六月勿食羊肉，伤人神气。"

（2）孕妇不宜多食 《食疗本草》载："妊娠人勿多食，患天行及疟人食，令发热困重。"

【临床应用】

1. **雷诺综合征** 以羊肉 250g，当归 15g，附子 30g，生姜 50g，煎汤，去肉服汤，分 3 次服完，21 天为 1 个疗程。治疗 51 例病人，近期痊愈 15 例，显效 25 例，无效 11 例，总有效率为 78.4%[1]。

2. **神经性皮肤瘙痒症** 以羊肉 500g，生地黄、熟地黄各 20g，煎汤 300ml 内服，每日 1 次，服用 1～2 次为 1 个疗程。治疗 18 例病人中，14 例服用 1 个疗程，4 例服用 2 个疗程瘙痒症状完全消失而痊愈[2]。

3. **产后痛风** 以新鲜羊肉 500g，全当归 60g（布包），生姜片 50g（布包），取水 2000ml，煮至 600ml。1 日 3 次，以汤代饭服用，次日再用者羊肉可继续用，药物换新。治疗 98 例病人，服用当日见效者占 60%，次日见效者占 40%，一般 2～3 日[3]。

4. **频发性室性早搏** 以羊肉 500g，当归、黄芪、丹参各 20g，生姜 50g，一起用文火煎 2 次，每次煎出药液约 200ml，将头煎药液及次煎药液混合后分 3 次服完。羊肉亦分 3 次吃完，8 小时 1 次，配合病因治疗病人 88 例。对照组使用心律平及病因治疗 84 例。2 周为 1 个疗程，连续观察 2 个疗程。治疗显效 66 例，

有效 14 例，无效 8 例，总有效率为 90.9%。对照组总有效率为 71.4%。两组总有
效率比较差异显著（$P < 0.05$）[4]。

参考文献

[1] 冯韧，夏立强，马方霞，等. 当归附片羊肉汤治疗雷诺综合征 51 例观察［C］. 第十次全
国中医妇科学术大会论文集，2010，（8）：254–255.

[2] 徐树槐，高宗丽. 二地羊肉汤治疗神经性皮肤瘙痒症 18 例［J］. 四川中医，2005，23
（9）：77.

[3] 余贵妍. 当归生姜羊肉汤治疗产后痛风 98 例疗效观察［J］. 中国社区医师（综合版），
2004，6（14）：44.

[4] 谢东霞. 当归生姜羊肉汤加味治疗频发室性早搏 88 例［J］. 山西中医，2002，18（5）：
17–18.

钟乳石 Zhōngrǔshí

为碳酸盐类矿物方解石族方解石。甘，温。归肺、肾经。

【处方用名】钟乳石、石钟乳、滴乳石、煅钟乳石。

【功效主治】

温肺气，壮元阳 "钟乳石上温肺冷，下壮肾阳，质重性偏，补火强阴"
（《本草便读》）。其"主咳逆上气，明目益精，安五脏，通百节，利九窍，下乳
汁"（《神农本草经》）。如"治伤寒令愈不复"之紫石寒食散，用其安五脏而补
气，治肺损吐血，咳逆上气等。方中"石钟乳其气慓疾，令阳气暴充，饮食倍
进，而形体壮盛"（《本草纲目》）。《本草经疏》进一步指出："石钟乳，其主咳逆
上气者，以气虚则不得归元，发为斯证，乳性温而镇坠，使气得归元，则病自
愈。……通百节，利九窍，下乳汁者，辛温之力也，疗脚弱疼冷者，亦是阳气下
行之验也。"由此观之其温肺气，壮元阳之功不可否。

【用量用法】

仲景用钟乳石仅紫石寒食散 1 方。

1. **用量** 原方中本品用量是"十分"。现常用量为 3～9g。

2. **炮制**　原方中注明本品"碓炼"。《名医别录》云："不炼服之令人淋。"

3. **用法**　煎汤，或入丸、散。

【使用注意】阴虚火旺，肺热咳嗽者忌服。

【现代研究】主含碳酸钙（$CaCO_3$），此外尚含有少量的硅、铁、铝、镁和微量的砷、锰、钛、铜、锶、钠等 10 多种元素[1]。本品有制酸、止血、抗肿瘤等多种药理作用[2]。

【临床应用】

1. **过敏性哮喘**　用化哮八宝丹（钟乳石 40g，琥珀、珍珠、朱砂各 20g，冰片 3g，羊胆粉 10g，乌贼骨 100g，土茯苓 300g，研极细末，糊丸如绿豆大），每服 5g，2 次/日（小儿减半），治疗过敏性哮喘，有较好疗效[3]。

2. **消化性溃疡**　用钟乳石散（钟乳石、白及各 20g，黄柏、肉桂、甘草各 10g，蒲公英 30g，乌贼骨 25g）随症加减，每日 1 剂，早、晚分服，30 天为 1 个疗程，不超过 2 个疗程。观察 72 例，总有效率为 97.1%[4]。

参考文献

[1] 赵中杰. 矿物药分析 [M]. 北京：人民卫生出版社，1991：182-188，附录二.

[2] 周凡，林树良，武一曼，等. 凋瘤方剂对荷瘤小鼠影响的实验研究 [J]. 福建中医学院学报，2000，10（4）：28-30.

[3] 汤叔良，石建芳. 顾丕荣治疗过敏性哮喘的经验 [J]. 湖北中医杂志，1992，14（4）：4-5.

[4] 贺街文. 钟乳石散加减治疗胃十二指肠溃疡 72 例 [J]. 中国医药导报，2007，4（3）：93.

胶饴 Jiāoyí

为大米、麦芽等含淀粉质的粮食经发酵糖化制成的糖类食品。甘，温。归脾、胃、肺经。

【处方用名】胶饴、饴糖。

【功效主治】

1. **补脾益气**　本品性味甘温，"甘入脾，而米麦皆养脾胃之物，故主'补虚乏'之理"（《本草经疏》）。其"补脾精""化胃气"（《长沙药解》），可治"中焦营气暴伤"(《本草汇言》)。如治"虚劳里急，悸，衄，腹中痛，梦失精，四肢酸疼，手足烦热，咽干口燥"之小建中汤，治"虚劳里急，诸不足"之黄芪建中汤，仲景用胶饴配炙甘草、大枣，治阴阳气血俱不足，是取其甘温补中益气之功用。

2. 缓急止痛 本品味甘能缓，"缓里急，止腹痛"(《长沙药解》)。如小建中汤主治"腹中急痛""腹中痛"；大建中汤主治"上下痛而不可触近"；黄芪建中汤亦主治"里急"证。仲景于三方中皆选饴糖有缓急止痛之旨。"胶饴之功，盖以甘草及蜜，故能缓诸急"(《药征续编》)。治劳倦伤脾，里急腹痛等证，诚为良药。证诸临床，《圣济总录》饴糖丸，治诸鱼骨哽在喉中；《古今录验方》亦用一味饴糖，多食之，治误吞银环及钗者。今人亦常用之，治劳倦伤脾，里急腹痛等证。

3. 润肺止咳 本品"润肺，止渴，消痰"(《本草蒙筌》)，"消痰止嗽"(《日华子本草》)，"止咽痛""却咳嗽"(《千金》)，能"制肺燥之有余"(《本草求真》)，治肺燥干咳。用之临床，《肘后备急方》以之与生姜同用，治卒得咳嗽；《本草汇言》以之与萝卜汁一碗同蒸，趁热呷服，治大人小儿顿咳不止；《本经逢原》用之拌轻粉，熬焦为丸，噙化，治咸哮喘嗽。今人则多与杏仁、百部、沙参等同用，以增强润肺止咳之功。

【用量用法】

仲景用胶饴计 3 方。

1. 用量 3 方中均用胶饴各一升。现常用量为 30～60g。

2. 用法 仲景于 3 方后均注"去滓，纳饴糖"，其中小建中汤之后还云："更上微火消解"。去配伍之药滓，加热消解，是防胶饴黏滞难溶解。现烊化冲入汤汁中，或熬膏，入丸剂。

【使用注意】《本草品汇精要》谓："中满不宜用，呕家勿用。"《本草纲目》亦指出："秘结、牙䘌、赤目、疳病者，切宜忌之。"饴糖属甘温之品，素体偏热者非其所宜，且味甘易滞，多服易致胀满，故湿热、腹满呕吐及痰热咳嗽者忌用。

【现代研究】主含麦芽糖，并含蛋白质、脂肪、维生素 B_2、维生素 C、烟酸、铁等。本品有滋养、止咳、止腹绞痛等多种药理作用。

【临床应用】

1. 功能性便秘 以马铃薯 500g 蒸熟、捣泥后，加饴糖 60g 和盐少许拌匀食用，早、晚各 1 次，可以代替早晚正餐，共治疗 3 个月。共观察 120 例，结果：痊愈 98 例，显效 17 例，有效 3 例，无效 2 例，总有效率为 98.3%[1]。

2. 消化性溃疡　用小建中汤（饴糖 15g，白芍 20g，生姜 6g，桂枝、大枣、炙甘草各 10g），随症加减，1 日 1 剂，水煎 350ml，早、晚口服，连续治疗 2 个月。共观察 50 例，结果：治愈 44 例，有效 4 例，无效 2 例，总有效率为 96.0%[2]。

【备注】饴糖有软、硬之分，软者为黄褐色浓稠液体，黏性很大；硬者系软饴糖经搅拌，混入空气后凝固而成，为多孔之黄白色糖饼。软者称胶饴，硬者习称白饴糖，入药以软饴为主。

参考文献

[1] 张更林. 马铃薯与饴糖合用治疗功能性便秘 120 例临床观察 [J]. 中国医药导报，2007，4（26）：162–163.

[2] 李谖. 小建中汤治疗脾胃虚寒型消化性溃疡随机平行对照研究 [J]. 实用中医内科杂志，2015，29（5）：100–101.

猪肤 ZhūFū

为猪科动物猪 *Sus scrofadomestica* Brisson. 的皮肤。甘，寒。归肾经。

【处方用名】猪肤、猪皮。

【功效主治】

滋阴降火　如治"少阴病，下利，咽痛，胸满，心烦"之猪肤汤。成无己云："邪自阳明传入少阴，阴虚客热，下利咽痛，胸满心烦也。"（《注解伤寒论》）方中"猪肤味甘寒，猪水畜也，其气先入肾，解少阴客热"（《伤寒论集注》），能"润肺肾之燥，解虚烦之热"（《绛雪园古方选注》）。刘渡舟先生指出：猪肤"可滋肺肾之阴，清少阴浮游之火。此物虽润，但无滑肠之弊"；合白蜜、白粉，"三物皆能清热润燥补虚，热清而烦满除，燥润则咽痛解，虚补则利自止矣"（《伤寒论辨证广注》）。

【用量用法】

仲景用猪肤仅猪肤汤 1 方。

1. **用量** 原方中本品用量为一斤。近代多以之为食疗，可适量。

2. **用法** 煮服。

【使用注意】本品甘寒滋润，"若无心烦，咽痛兼症者，是寒滑下利，不宜用此"（《随息居饮食谱》）。湿盛苔腻者慎用。

【现代研究】主含蛋白质、脂肪、灰分及硫酸皮肤素（即硫酸软骨素 B）等。所提取的胶原外用有促进皮肤、黏膜损伤愈合、抑制细菌生长等作用[1]。

【临床应用】

1. **慢性咽炎** 用猪肤汤［猪皮 50g（煎汤兑入），桔梗、麦冬、牛蒡子、余甘子、玄参各 15g，罗汉果、女贞子各 20g，苦参、生甘草、天冬、牡丹皮各 10g］，随症加减。每天 1 剂，常规水煎 2 次，分 2 次服，治疗 4 周。结果：70 例中临床治愈 22 例，显效 29 例，有效 12 例，愈显率为 72.86%，总有效率为 90%[2]。

2. **烧烫伤** 将猪皮清洗干净后用 Co 或加速器照射备用。用辐照猪皮包扎烧烫伤创面，根据创面渗出情况，2～5 天更换外敷料，直至创面愈合。共观察 50 例深Ⅱ度烧伤病人。结果：除 1 例半重度吸入性损伤死亡外，其余均休克期过渡平稳，感染期全身毒性反应轻，无猪皮溶解、脱落等排异反应，疗程缩短，瘢痕增生不明显[3]。

【备注】关于猪肤 "猪肤究竟是何物，历代注家的说法很不一致。王海藏说是鲜猪皮。汪机、《金鉴》、吴绶、方有执都主张用燖猪时刮下的黑肤。喻昌说是指去掉内层肥白的外皮。张璐玉主张用皮上白膏。唐宗海主张用猪项皮。舒诏主张用刮掉里面脂肪及外面黑肤的净白皮。时贤有主张用猪脂者，有主张用猪肉者"（《伤寒方解》），其说不一。刘渡舟先生认为："猪肤即猪皮"（《伤寒论讲解》），今多从之。

参考文献

[1] 南京中医药大学. 中药大辞典 [M]. 上海：上海科学技术出版社，2008：3063.

[2] 聂彦阁. 猪肤汤加减治疗慢性咽炎（虚火上炎型）临床观察 [J]. 新中医，2015，47（8）：183-184.

[3] 温裕庆，沈崇金. 50 例烧伤深Ⅱ度创面早期应用辐照猪皮治疗体会 [J]. 福建医药杂志，2006，28（4）：31-32.

第十三章

收涩药

本类药物味多酸涩，能收敛固涩，主要用治自汗、盗汗、久咳虚喘、久泻久痢、遗精遗尿、崩漏带下等体虚滑脱病证。

五味子 Wǔwèizǐ

为木兰科植物五味子 *Schisandra chinensis*（Turcz.）Baill.的成熟果实。习称"北五味子"。酸、甘，温。归肺、心、肾经。

【处方用名】五味子、北五味子、醋五味子。

【功效主治】

1. 敛肺止咳 本品酸能收敛，甘能补虚，"入肺肾二经，收敛耗散之金，滋助不足之水"（《本草蒙筌》）。能敛能补，标本兼得，"为咳嗽要药"（《本草求真》）。仲景治咳，五味必用，皆取其收敛肺气之用。《本草经疏》论述甚详。其云："五味子所治之证，《伤寒》仅言咳逆，《金匮要略》则兼言上气。如射干麻黄汤之咳而上气、喉中水鸡声；小青龙加石膏汤之肺胀咳逆上气，烦躁而喘也。夫伤寒有伤寒之关键，无论其为太阳、少阳、少阴，凡咳者均可加入五味子、干姜；杂证自有杂证之体裁，即咳而脉浮，厚朴麻黄汤主之，一语已通概全书大旨。试观《金匮要略》中有脉沉而用五味子者否？盖五味子原只能收阳中之阴气，余则皆非所宜。"又说："五味能使肺气下归于肾，是开咳之去路，去路清则气肃降矣……故小青龙汤、小柴胡汤、真武汤、四逆散之兼咳者，皆用之。"《本草求原》谓："五味子为咳嗽要药，凡风寒咳嗽、伤暑咳嗽、劳伤咳嗽、肾水虚嗽、肾火虚嗽、火嗽喘促、脉浮虚，按之弱如葱叶皆用之。先贤多疑外感用早，恐其收气太骤，不知仲景咳嗽小青龙汤亦用之。然必合细辛、干姜以升散风寒，用此以敛之，则升降灵，咳嗽自止。"可见，五味子长于收敛肺气而止咳，广泛用于多种咳嗽，无论外感内伤，寒咳热嗽，只要配伍精当，皆能药到病除。

2. 滋肾涩精止泻　本品味甘且酸，能"滋肾水""强阴涩精""住泻"（《本草备要》）。如《医学入门》五味子膏，单用本品治梦遗滑脱；《世医得效方》桑螵蛸丸用以治精滑不固；《证治准绳》四神丸用以治脾肾虚寒，五更泄泻；《本事方》五味子散用以治肾泻等。

3. 益气生津敛汗　本品味甘酸，"主益气"（《本经》）。能"益气生津，敛汗"（《本草备要》），"入肺有生津济源之益"（《本草汇言》），"乃生津之要药"（《药性解》）。能"除烦热生津止渴，补虚劳益气"（《药性赋》），可"敛汗液之耗亡"（《本草便读》）。如《外台秘要》黄芪汤，《医学衷中参西录》玉液汤，均以黄芪与五味子同用，治疗消渴多饮之证。《千金方》生脉散，与人参、麦冬同用，治热伤气阴，体倦多汗，心悸脉虚之证。

4. 宁心安神　本品味甘，能补心气，宁心安神。适用于阴血亏损，心神失养，或心肾不交之虚烦心悸、失眠多梦等。可单用，如五味子糖浆（《中国药典》）；或与酸枣仁、川芎、茯苓等同用，如安神胶囊（《中国药典》）。

【用量用法】

仲景用五味子计 9 方。

1. 用量　以上诸方中本品用量均为"半升"。今常用量为 2~6g。

2. 炮制　生用；或照醋蒸法蒸至黑色，干燥后用，用时捣碎。

3. 用法　入汤剂，或制成糖浆。

【使用注意】凡表邪未解，内有实热，咳嗽初起，麻疹初期，均不宜用。《本草正》谓："感寒初咳当忌，恐其敛束不散；肝旺吞酸当忌，恐其助木伤土。"《本草经疏》指出："痧疹初发及一切停饮，肝家有动气，肺家有实热……，皆禁用。"

【现代研究】主含挥发性成分和木脂素类。具有保肝、镇静、催眠、抗惊厥、抗抑郁、抗氧化、增强免疫、抗肿瘤、保护心肌等作用[1]。

【临床应用】

1. 病毒性肝炎　用五味粉，每次 3g，每日 3 次，治疗无黄疸型传染性肝炎 102 例，治愈 65 例，显效 13 例，好转 9 例，有效率为 85.3%[2]。

2. 神经衰弱　五味子 40g，浸入 50%乙醇 20ml 中，每日振荡 1 次，10 天后过滤，残渣再泡 1 次，两液合并，再加等量蒸馏水即可服用。每次 25ml，1 日 3 次，1 个疗程总量不超 100ml。治疗 73 例。结果：痊愈 43 例，好转 13 例，中断治疗 16 例，无效 1 例[3]。

附：南五味子

为木兰科植物华中五味子 *Schisandra sphenanthera* Reha.et Wils. 的成熟果实。为国家基本医疗保险药品。1995 年版《中国药典》及以前均用作五味子。2000 版《中国药典》以后将北五味子作为五味子的正品，而将南五味子单列。两者性能、功用相似，略有区别。如"风寒咳嗽，南五味为奇，虚损劳伤，北五味最妙"（《本草蒙筌》）。即南五味子止咳作用较好，北五味子补虚作用为优。

参考文献

[1] 国家药典委员会. 临床用药须知·中药饮片卷 [M]. 北京：中国医药科技出版社，2011：1177.

[2] 解放军空军广州医院传染科. 五味子粉治疗无黄疸型传染性肝炎疗效观察 [J]. 新医药通讯，1972，3（8）：23-24.

[3] 何利田，李绍裘. 五味子治疗一般脑神经疾病的初步总结 [J]. 上海中医药杂志，1956，2（3）：34.

乌梅 Wūméi

为蔷薇科植物梅 *Prunus mume*（Sieb.）Sieb.et Zucc.的近成熟果实。酸、涩，平。归肝、脾、肺、大肠经。

【处方用名】乌梅、乌梅肉、乌梅炭。

【功效主治】

1. 敛肺止咳 本品味酸涩，能"敛肺涩阳，止久嗽泻痢"（《本草纲目》），能"收肺气，治燥咳，肺欲收，急食酸以收之"（《汤液本草》）。临证常用以治肺虚久咳。如《本草纲目》治久咳不已，即以本品与罂粟壳等份为末，每服二钱，睡时蜜汤调下。配半夏、陈皮等，可用于湿痰咳嗽，如二陈汤（《和剂局方》）。

2. 涩肠止痢 从乌梅丸之"又主久痢"一语可知乌梅又能涩肠止痢。可"止痢断疟，每有速效"（《本草新编》），"止休息痢大验"（《大明本草》）。《本草纲目》记载："曾鲁公痢血百余日，国医不能疗，陈应之用盐水梅肉一枚，研烂，合腊茶入醋服之，一啜而安。大丞梁庄肃公亦痢血，应之用乌梅、胡黄连、灶下土等份为末，茶调服亦效。"足证乌梅涩阳止痢之功。配黄连、黄柏等，可用于湿热泻痢，如乌梅丸（《圣惠方》）。

3. 生津止渴 本品味酸性平，能"敛虚火，化津液"（《本草经疏》），善能生津液、止烦渴。适用于气阴不足之口渴多饮及虚热消渴，可单用煎汤饮服，或与天花粉、麦冬、人参等同用，如玉泉片（《部颁标准》）。治夏季暑热，口渴多汗等，可与金银花、淡竹叶、甘草同用，如金梅清暑颗粒（《部颁标准》）。

4. 安蛔止痛 如乌梅丸治疗蛔厥证。方中重用乌梅之酸，配伍蜀椒、桂枝、干姜、附子、细辛之辛与黄连、黄柏之苦，并佐以当归、人参益气养血，扶正以祛邪。全方重在安蛔止痛，使虫静下行，疼痛自止。前人的经验认为，蛔虫具有"得酸则静，得辛则伏，得苦则下"的特性。故治蛔之剂大多酸苦辛同用。《本草纲目》谓："乌梅、白梅所主诸病，皆取其酸收之义，惟张仲景治蛔厥乌梅丸，及虫蟨方中用者，取虫得酸即止之义。"正如"能安蛔者，虫得酸则伏也"（《本草便读》）。

【用量用法】

仲景用乌梅仅见乌梅丸1方。

1. 用量 乌梅在乌梅丸中的用量为"三百枚"。现临床多入汤剂使用，常用量为6～12g，大剂量可用30～60g。

2. 炮制 仲景于乌梅丸方后云："以苦酒渍乌梅一宿，去核，蒸之五斗米下，饭熟捣成泥……"，与蜜为丸。《证类本草》谓：乌梅"用之当去核"。今名"乌梅肉"。《内台方议》谓："苦酒（醋）渍乌，同气相求；蒸之米下，资其谷气；蜜丸，少与而渐加之，缓则治其本也"，其说较为允当。

3. 用法 煎服，或入丸、散服。

【使用注意】本品酸收之性较强，外有表邪或内有实热积滞者均不宜服。如"咳嗽初起，气实喘促，胸膈痞闷，恐酸以束邪气，戒之"（《药品化义》）；"疟痢初起者禁用"（《得配本草》）；"齿痛及病当发散者咸忌之"（《本草经疏》）。

【现代研究】主含苹果酸、枸橼酸、琥珀酸、酒石酸、齐墩果酸、谷甾醇；种子含苦杏仁甙，尚含脂肪油。含挥发油，油中含苯甲醛、苯甲酸。成熟的果仁中含氢氰酸。具有收缩平滑肌、镇咳、止泻、止血等作用[1]。

【临床应用】

1. 钩虫病 取乌梅 30～60g，加水 500ml，煎至 150ml，早晨空腹一次服完，二煎在午餐前一次服下。共观察 20 例。其中 14 例大便查钩虫卵阴性。服药时间最少 5 天，最长 23 天[2]。

2. 细菌性痢疾 取乌梅 18g（压碎），香附 12g，加水 150ml 文火煎熬，候药液浓缩至 50ml 时过滤，早、晚 2 次分服，治疗 50 例，其中治愈 48 例[2]。

3. 瘢痕 乌梅外敷治疗不同原因引起的瘢痕病人 23 例，其中烫伤瘢痕 10 例，年龄 1～30 岁；烧伤瘢痕 9 例，年龄 5～20 岁；刀伤瘢痕 4 例，年龄 15～35 岁；病程最长为 7 年，瘢痕以头面前胸后背为多。15 岁以内烫伤初愈后瘢痕病人共 7 例，全部治愈；15 岁以后烫伤严重、瘢痕时间较长的 3 例病人好转；烧伤瘢痕 9 例，治愈 7 例，好转 2 例；刀伤瘢痕病人因年龄较大、伤处较深，1 例治愈，2 例好转，1 例因搬家失去联系[3]。

此外，本品还可用治牛皮癣[2]、病毒性肝炎[4]，其复方多用于胆道蛔虫病。

参考文献

[1] 国家药典委员会. 临床用药须知·中药饮片卷［M］. 北京：中国医药科技出版社，2011：1179.

[2] 江苏新医学院. 中药大辞典（上册）［M］. 上海：上海人民出版社，1977：464.

[3] 菅贵才. 乌梅外敷治疗瘢痕［J］. 上海中医药杂志，2001，47（12）：29-30.

[4] 徐泉，哈中英. 乌梅治疗病毒性肝炎疗效观察［J］. 中西医结合杂志，1986，6（11）：694.

山茱萸 Shānzhūyú

为山茱萸科植物山茱萸 *Cornus officinalis* Sieb.et Zucc.的成熟果肉。酸、涩，微温。归肝、肾经。

【处方用名】山茱萸、枣皮、山萸肉、酒萸肉。

【功效主治】

1. 补益肝肾　本品味酸质润，主入肝肾经。能"强阴，益精"（《名医别录》），又能"补肾气，兴阳道，添精髓，疗耳鸣"（《药性论》）。为"补肝助阳品"（《药品化义》），能"在阴则能使阴谐而阳不僭，在阳则能使阳秘而阴不耗"（《本经疏证》）。本品温而不燥，补而不峻，既能益精，又可助阳，为平补肝肾阴阳之要药。治肾虚之"虚劳腰痛，少腹拘急，小便不利"，可与附子、肉桂、熟地黄等同用，如肾气丸。治肝肾阴虚之腰膝酸软、头晕耳鸣等，常与熟地黄、山药、茯苓等药同用，如六味地黄丸（《小儿药证直诀》）。

2. 收涩固脱　本品既补益肝肾，又收涩固脱，乃标本兼顾之品。如"山茱萸补肾水，而性又兼涩，一物二用而成功也，推之而精滑可止也，小便可缩也"（《本草新编》）。"萸肉既能敛汗，又善补肝，是以肝虚极而元气将脱者，服之最效。凡人身之阴阳气血将散者，皆能敛之。故救脱之药，当以萸肉为第一"（《医学衷中参西录》）。适用于多种体虚滑脱之证。如治遗精、滑精、遗尿、尿频等，有固精缩尿之功；治崩漏下血，有固崩止带之能；治遍身汗出，或冷汗不止，元气耗散，气息欲断者，有敛汗固脱之功。

此外，本品尚可用于肝肾亏虚，内热消渴及肾不纳气之虚喘。

【用量用法】

仲景用本品仅见于肾气丸 1 方。

1. 用量　本品在肾气丸中的用量为四两。现临床常用量为 6～10g，急救固脱可用至 20～30g。

2. 炮制　仲景未详。《雷公炮炙论》谓："凡使山茱萸，……去核取皮。其核能滑精，不可服。"现临床多按此用之。

3. 用法　煎汤内服，或入丸、散服。

【使用注意】本品温补收涩，故命门火炽，素有湿热，及小便不利者忌用。

【现代研究】主含山茱萸苷（即马鞭草）、乌索酸、莫罗忍冬苷、7-O-甲基莫忍冬苷、獐牙菜苷、番木鳖苷，此外，还有没食子酸、苹果酸、酒石酸、原维生素 A、以及皂苷（约 13%）、鞣质等。具有调节免疫、抗氧化、降血脂、抗骨质疏松等作用[1]。

【临床应用】

1. **肩凝症**　山茱萸 35g，每日 1 剂，水煎 2 次分服。症情好转后，剂量减至 10～15g，煎汤或代茶泡服，并随症加减。治疗 29 例，痊愈 20 例，显效 6 例，好转 3 例，一般服药 4～5 剂便开始见效[2]。

2. **复发性口腔溃疡**　干山茱萸 400g，碾碎成末，陈醋 200ml 备用。每晚睡前取上末 10g，用陈醋调成糊状，敷双足涌泉穴，次晨揭开洗净。10 日为 1 个疗程，连敷 4 个疗程，疗程间隔 10 天。治疗 92 例，显效 26 例，有效 54 例，无效 12 例[3]。

3. **乙肝相关性肾炎**　以六味地黄汤为主方，重用山茱萸并配用适量冬虫夏草，处方如下：生、熟地黄各 12g，山药 12g，山茱萸 15～20g，茯苓 15g，泽泻 12g，菟丝子 12g，女贞子 12g，芡实 12g，丹参 12g，防己 10g，萆薢 12g，冬虫夏草 2～3g。共治疗乙肝相关性肾炎 12 例，显效率达 33.3%，有效率达 41.6%，总有效率为 74.9%[4]。

此外，山茱萸还能治疗脱证（心源性休克等）[5]。

参考文献

[1] 国家药典委员会. 临床用药须知·中药饮片卷 [M]. 北京：中国医药科技出版社，2011：1192.

[2] 宋麒. 山茱萸汤治疗肩凝症 29 例 [J]. 中医杂志，19，40（11）：35.

[3] 刘智敏. 山茱萸湿敷涌泉穴治疗复发性口疮 [J]. 新中医，1992，24（3）：16.

[4] 李林，钟德珍，钟德雄. 重用山茱萸治疗乙肝相关性肾炎 [J]. 北京中医，2003，22（1）：5-7.

[5] 王四平，吕淑静，吴中秋，等. 李士懋教授运用山茱萸治疗脱证验案 3 则 [J]. 新中医，2010，42（4）：103-104.

赤石脂 Chìshízhī

为硅酸盐类矿物多水高岭石族多水高岭石，主含四水硅酸铝〔$Al_4(Si_4O_{10})$ $(OH)_8 \cdot 4H_2O$〕。甘、酸、涩，温。归大肠、胃经。

【处方用名】赤石脂、煅赤石脂。

【功效主治】

1. **涩肠止泻** 如治"下利不止"之赤石脂禹余粮汤，方中"赤石脂之涩以固肠胃"（《注解伤寒论》）。"凡泄利肠澼，久则下焦虚脱，无以闭藏，其他固涩之药性多轻浮，不能达下，惟石脂体重而涩，直入下焦阴分，故为久利泄澼之要药。"（《本草经疏》）适用于久泻久痢，滑脱不尽者。临证每与禹余粮相须为用，"凡下焦滑脱者，以二味为末，参汤调服最效"（《伤寒来苏集》）。

2. **止血** 如"仲景用桃花汤治下利便脓血，取赤石脂之重涩，入下焦血分而固脱"（《本草纲目》）。本品性涩入血分，走下焦，"功专止血固下"（《本经逢原》），"诸来血止塞归经"（《本草蒙筌》）。适用于便血、崩漏、月经过多等虚寒性出血。

3. **敛涩镇惊** 如治"心痛彻背，背痛彻心"之乌头赤石脂丸，此为阴寒痼结心痛之方证。"方中乌、附、椒、姜，一派大辛大热，别无他顾，峻逐阴邪而已"（《医宗金鉴》）。赤石脂性涩收敛，可缓辛热之药升散之性。又如"除热瘫痫"之风引汤，此为肝阳化风、肝风内动，而见有发热、肢体活动障碍、瘫痪或惊痫抽搐。方中赤石脂有镇惊疗痫之功。

4. **生肌敛疮** 仲景未详。本品外用，能生肌敛疮，使"溃疡收口，长肉生肌"（《本草求真》）。故"凡有溃疡，收口长肉甚验"（《本草新编》）。适用于溃烂不敛、烫伤、湿疹等。

【用量用法】

仲景用赤石脂计4方。

1. **用量** 本品在汤剂最大剂量为一斤，最小剂量亦为六两，在丸剂中剂量为一两。现常用量为9～12g，外用适量。

2. **炮制** 仲景在赤石脂禹余粮汤方中注明"碎"，在桃花汤方中注明"一半剉，一半筛末"。现多煅用。

3. 用法 煎服，或入丸剂。外用研末敷患处。

【使用注意】本品温涩固肠，凡"火热暴注者，不宜用；滞下全是湿热，于法当忌"（《本草经疏》）。不宜与肉桂同用。

【现代研究】主含四水硅酸铝，钛、镍、锶、钡等微量元素。本品有止血、止泻等多种药理作用[1]。

【临床应用】

1. 鼻出血 用赤石脂粉末、补骨脂末各 10g，三七粉末 4g，每日 2 次分服。共观察 88 例，显效 37 例，有效 46 例，无效 5 例，总有效率为 94.32%[2]。

2. 小儿病毒性肠炎 常规治疗加用赤石脂口服。剂量为年龄 2～6 个月 3～5g/日，6 个月～1 岁 5～8g/日，1～2 岁 8～15g/日，水煎 50～100ml 药液，分 3 次空腹口服，疗程 3 天。共观察 80 例，显效 60 例，有效 14 例，无效 6 例。与对照组比较，疗效显著（$P<0.01$）[3]。

3. 不稳定型心绞痛 常规西医处理加用以乌头赤石脂汤［乌头（先煎）、蜀椒各 3g，制附子（先煎）10g，干姜 6g，赤石脂（包煎）15g］，每天 1 服。共观察 24 例，显效 18 例，有效 4 例，无效 2 例，显效率为 75%，总有效率为 91.67%[4]。

参考文献

[1] 国家药典委员会. 临床用药须知·中药饮片卷［M］. 北京：中国医药科技出版社，2011：1189.

[2] 石红霞. 补骨脂赤石脂联合三七治疗鼻出血的疗效观察［J］. 临床医药文献杂志，2017，4（19）：3723.

[3] 林秀珍，文海燕. 赤石脂治疗小儿病毒性肠炎临床观察［J］. 光明中医，2007，22（9）：35-36.

[4] 黄汉超，周凤娇. 乌头赤石脂汤治疗不稳定型心绞痛的临床观察［J］. 中华中医药学刊，2007，25（5）：1032-1034.

诃黎勒 Hēlílè

为使君子科植物诃子 *Terminalia chebula* Retz. 或绒毛诃子 *Terminalia chebula*

Retz.var.*tomentella* Kurt.的成熟果实。苦、酸、涩，平。归肺、大肠经。

【处方用名】诃子、诃黎勒。

【功效主治】

1. 涩肠止泻 如治"气利"之诃黎勒散，方中"取其涩可去脱，若久泻久痢，则实邪去而元气脱，用此同健脾之药，固涩大肠，泻痢自止。如之可收标本兼治之效"（《药品化义》），因此能"止泻痢，霍乱"（《日华子本草》），为治久痢久泻，甚则脱肛的常用药物。后世医家多遵用之，如《圣惠方》以之配白矾为散治老人久泻不止；《本草汇言》则以之配白芷、防风、秦艽等为丸治肠风泻血。

2. 敛肺止咳 本品"治痰嗽咽喉不利，含三数枚"（《本草图经》）。"同人参用，则能补肺治咳嗽。东垣云，嗽药不用者，非矣，但咳嗽未久者不可骤用尔。"（《本草纲目》）具有敛肺止咳之效，可用于治疗肺虚久咳。

3. 降火利咽 本品"盖金空则鸣，肺气为火邪郁遏，以致吼喘咳嗽，或至声哑，用此降火敛肺，则肺窍无壅塞，声音清亮矣"（《药品化义》），"生用则清金行气"（《本草通玄》），能清降肺火而利咽开音。可用于治疗肺热津伤之咽干口燥、声音嘶哑、咽喉疼痛等。

【用量用法】

仲景用诃子仅见诃黎勒散1方。

1. 用量 原方中用本品"十枚"。现常用量为3~10g。

2. 炮制 "生用清金止嗽，煨熟固脾止泻。"（《本经逢原》）仲景用煨法，旨在涩肠止泻。

3. 用法 仲景于方后云："为散，粥饮和，顿服。"《本草思辨录》解释为："以粥饮和服，安其中气，是诃黎勒散之泄，亦有功无过矣。"现水煎服，或入丸、散剂。

【使用注意】本品性收敛，凡外有表邪，内有湿热积滞者不宜用。

【现代研究】主含诃子酸、诃黎勒酸、诃子鞣质、葡萄糖没食子鞣苷、没食子酸乙酯、榄仁萜酸、阿江榄仁苷元、阿江榄仁酸、莽草酸、去氧莽草酸、奎宁酸、三十碳酸、棕榈酸等。本品有抗菌、降血糖、抗氧化、抗肿瘤、强心、解痉挛等多种药理作用[1]。

【临床应用】

1. 肛肠疾病 在西医常规治疗的基础上，加用诃子散（煨诃子、枯矾各30g，研细为散）治疗慢性溃疡性结肠炎，以粥饮调下，每天限服30g。也可同时取 10g 上药煮汁 150ml，每日保留灌肠，疗效十分显著[2]。用上诃子散治疗直肠与肛门周围的疾病，直接敷洒患处，每日下午或晚上便后一次，同时，配用诃子散煎熏洗，每日 1～2 次。1～2 天即可改善症状，3～5 天可控制病情[2]。

2. 烧伤 新鲜桃枝、榆枝、桑枝、槐枝、柳枝各筷长一枝放入熬热的 2 斤麻油中，煎熬至焦黄，过滤，再加入乳香、没药各 1 两，再熬 5 分钟即得甲液。将 1 斤砸碎的诃子放入熬热的 2 斤麻油中，煎至焦黄，过滤即得乙液。将甲、乙两液按 1:1 的比例混合，即为五枝诃子油。清创后，五枝诃子油贴敷。共观察 100 例，结果：总有效率为98%[3]。

3. 失音 以诃子、杏仁各 30g，通草 7.5g，研碎，每服 12g，食后温服煨生姜水，可治久咳语声不出[4]。

4. 慢性咽炎 诃子四味散（诃子、沙参各 10g，青蒿 8g，甘草 5g），每次 3g，用白糖水送服，每日 2～3 次，15 天为 1 个疗程，服用 1～3 个疗程。共观察 21 例，结果：总有效率为95.2%[5]。

5. 慢性胃炎 蒙药十味诃子胃寒散（诃子 5g，石榴 30g，肉桂、荜茇、豆蔻、寒水石、白古月各 15g，光明盐、五灵脂各 10g，山奈 1g），水煎服，每日 1 剂，15 天为 1 个疗程。共观察 37 例，结果：总有效率为97.3%[6]。

参考文献

[1] 国家药典委员会. 临床用药须知·中药饮片卷 [M]. 北京：中国医药科技出版社，2011：1183-1185.

[2] 周灵. 蒙药诃子在肛肠疾病的临床运用 [J]. 中国民族医药杂志，2000，6（3）：46.

[3] 元锡市第三人民医院外科. 五枝诃子油治疗烧伤的疗效观察 [J]. 新医药学杂志，1975（8）：17-18.

[4] 许雪燕. 青果西青果及诃子的鉴别与临床应用 [J]. 中国医院药学杂志，2016，（36）：14.

[5] 吉格木德. 蒙药诃子四味散治疗慢性咽炎 21 例总结 [J]. 中国民族医药杂志，1999，5（1）：23.

［6］白承承. 蒙药十味诃子胃寒散治疗慢性胃炎的临床疗效观察［J］. 世界最新医学信息文摘，2015，15（101）：242，245.

禹余粮 Yǔyúliáng

为氢氧化物类矿物褐铁矿，主含碱式氧化铁〔FeO·（OH）〕。甘、涩，微寒。归胃、大肠经。

【处方用名】禹余粮、煅禹余粮。

【功效主治】

1. **涩肠止泻**　本品质重味涩，入大肠经。能"收大肠之滑泄"（《长沙药解》），有涩肠止泻之功，为"固大肠之药"（《本草汇言》）。仲景之赤石脂禹余粮汤主治下元失固、滑脱下利，方中禹余粮功专收涩，长于固大肠而止泻。《圣惠方》神效太乙丹，以之配乌头，治冷劳，大肠转泄不止；《本草汇言》以之配补骨脂、白术等，治脾肾阳虚之滑泄及虚人滑泄，无不取其涩肠止泻之功。

2. **收敛止血**　仲景未详。本品质重下沉，《本草撮要》谓其"功专镇固下焦"。《本草纲目》称其"主下焦前后诸病"。《药性论》谓其"主崩中"。《千金方》用以治妇人漏下，《胜金方》用以治妇人带下。

【用法用量】

仲景用禹余粮仅见赤石脂禹余粮汤 1 方。

1. **用量**　方中注明本品的用量为一斤。今内服常用量为 10～20g。

2. **炮制**　方中注明"碎"。今多打碎水飞或火煅用。

3. **用法**　入汤剂或丸、散剂内服，亦可外用。

【使用注意】

（1）本品功专收涩，故实证忌用。

（2）本品质重性坠，《本草纲目》记载，本品有"催生"之功，故孕妇当慎用。

【现代研究】主含〔FeO·（HO）〕。常又含多量的磷酸盐，以及 Al、Ca、Mg、K、Na、PO$_4$、SiO$_4$ 和黏土杂质。具有止泻、止血、抗衰老、抗肿瘤等作用[1]。

参考文献

[1] 国家药典委员会. 临床用药须知・中药饮片卷 ［M］. 北京：中国医药科技出版社，2011：1190.

白石脂 Báishízhī

为硅酸盐类高岭石族矿物高岭石 *Kaolinite*。甘、酸，平。归肺、大肠经。

【处方用名】白石脂。

【功效主治】

1. 涩肠止血　本品酸收，可治"泻痢，血崩带下，吐血衄血，并涩精淋沥"（《日华子本草》）等多种滑脱证。因其主入大肠经，尤善涩肠止泻，用于肠滑泻痢，故"古断下方多用"（《本草图经》）。如《子母秘录》用之和白粥空肚与食，治"小儿水痢，形羸不胜大汤药"；《外台秘要》用本品与干姜捣筛为末作丸，治"冷痢，食不消化及有白脓，日夜无节度"；《圣济总录》用本品与乱发（烧灰）、炙甘草捣为细散，治"小儿肠澼，下脓血"。

2. 收湿敛疮　本品外用，有收湿敛疮之功，能治"邪气痈肿，疽痔恶疮，头疡疥瘙"（《神农本草经》）及"新生儿脐湿"（《外科精义》）。如《千金要方》以本品研细，熬令微暖，以粉脐疮，治"小儿脐汁出不止，兼赤肿"；《圣惠方》用本品与乌贼骨、槟榔捣细为散，时掺疮中，治"金疮中风水、久不成痂"。

3. 镇惊定痫　仲景治"除热瘫痫"之风引汤。该方汇集寒水石、滑石、赤石脂、白石脂、紫石英、石膏等石药以清热息风，镇惊定痫，"治大人风引，少小惊痫瘛疭，日数十发"。方中白石脂善"疗五脏惊悸不足，心下烦"（《名医别录》），"安心镇五脏，除烦疗惊悸"（《日华子本草》），与诸药共剂，使热除风息痫定，则诸恙悉平。

【用量用法】

仲景用白石脂仅见风引汤 1 方。

1. 用量　原方中本品用量为六两。现常用量为 6～15g，外用适量。

2. 炮制　仲景未明。现一般除去杂质、石块，捣碎，备用。

3. 用法　入汤煎服，亦可入丸、散，还可外用研末撒或调敷。

【使用注意】本品为酸涩之品，湿热积滞者禁服。

【现代研究】主含水化硅酸铝，还尚含锶、钡、锰、钛、锌、铅、铜、锂等元素[1]。

参考文献

[1] 南京中医药大学. 中药大辞典·上册 [M]. 上海：上海科学技术出版社，2005：975.

第十四章
其他药

凡以外用为主，或药味较少，难以独立成章者，皆列入本章。

雄黄 Xiónghuáng

为硫化物类矿物雄黄族雄黄，主含二硫化二砷（As_2S_2）。辛，温；有毒。归肝、大肠经。

【处方用名】雄黄、雄黄粉。

【功效主治】

1. **解毒杀虫** 本品辛散温燥，有毒，有较强的以毒攻毒之功，"主寒热，鼠瘘，恶疮，疽痔，死肌，杀百虫毒"（《神农本草经》）。既可内服，也可外用，但以外用为主，"为疮家要药"（《本草经疏》）。如"狐蜜之为病，……蚀于肛者，雄黄熏之。""阳毒之为病，面赤斑斑如锦纹，咽喉痛，唾脓血……升麻鳖甲汤主之。"另有"小儿疳虫蚀齿，用雄黄、葶苈子点药烙之"，仲景均是取雄黄以毒攻毒，燥湿杀虫。《悬解》曰："后在肛门，则以雄黄散熏之，盖土湿木陷，郁而生热，化生虫类，前后侵蚀；苦参雄黄，清热而祛湿，疗疮而杀虫也。"《二注》谓："雄黄本主蛊疮杀虫，又有治风之义，故用熏之。"后世承《本经》之言，仲景之义，屡用雄黄治疗痈疽疔疮，疥癣，恶肿，虫蛇咬伤等证。如治疗痈疽坏烂及诸疮发毒的"生肉神异膏"，治疗对口疼痛的"雄吴散"，治疗大麻疯的"雄漆丸"，治疗急喉风、双蛾肿痛的"雄黄解毒丸"，无不取此义。

2. **燥湿止痒** 本品有燥湿杀虫止痒之功，为治皮肤湿疮、疥癣的常用药物。

如《外科大成》二味消毒散，与白矾共为末，茶清调化，局部外用，治热疔、痈、痤、疥、疹、风湿痒疮。

3. 祛痰截疟 本品"性热有毒，外用易见其长，内服难免无害"（《本草经疏》）。虽内服有杀虫，祛痰，截疟之功，可用于虫积腹痛，惊痫，疟疾等病证，但临床用之甚少。

【用量用法】

仲景用雄黄见于雄黄熏方、小儿疳虫蚀齿方、升麻鳖甲汤 3 方。

1. 用量 仲景用雄黄只在升麻鳖甲汤一方中注明雄黄用量为"一两"。现常用量为 0.05～0.1g。

2. 炮制 仲景注明"研"。现多水飞用。

3. 用法 升麻鳖甲汤为水煎服，外用治后阴蚀烂，仲景注明"雄黄，上一味为末，简瓦二枚合之，烧，向肛熏之"。治小儿疳虫蚀齿方也云"雄黄、葶苈，上二味，末之，取腊日猪脂溶，以槐枝绵裹头四五枚，点药烙之"。现内服多入丸、散剂，外用研末调敷或烧熏。

【使用注意】内服宜慎，不可过量或持续服用。外用也不宜大面积涂擦及长期持续使用，以免皮肤吸收过多，导致中毒。切忌火煅，煅烧后可生成砒霜，有剧毒。孕妇忌用。

【现代研究】主含二硫化二砷，约含砷 75%、硫 24.5%，并夹杂有少量硅、铅、铁、钙、镁等。有抑菌、抗肿瘤、抗血吸虫及疟原虫作用[1]。

【临床应用】

1. 中高危骨髓增生异常综合征 用雄黄粉装胶囊（1g/粒）1 粒，口服，日 2 次，服药 3 周，停 1 周，治疗 3 个月停药。服药同时依中医辨证分型服用扶正祛邪中药，每日 1 剂，水煎服，连服 3 个月。共治疗 30 例。结果：完全缓解 4 例，部分缓解 7 例，骨髓完全缓解伴血液进步 17 例，稳定 1 例，失败 1 例，总有效率为 93.3%[2]。

2. 尖锐湿疣 用复方雄黄乳膏（雄黄粉 15g，白鲜皮、苦参、黄柏、绵马贯众、大青叶、蛇床子各 60g，白矾、五倍子、十六醇各 30g，白凡士林 250g，硬脂酸 70g，十八醇 40g，单硬脂酸甘油酯 20g，甘油 50g，月桂氮草酮 20ml，羟苯乙酯 1g）直接涂布于皮损处，每天 3 次，10 天为 1 个疗程，观察 1～3 个疗程。

共治疗 35 例。结果：痊愈 8 例，显效 15 例，有效 8 例，无效 4 例，总有效率为 88.57%[3]。

3. 反应性关节炎 用自拟雄黄复方（水飞雄黄 0.02g，苍术、黄柏、川牛膝各 10g、薏苡仁、丹参、土茯苓各 30g，赤芍、虎杖、忍冬藤、络石藤、地龙各 15g，甘草 3g）水煎服，每日 1 剂，日服 2 次，观察 6 个月。共治疗 39 例。结果：临床治愈 30 例，显效 5 例，有效 3 例，无效 1 例，总有效率为 97.44%[4]。

4. 维甲酸耐药急性早幼粒细胞白血病 用雄黄 3.0～3.75g/日，分次口服，同时给予抗感染、成分输血并应用肝素预防及治疗弥散性血管内凝血（DIC），必要时应用集落刺激因子升高白细胞。共治疗 20 例。结果：完全缓解 17 例，部分缓解 1 例，未缓解 2 例，总有效率为 90%[5]。

5. 冠心病心绞痛 用硝石雄黄散制成的膏剂贴敷病人至阳穴（第七胸椎棘突下），间隔 24 小时换 1 次，10 天为 1 个疗程，观察 1 个疗程。共治疗 61 例。结果：显效 19 例，有效 31 例，无效 11 例，总有效率为 82%[6]。

参考文献

［1］国家药典委员会. 临床用药须知·中药饮片卷［M］. 北京：中国医药科技出版社，2011：1212.

［2］刘学永，王剑鹏，袁雪梅，等. 雄黄为主治疗中高危骨髓增生异常综合征 30 例临床观察［J］. 河北中医，2014，36（2）：175-177，183.

［3］徐红，陈宜鸿，陈爱香，等. 复方雄黄乳膏的制备和临床疗效观察［J］. 中国医院药学杂志，2002，22（3）：183-184.

［4］徐卫东，胡林飞，莫丽莎，等. 自拟雄黄复方治疗反应性关节炎 39 例临床观察［J］. 风湿病与关节炎，2014，3（11）：23-26.

［5］关键平，袁炜，杨浩，等. 雄黄治疗维甲酸耐药急性早幼粒细胞白血病临床研究［J］. 陕西肿瘤医学，2002，10（4）：281-282.

［6］刘新，崔庆荣，李朝平，等. 硝石雄黄散贴敷至阳穴防治冠心病心绞痛的临床研究［J］. 甘肃中医学院学报，2000，17（2）：43-46.

蛇床子 Shéchuángzǐ

为伞形科植物蛇床 *Cnidium monnieri*（L.）Cuss.的干燥成熟果实。辛、苦，温；有小毒。归肾经。

【处方用名】蛇床子。

【功效主治】

1. 燥湿祛风，杀虫止痒　本品辛苦温燥，长于燥湿祛风，杀虫止痒。"功用颇奇，内外俱可施治，而外治尤良"（《本草新编》）。"大风身痒难当，作汤洗愈"（《本草蒙筌》）。"治外疡湿热痛痒，浸淫诸疮，可作汤洗，可为末服，收效甚捷"（《本草正义》）。适用于阴痒带下，湿疹瘙痒等。如"温阴中坐药"蛇床子散。病由阴寒湿浊之邪凝着下焦所致。本品"芬芳燥烈，不受阴湿之气，故入于人身，亦能入下焦湿气所归之处，逐邪而补正也"（《神农本草经百种录》），因"此病在阴中而不关脏腑，故但纳药阴中自愈"（《金匮要略心典》）。

2. 温肾壮阳　本品"入肾而补元阳，大有奇功"（《本草通玄》），能"暖子宫，起阴器于融合；厚丹田，壮元阳而久健"（《本草汇言》）。"治男子阳痿腰疼，大益阳事；女人阴中肿痛，善暖子宫"（《本草正》），有壮阳暖宫起痿之功，适用于肾阳虚衰，下焦虚寒所致的男子阳痿不育，女子宫冷不孕等。

【用量用法】

仲景用蛇床子仅蛇床子散 1 方。

1. 用量　原方剂量不详。现常用量为 3～10g，外用适量。

2. 炮制　《本草蒙筌》云："入药取仁炒用，浴汤带壳生煎。"

3. 用法　原方为外用。今可外用作汤洗，或水煎服。

【使用注意】本品"性温燥，肾家有火，及下部有热者，勿服"（《本草经疏》）。

【现代研究】主含蛇床子素、异虎耳草素、花椒素酚、二甲基乙烯酮等。本品有抗细菌、抗真菌、抗炎、镇痛、抗变态反应、抗肿瘤、抗心律失常等多种药理作用[1]。

【临床应用】

1. 阴道炎　用蛇床子散（蛇床子 30g，苦参、百部各 25g，黄柏、花椒、金银花各 15g）加水 2000ml，煎汤熏洗外阴后，坐浴 10～30 分钟，日 1 剂，早、晚各 1 次，10 天为 1 个疗程。治疗念珠菌阴道炎 93 例，有效 82 例，无效 11 例，总有效率为 88.2%。治疗滴虫阴道炎 71 例，有效 63 例，无效 8 例，总有效率为 88.7%。治疗老年性阴道炎 21 例，有效 19 例，无效 2 例，总有效率为 90.5%[2]。

2. **湿疹**　用蛇床子散（蛇床子、地肤子各 30g，苦参、百部、苍术、荆芥、防风、花椒各 15g），加水 1500ml，煎煮 1 小时，将药液滤出，再加水 1500ml，再煎沸 1 小时将药液滤出，2 次合在一起，温热备用。每天将患处擦洗 2 次，每次 30 分钟，1 剂药可洗 2～3 天。结果：358 例中，治愈 344 例，好转 11 例，无效 3 例，总有效率达 99%[3]。

3. **不孕症**　用蛇床子、五味子、远志三味中药煎剂口服，每次 250ml，日 2 次，连用药 7 天。治疗排卵障碍性不孕症 35 例，结果：经过 1～3 个周期的治疗，92.6%的病人能建立正常月经周期，排卵率 82.9%，妊娠率 62.9%[4]。

参考文献

[1] 国家药典委员会. 临床用药须知·中药饮片卷 ［M］. 北京：中国医药科技出版社，2011：1215-1217.

[2] 芦红. 蛇床子散加味熏洗治疗阴道炎 367 例临床分析 ［J］. 井冈山医专学报，1996，3（23）：32-33.

[3] 杨洪军，于振兰，贾艳丽. 蛇床子散治疗湿疹 358 例 ［J］. 黑龙江中医药，2006，（3）：24-25.

[4] 燕恒毅，李淑梅. 蛇床子-五味子-远志三味中药在促排卵治疗不孕症中的临床观察（附 68 例临床分析）［J］. 中医临床研究，2012，4（1）：56-58.

瓜蒂 Guādì

为葫芦科植物甜瓜 *Cucumis melo* L. 的果蒂。苦，寒；有毒。归心、胃、胆经。

【处方用名】瓜蒂、甜瓜蒂。

【功效主治】

1. **涌吐痰食**　如治"胸中痞硬，气上冲咽喉不得息者，此为胸有寒也""宿食在上脘"之瓜蒂散。前者为痰实停滞，后者为宿食停滞，且有上越之势。仲景均强调"当吐之"，以瓜蒂为君。本品"极苦而性上涌，能去上焦之病，高者因而越之是也"（《本草征要》），"入阳明而能吐风热痰涎，上膈宿食"（《药性切用》）。故"凡胸中寒邪，膈间痰塞，与夫食物病在胸膈中者，皆吐越之"（《本草发明》）。"诚涌泄之宣剂通剂也"（《本草乘雅》）。凡痰涎郁结于胸中，或宿食、毒物停留胃中，尚未吸收者，皆可因势利导，涌而吐之。

2. 利湿消水 如治"太阳中暍，身热疼重，而脉微弱，此以夏月伤冷水，水行皮中所致也。一物瓜蒂汤主之"。所谓"脉虚身热，得之伤暑。此证先中于热，再伤冷水，水气留于腠理皮肤之中，则身热疼重也"（《金匮要略直解》）。"暑病恒以湿为病，而治湿即所以治暑"（《金匮要略心典》）。方用瓜蒂一物，"利湿消水"（《本草再新》），"决皮中之水"（《长沙药解》），功专力宏。主"身面四肢浮肿"（《本经》），使水去而暑无所依，而病自解。

此外，本品能引去湿热，用治湿热黄疸。可"取其蒂烧灰存性，用少许吸鼻中，流出黄水而愈，极验"（《本草崇原》）。

【用量用法】

仲景用瓜蒂见瓜蒂散与一物瓜蒂汤 2 方。

1. 用量 本品在汤中用"二十个"，在散中用"一分"。现常用量为 2.5～5g（煎服），或每次 0.3～1g（入丸、散）；外用适量。

2. 炮制 仲景于瓜蒂散中注明"熬黄"。现于夏季果熟时采收果柄，阴干备用。

3. 用法 多入汤剂、散剂服用，也可研末吹鼻用，待鼻中流出黄水即可停药。

【使用注意】

（1）体虚、失血者忌服 仲景于瓜蒂散方后告诫曰："诸亡血、虚家，不可与瓜蒂散。"

（2）中病即止 仲景指出，凡用本品，"不吐者，少少加；得快吐，乃止"。提示使用本品催吐，可采用少量渐增之法，若得快吐，应停止用药，不可过剂，以防克伐正气。

（3）脾胃虚弱、孕妇、产后，及中上部无实邪者忌用 《本草衍义补遗》云：

"胃弱者勿用，病后、产后宜深戒之。"《本草备要》云："中上部无实邪者禁用。"

【现代研究】主含葫芦素 B、D、E，异葫芦素 B 等。本品有催吐等作用[1]。

【临床应用】

1. **急性黄疸型肝炎** 以瓜蒂散 0.1g 吹入两侧鼻内，每天 1 次，3 天为 1 个疗程，需要间隔 3～7 天方可继 2～3 个疗程。共观察急性黄疸型病毒性肝炎高胆红素血症 188 例，结果：显效 153 例，有效 31 例，无效 4 例，总有效率为 97.9%[2]。

2. **慢性乙型肝炎** 用瓜蒂 50g，赤小豆、秫米各 25g，研极细末，装瓶备用。每次 1g，分 4 等份，交替吹入两鼻孔内，间隔 20 分钟，4 天喷药 1 次，喷药 6 次后改为 6 天喷药 1 次。共观察 60 例，近期临床治愈 41 例，好转 14 例，无效 5 例，总有效率为 91.67%[3]。

3. **糖尿病** 取瓜蒂 0.3g～0.5g，加水 400ml 左右煎 2 次。把两次煎液混加在一起取液 500～600ml，分 3～4 次口服。早晨服 150～200ml，中午服 80～150ml，晚间与睡前分别服 80～100ml。如果病人无呕吐可增加口服剂量，如病人有呕吐，可减少口服量，不吐为适。共观察 22 例，结果表明：瓜蒂液降糖作用肯定，其疗效优于优降糖、达美康、降糖灵，无明显毒副作用[4]。

参考文献

[1] 国家药典委员会. 临床用药须知·中药饮片卷［M］. 北京：中国医药科技出版社，2011：1207.

[2] 孟钱. 瓜蒂散治疗急性黄疸型病毒性肝炎高胆红质血症验证［J］. 吉林中医药，1986，（3）：7.

[3] 郑传运. 瓜蒂散喷鼻治疗慢性乙型肝炎 60 例［J］. 中医外治杂志，2002，11（1）：15.

[4] 刘铜山. 瓜蒂液治疗糖尿病 25 例［J］. 临床荟萃，1992，7（4）：183-184.

曲 Qǔ

为大量面粉、麦麸与适量鲜辣蓼、鲜青蒿、杏仁、赤小豆粉和鲜苍耳混合后经发酵而成的加工品。甘、辛，温。归脾、胃经。

【处方用名】神曲、六曲、六神曲、麸炒六神曲、焦六神曲。

【功效主治】

消食和胃 "古人用曲，即造酒之曲，其气味甘温，性专消导，行脾胃滞气，散脏腑风冷。神曲乃后人专造，以藉药用，力倍于酒曲"（《本草经疏》）。能"扶脾胃以进饮食，消隔宿停留胃内之食"（《滇南本草》），"消磨水谷，是其本功"（《本草便读》）。适用于饮食积滞，脘腹胀满，嗳腐吞酸，恶食呕逆等。如治"虚劳诸不足，风气百疾"之薯蓣丸，方中之曲，"香能醒脾，甘能洽胃，理中焦，用治脾虚难运"（《药品化义》），既可助人参、白术、茯苓、甘草等益气调中，又可作为丸剂的赋形剂用。

此外，本品又能助金石药物之消化，凡丸剂中有金石、贝壳类药物难以消化者，可以之为赋形剂糊丸，以助消化。

【用量用法】

本品仅见于薯蓣丸 1 方。

1. **用量** 原方中本品用"十分"。现常用量为 6～15g。

2. **炮制** 仲景未详。现今多生用、炒用或炒焦。如《本草原始》云："凡入药令炒香变黄色方可用。"《炮炙大法》谓："炒黄以助土气。"

3. **用法** 原方以曲与其他药，末之，炼蜜和如丸弹子大，空腹酒服一丸。现神曲多入汤剂或研末入丸、散剂用。

【现代研究】主含酵母菌、淀粉酶、维生素 B 复合体、麦角甾醇、蛋白质及脂肪、挥发油等。有促进消化液分泌而助消化作用[1]。

【临床应用】

1. **肠易激综合征（IBS）** 用神曲水煎液 100ml，每天 2 次口服。同时给予思密达 3g/次，每天 3 次口服。共观察 12 例。结果：显效 5 例，有效 6 例，无效 1 例，总有效率为 91.7%。研究表明，神曲对人体肠道菌群有调整作用，可以增加 IBS 病人肠道有益菌群数量，减少需氧菌数量，并能够改善临床症状，达到较理想的疗效[2]。

2. **小儿泄泻** 用神曲煎液口服，6 个月～1 岁，每次 5ml，每日 2 次；1～3 岁，每次 10ml，每日 2 次，疗程为 5 天。共观察 60 例，临床痊愈 5 例，显效 28 例，有效 19 例，无效 8 例，总有效率为 86.67%[3]。

3. **幽门螺杆菌感染性胃炎** 用神曲 30g，附子、干姜各 10g，每日 1 剂，分早、晚 2 次煎服，连服 28 天为 1 个疗程。治疗 338 例，结果：1 个疗程治愈者 187 例，占 55.33%；2 个疗程治愈者 119 例，占 35.21%；无效 32 例，占 9.46%[4]。

【备注】关于曲　仲景名"曲"，但未明其所制。《本草纲目》释名曰："昔人用曲，多是造酒之曲；后医乃造神曲，专以供药，力更胜之。"可见，仲景之曲作药用，应为神曲。《本草求真》曰："其物本于白面、杏仁、赤小豆、青蒿、苍耳、红蓼六味作饼蒸郁而成。"《本草便读》曰："神曲，配六药以糊成。"故今多以"六神曲"为正名。

参考文献

[1] 国家药典委员会. 临床用药须知·中药饮片卷［M］. 北京：中国医药科技出版社，2011：636.

[2] 庄彦华，杨春辉，杨旭东，等. 中药"神曲"对肠易激综合征患者肠道菌群的调节和临床疗效的研究［J］. 中国微生态学杂志，2005，17（1）：41-43.

[3] 杨向娜，刘敏，王洪波. 中药"神曲"治疗小儿泄泻 60 例疗效观察［J］. 黑龙江中医药，2015，（3）：26-27.

[4] 张兴臣. 幽门螺杆菌感染性胃炎 338 例疗效观察［J］. 黄河医学，1994，3（3）：3.

消石 Xiāoshí

为矿物硝石经加工炼制而成的结晶。苦、咸，寒。归心、脾经。

【处方用名】消石、硝石、火硝。

【功效主治】

1. 利水泻下　本品能"涤去蓄结饮食，推陈致新，除邪气"（《神农本草经》），"利小便"（《名医别录》），治"霍乱吐利，五种淋疾，女劳黑疸"（《本草纲目》）。如治"黄疸腹满，小便不利而赤"之大黄硝石汤；治"黄家日晡所发热，而反恶寒"之硝石矾石散。仲景在消石矾石散方后注明"病随大小便去"，张锡纯亦云："与皂矾同用，善治内伤黄疸"。可见消石、矾石同用能利大小便，祛湿热；与大黄同用则通大便，泄腑热，配伍得当，则二便通利，邪有出路，诸病自愈。

2. **破坚散结** 本品咸能软坚，苦能攻下，能"润燥软坚，泻实"(《本草蒙筌》)，"破血，破积，散坚结，治腹胀"(《药性论》)。如鳖甲煎丸治痰瘀互结之疟母重用硝石，以其与鳖甲、大黄等同用，以收祛瘀通滞，除痰散结，祛实复虚之效。

【用量用法】

仲景用硝石共计 3 方。

1. **用量** 本品在大黄硝石汤中用"四两"，在鳖甲煎丸中用"十二分"，在消石矾石散中用量为"和服方寸匕，日三服"，约合 1.5～4.5g。现常用量为 1～3g。

2. **炮制** 仲景未详。一般敲碎研细，或再予水制（与萝卜同煮，析出结晶，取出晾干），或火制（无烟文火，炒至无水分，取出冷却）。

3. **用法** 内服：入丸、散剂；外用：研末点目、吹喉或水化罨敷。

【使用注意】体弱及孕妇禁服。

【现代研究】主含硝酸钾、少量氯化钠、氯化钾及极微量砷、铜等重金属[1]。本品有利尿、抑石、溶石、排石等多种药理作用[2]。

【临床应用】

1. **胆石症** 自拟金虎消石汤［硝石 30g（另包，每次冲服 5g），金钱草、虎杖各 30g，郁金、鸡内金、竹茹各 20g，琥珀 18g（另包，每次冲服 3g），赤芍、柴胡、枳实各 15g，大黄 12g（后下），甘草 10g］，随症加减。上药先用冷水 1000ml 浸泡 30 分钟，再用文火煎 30 分钟，待温度降至 50℃左右，用纱布过滤，得药汁 500ml 置于大容器内。再将原药加水 800ml，同法煎取，共得药汁约 900ml，待冷却后装瓶冷藏备用。每日 3 次口服，每次 100～150ml，并加硝石 5g、琥珀 3g，冲服。2 日 1 剂，15 天为 1 个疗程。共观察 116 例，结果：治疗 1 个疗程后，治愈 26 例，好转 34 例，无效 56 例；治疗 3 个疗程后，治愈 68 例，好转 43 例，无效 5 例。治愈率 58.6%，总有效率为 95.7%[3]。

2. **囊虫病** 用硝石矾石片（硝石 2 份，制皂矾 1 份，以 2:1 量研成细粉，制成 0.2g 重片剂，瓶装密封备用），成人每次 8 片，儿童酌减，每日 3 次，用白开水送服。凡接受治疗病例，均常规服槟榔承气汤［槟榔片 100g，生大黄（后下）20g，芒硝（冲服）25g，甘草 15g］。每剂水煎 300～400ml，在晨起分 2 次空腹口服（间隔 4 小时）。3 个月为 1 个疗程，每个疗程间隔 10 天，一般连用 3

个疗程。对高颅压者适当给以脱水剂；对脑膜脑炎型配合地塞米松静脉滴注，10mg/次，连用 5～7 天；癫痫发作频繁者，配合短程（1～3 个月）西药抗癫痫治疗。共观察 2750 例，结果：皮下肌肉囊虫病 1250 例，治愈 762 例，总有效率为 92.3%；脑囊虫病 1500 例，治愈 649 例，总有效率为 90.7%。对血囊虫抗体转阴率为 69.5%，对脑脊液囊虫抗体转阴率为 55.1%。研究表明，本品治疗囊虫病的最佳疗程为 3 个疗程[4]。

3. 冠心病心绞痛　用硝石雄黄散（硝石、雄黄、冰片按 5:1:1 的比例配合，三药共研细末，加入基质黄蜡、香油制成膏状），每次取 10g 贴敷病人至阳穴，间隔 24 小时换 1 次，10 天为 1 个疗程，治疗 1 个疗程。共观察 61 例，总有效率为 82%[5]。

【备注】《神农本草经》载有"朴消""消石"，"消石"下又有"芒消"一名。《名医别录》亦载有"朴消""消石""芒消"。三者究竟为何物，后世文献记载混乱。宋代以降，本草文献记载的硝类药物逐渐明晰。明代李时珍有一篇"正误"专门对此进行论述："诸消，自晋唐以来，诸家皆执名而猜，都无定见。惟马志开宝本草，以消石为地霜炼成，而芒消、马牙消是朴消炼出者，一言足破诸家之惑炙。诸家盖因消石一名芒消，朴消一名消石朴，之名相混，遂致费辨不决。而不知消有水火二种，形质虽同，性气迥别也。惟神农本经朴消、消石二条为正。其别录芒消、嘉祷马牙消、开宝生消，俱系多出，今并归并之。神农所列朴消，即水消也，有二种，煎炼结出细芒者为芒消结出马牙者，为牙消其凝底成块者通为朴消，其气味皆咸而寒。神农所列消石，即火消也，亦有二种，煎炼结出细芒者亦名芒消，结出马牙者，亦名牙消，又名生消其凝底成块者，通为消石。其气味皆辛苦而大温。二消皆有芒消、牙消之称，故古方有相代之说。自唐宋以下，所用芒消、牙消，皆是水消也。南医所辨虽明，而以凝水石、猪胆煎成者为芒消，则误矣。今通正其误。"

仲景区分使用芒硝和消石（赤消），芒硝多用于泻热通便，软坚散结，推陈致新；而消石多用于攻坚破积，利水泻下，化瘀祛湿。《神农本草经》所载消石为今之芒硝，朴硝为今之硝石。《名医别录》载"朴消""芒消"为今之芒硝，"消石"为今之硝石，与现代认识一致。

参考文献

[1] 邵江娟，吕翔，路长珍，等. 硝石化学成分研究 [J]. 南京中医药大学学报，2010，26
（4）：306–307.

[2] 袁振山，盛钦业. 中药火硝治疗结石的机制探讨 [J]. 时珍国医国药，2002，13（9）：
523–524.

[3] 冯德仕，韩江南，冯鑫东. 金虎硝石汤治疗胆石症 116 例 [J]. 湖北中医杂志，2003，25
（2）：40–41.

[4] 陈治水，聂志伟，孙旗立，等. 硝石矾石片治疗囊虫病 2750 例临床观察 [J]. 中医杂志，
1994，35（7）：422–424.

[5] 刘新，马鸿斌，李朝平，等. 敦煌医方——硝石雄黄散贴敷至阳穴防治冠心病心绞痛 61 例
临床研究 [J]. 中医杂志，2001，42（3）：153–155.

矾石 Fánshí

为硫酸盐类矿物明矾石经加工提炼制成，主含含水硫酸铝钾 [$KAl(SO_4)_2 \cdot 12H_2O$]。酸、涩，寒。归肺、脾、肝、大肠。

【处方用名】白矾、矾石、明矾、枯矾。

【功效主治】

1. 解毒杀虫，燥湿止痒 本品"味烈性寒，故能杀湿热之虫，除湿热之毒"
（《神农本草经百种录》）。外用有解毒杀虫之效，尤以收湿止痒见长。适用于疮面
湿烂、皮肤瘙痒等皮肤疾患。如治"脚气冲心"之矾石汤，治妇人"下白物（带
下）"之矾石丸。方中矾石之用，诚如《本草经疏》所云"其性燥急收涩，解毒
除热坠浊"。前方仲景以之煎汤"浸脚"，旨在导湿下行，收敛心气；后方以之制
丸，"纳脏中（纳入阴道中）"，旨在清热除湿以止带下。两方均为外用，使药物
直接作用于病变局部，以期更好地发挥治疗效果，开创外治法之先河。又如治女
劳疸之硝石矾石散，方中矾石之用，亦取其"燥湿而利水也"（《长沙药解》）。书
中进一步说："矾石，入足太阴脾、足太阳膀胱经，善收湿淫，最化瘀浊，黑疸
可消，白带能除，……矾石收脏腑之水湿，土燥而气达，是以愈也"，其说甚

明，足见矾石治诸疾莫不以除湿为功。

2. 消痰祛风 本品性寒，能清化热痰，"长于治顽痰热痰，急证用之，诚有捷效"（《医学衷中参西录》）。适用于痰迷心窍，神识皆乱，癫痫发狂等。如治"大风四肢烦重"之侯氏黑散，取其消痰祛风之用。后世多仿此以治风痰之证。如《卫生宝鉴》化痰丸以本品研末炼蜜为丸内服，治风痰闭阻，心神被蒙，神志不清，抽搐吐涎之癫痫；《圣济总录》救急稀涎散，用本品与豁痰开窍之皂荚，温水灌服，治痰涎壅盛，蒙蔽清窍而出现中风卒倒，神昏失语，喉中痰壅者。

3. 止泻止血 本品"酸涩而收"（《本草便读》），能收敛止血，涩肠止泻。如《圣济总录》以本品研末吹鼻治鼻衄。《千金要方》用本品煎汤含漱，治牙龈出血。《外科正宗》以生矾、枯矾配松香研末敷伤处治金疮出血。《太平圣惠方》诃黎勒散以本品与诃子同用，治年老体弱，脾肾亏损，久泻不止者。

【用量用法】

仲景用矾石共4方，汤剂1方，散剂2方，丸剂1方。

1. 用量 本品在原方中用量最大为二两，最小为三分。现常用内服量为0.6～1.5g，外用适量。

2. 炮制 仲景在硝石矾石散及矾石丸中皆言"烧"，即煅枯入药，系指今之枯矾。本品有生用与煅用之别。《证类本草》谓：煅者"谓之枯矾，不煅者谓之生矾"。《本草述钩元》指出："惟化痰生用"，余皆煅用。

3. 用法 原方汤、散、丸剂型皆有使用。现有内服，亦可外用，现多作外用。如仲景用矾石丸"纳脏中"，矾石汤"浸脚"，即外治法之典范，今多效仿之。

【使用注意】

（1）阴虚内热者慎用 《本草经疏》谓："凡阴虚内热，火炽水涸，发为咽喉痛者，不宜含此；目痛由阴虚血热者，亦不宜用。"

（2）内服不宜过量 《本草衍义》指出："不可多服，损心肺，却水故也。"

（3）要注意顾护胃气 仲景于硝石矾石散后云："以大麦粥汁和服"，旨在保养胃气，以防伤胃之弊。

【现代研究】主含含水硫酸铝钾，枯矾为脱水硫酸铝钾。有广谱抗菌、抗阴道滴虫、消炎、防腐、止血、止汗、收敛、止泻、促进溃疡愈合、净水和做硬化剂等作用[1]。

【临床应用】

1. **小儿湿疹** 用白矾散加味方（白矾、硫黄、黄连、雄黄、蛇床子、马齿苋、蜀椒）煎液浓度 10%～30%，每日洗浴 1 次，每次半小时，观察 7 天。共治疗 100 例。结果：瘙痒完全消退 80 例，消退大于 30% 17 例，消退小于 30% 3 例，总有效率为 97%[2]。

2. **急性尿潴留** 用白矾 3g 研末，置于病人脐中，上敷两层纱布。取温水从纱布上面向脐中逐渐滴入，待白矾徐徐溶化。治疗 3 例。结果：3 例病人中，经 1 次治疗痊愈 1 例，另 2 例病人经第 1 次治疗后均有好转，之后每天依法治疗 2 次，其中 1 例 3 天治愈，另 1 例 5 天治愈[3]。

3. **腮腺炎** 将白矾 20g 研成细末，与适量蛋清混合均匀，后涂于患处外敷，每日涂药不得少于 10 次。共治疗 30 例。结果：30 例全部治愈[4]。

参考文献

[1] 国家药典委员会. 临床用药须知·中药饮片卷 [M]. 北京：中国医药科技出版社，2011：1215.

[2] 林绍琼，张世宇，陈敬康，等. 白矾散加味药浴治疗小儿湿疹 100 例 [J]. 四川中医，2002，20（5）：57-58.

[3] 张凯. 白矾外用治疗急性尿潴留 [J]. 中医外科杂志，2011，20（5）：35.

[4] 吴成，杨喜雅. 自拟白矾蛋清外敷法治疗腮腺炎 30 例 [J]. 中国农村医学，1990，（8）：50.

铅丹 QiānDān

为纯铅经加工制造而成的四氧化三铅（Pb_3O_4）。辛、咸，寒；有毒。归心、脾、肝经。

【处方用名】铅丹、红丹。

【功效主治】

1. **内服坠痰镇惊** 如治"伤寒八九日，下之，胸满烦惊，小便不利，谵语，一身尽重，不可转侧"之柴胡加龙骨牡蛎汤。"此方能治肝胆之惊痰，以之治癫痫必效"（《伤寒论类方》）。方中铅丹性寒质重，功能"能镇心安神，坠痰降火"（《本草正》），"治惊痫癫狂、吐逆反胃有奇功"（《本草纲目》）。适用于痰热惊痫癫狂，吐逆反胃等。因其有毒，故现已少用。

2. 外用拔毒生肌　本品外用，能"解热拔毒，长肉祛瘀，故治恶疮肿毒，及入膏药，为外科必用之物"（《本草纲目》），"入一切膏药，贴恶疮肿毒"（《本草经疏》）。适用于恶疮肿毒，无论红肿初起，脓成未溃，溃后脓水淋漓，或久溃不敛者皆宜。也为制备外用膏药的主要原料。

【用量用法】

仲景用铅丹仅柴胡加龙骨牡蛎汤1方。

1. 用量　原方用本品一两半。今常用量为0.9~1.5g，外用适量。

2. 炮制　仲景未详。《本草纲目》云："凡用，以水漂去消盐，飞去砂石，澄干，微火炒紫色，地上去火毒，入药。"

3. 用法　仲景入汤煎服。今多入丸、散服；外用研末撒、调敷或熬膏涂敷患处。

【使用注意】本品有毒，内服宜慎。"惊痫由于血虚者，毋乱投也"（《本草汇言》）。"吐逆由于胃虚及因寒发吐者，皆不宜服"（《本草经疏》）。

【现代研究】主含四氧化三铅（Pb_3O_4）。本品有杀菌、杀虫与抑制黏膜分泌的作用[1,2]。

【临床应用】

1. 肛肠外科术后　用红油膏纱条（九一丹30g，铅丹4.5g，凡士林膏适量，和匀成膏后入干纱条拌匀，经高压蒸汽消毒后备用），病人每次大便后，先用温开水配成1:5000高锰酸钾或温盐水泡洗15分钟。换药时，病人取侧卧位，伤口一侧紧贴床面，用盐水清洗后，填入红油膏纱条。再覆外盖敷料，胶布固定。结果：治疗280例，混合痔90例，切口平均13.2天愈合；肛瘘80例，切口平均16.2天愈合；肛裂55例，切口平均12.6天愈合；肛瘘合并混合痔40例，切口平均15.2天愈合；其他肛肠疾病15例，切口平均12.5天愈合[3]。

2. 压疮　用红丹膏（樟脑软膏500g，铅丹粉15g，搅拌均匀），清疮后敷于患处，每日1次，1周后用本品稍薄一些，换药隔日1次，治疗压疮Ⅱ、Ⅲ期病人 48 例。结果：治愈 43 例，好转 5 例[4]。

参考文献

[1] 雷载权，张廷模. 中华临床中药学（上册）[M]. 北京：人民卫生出版社，1998：2002-2014.

[2] 国家药典委员会. 临床用药须知·中药饮片卷 [M]. 北京：中国医药科技出版社，2011：1233.

[3] 郝国珍，袁慧. 红油膏纱条用于肛肠外科术后换药 [J]. 湖北中医杂志，2002，24（10）：23.

[4] 黄思宁. 红丹膏治疗褥疮 48 例观察 [J]. 承德医学院学报，1999，16（1）：85.

甘李根白皮 Gānlǐgēnbáipí

为蔷薇科植物李树 *Prunus salicina* Lindl. 的根皮。苦、咸，寒。归心、肝、肾经。

【处方用名】甘李根白皮、李根白皮、李根皮。

【功效主治】

下气降逆　如治"奔豚气上冲胸，腹痛，往来寒热"之奔豚汤。"此奔豚气之发于肝郁者。往来寒热，肝脏有邪气而通于少阳也"（《金匮要略心典》）。本品主入厥阴肝经，"专降逆气"（《本草求原》）。能"下肝气之奔冲，清风木之郁热"（《长沙药解》），故以"止心烦、逆奔气"（《名医别录》）。

此外，本品苦寒，尚能清热燥湿，解毒。"治脚下气，主热毒"（《药性论》），"断痢疾，收带下"（《长沙药解》），可用于热毒疮痈，湿热痢疾，赤白带下，脚气等。

【用量用法】

本品仅见于奔豚汤 1 方。

1. **用量**　原方中本品用量为"一升"。现常用量为 3～9g，外用适量。

2. **炮制**　仲景未详。《药性论》云："去皱皮，炙令黄香"，今多从之。

3. **用法**　入汤煎服，或煎汁含漱，或磨汁外涂。

【备注】关于甘李根白皮 本品在医药典籍中，曾有"甘""苦"两种称谓。《本经逢原》指出："《药性论》云入药用苦李根皮，而仲景治奔豚气奔豚汤用甘李根白皮，时珍疑为二种，不知仲景言甘，是言李之甘，《药性》言苦，是言根之苦。"为此，《中华本草》以"李根皮"为正名，今多从之。

蜂窠 Fēngkē

为胡蜂科昆虫果马蜂 *Polistes olivaceous*（DeGeer）、日本长脚胡蜂 *Polistes japonicus* Saussure 或异腹胡蜂 *Parapolybia varia* Fabricius 的巢。甘，平。归胃经。

【处方用名】蜂房、露蜂房。

【功效主治】

1. **攻毒杀虫** 本品质轻有毒，主归胃经。能"驱风攻毒，散疔肿恶疮"（《本草汇言》）。"功能治一切附骨疔疽乳岩等证，毒根连及脏腑者可用此拔之"（《本草便读》）。为"皆取其以毒攻毒，兼杀虫之功耳"（《本草纲目》）。适用于疮疡肿毒，乳痈瘰疬等。如仲景用治"癥瘕疟母"之鳖甲煎丸，此方寒热并用，攻补兼治，为治疗疟母主方。方中蜂窠之用，旨在以毒攻毒，取其攻毒消肿、杀虫散结之效用。

2. **祛风止痒，止痛** 仲景未详。本品其质轻扬，性善走窜，长于祛风，凡"癣癞顽风可治，风虫牙痛水漱为良"（《本草便读》）。治"历节风痛，痛如虎咬，盖取其以毒治毒之义云"（《本草汇言》）。适用于皮肤顽癣，风疹瘙痒，风虫牙痛，及风湿痹痛等。

【用量用法】

仲景用本品仅见鳖甲煎丸 1 方。

1. **用量** 本品在原方中用"四分"。现常用量为3～5g，外用适量。

2. **炮制** 仲景在方中注明"炙"。现多晒干用，或略蒸，除去死蜂死蛹，晒干用。

3. **用法** 今多供外用，研末油调敷患处，或煎水漱，或洗患处。亦可煎汤内服或研粉服用。

【使用注意】本品"总属有毒之品，不必为此侥幸之图，而为内服之药耳"（《本草便读》）。故凡"病属气血虚，无外邪者，与夫痈疽溃后元气之乏竭者，皆不宜服"（《本草经疏》）。肾功能不全者慎用。

【现代研究】主含蜂蜡、树脂及挥发油（露蜂房油），还含氨基酸、铁、钙等微量元素。能促进血液凝固，增强心脏运动，并有抗肿瘤、免疫抑制及利尿等多种药理作用[1,2]。

【临床应用】

1. **乳腺增生**　用蜂房方（由炙蜂房、公丁香、荜茇、细辛、生半夏等组成）研末调成糊状外敷乳房，治疗乳腺增生 90 例，日 1 次，2 周为 1 个疗程，间歇 1 周后开始下一个疗程，共 2 个疗程。结果：总有效率为 97.8%[3]。

2. **急性乳腺炎**　取蜂窠文火炒焦黄研末，每次 3g，黄酒冲服。每 4 小时 1 次，3 天为 1 个疗程。共观察 26 例，痊愈 23 例，进步 1 例，无效 2 例。平均治愈时间为 2.1 天，病程在 10 天以下者，大都可以消散痊愈[4]。

3. **烧烫伤**　取露蜂房剪碎置于铁锅中，以文火焙干取出，研末装瓶备用。创面渗出明显者，直接撒敷，每日 1 次；创面渗出较少干裂者用麻油调敷，每日 2～3 次；创面已感染化脓者，露蜂房一两，加水 1000ml，煮沸 15 分钟，过滤去渣，浸泡或冲洗创面，洗净后，创面用消毒纱布覆盖，每日 1～2 次。治疗 5～7 天，创面干燥结痂者停药。治疗Ⅱ度烧伤病人 48 例，其中浅Ⅱ度创面 36 例，深Ⅱ度创面 12 例，疗效满意[5]。

4. **外伤感染**　用蜂房冲洗感染灶 20～30 分钟，每日 2 次，治疗 172 例顽固性外伤感染（多为外伤所致感染，其中 27 例伴糖尿病），全部病人治疗 10～18 天后渗出明显减少，创面长出新鲜肉芽[6]。

5. **化疗药物外渗**　化疗药物盖诺外渗导致皮肤疼痛红斑水疱者，局部常规消毒处理，抽取水疱内液体，取蜂房微火培黄研末，取 10g 加熟鸡蛋 1 个，以适量香油调和后外敷创面，外用无菌纱布包扎，每 2 天换药 1 次。后皮肤破溃者，局部清创，继续外敷蜂房末，外用无菌纱布包扎，局部保持清洁干燥，2 天换药 1 次。疗效满意[7]。

6. **流行性腮腺炎**　取蜂房剪碎，置瓦片上用明火或炭火焙至焦黄即可，凉后研细加适量香油调匀成糊状，均匀敷于腮部肿胀处，必要时给予包扎，每天早、晚各 1 次直至痊愈。治疗 13 例，敷药 1 天，腮肿消退 2 例；敷药 2 天，腮肿消退 6 例；敷药 3 天，腮肿消退 5 例。13 例病人均在敷药 3 天内及未用其他药物的情况下腮肿消退，其他症状消失，无并发症发生[8]。

【备注】关于蜂窝　《神农本草经》谓之"露蜂房"。《本草经集注》云："此蜂房多在树腹中及地中，今此曰露蜂房。"《中国药典》（2015 版）以"蜂房"为正名，不再使用"蜂窝"之名。

参考文献

[1] 国家药典委员会. 临床用药须知·中药饮片卷 [M]. 北京：中国医药科技出版社，2011：1223-1224.

[2] 雷载权，张廷模. 中华临床中药学 [M]. 北京：人民卫生出版社，1998：1948-1952.

[3] 郭智涛，黄映飞，李雪真，等. 蜂房方外用治疗乳腺增生 90 例临床观察 [J]. 中国当代医药，2010，17（2）：149，152.

[4] 杨中学，陈德昉，王权用. 露蜂房治疗 26 例急性乳房炎疗效观察 [J]. 中医杂志，1963，（11）：7-8.

[5] 杨庆堂. 露蜂房外用治疗烧烫伤创面 [J]. 中国民族民间医药杂志，1999，（3）：151-152.

[6] 张新，祝萍. 蜂房治疗顽固性外伤感染 [J]. 中国民间疗法，2003，11（4）：28.

[7] 王介红，钟春兰. 蜂房治疗盖诺外渗 [J]. 中国现代药物应用，2010，4（19）：163-164.

[8] 刘维平. 蜂房粉外敷治疗流行性腮腺炎 13 例 [J]. 新中医，1996，（5）：51-52.

蜘蛛 Zhīzhū

为圆网蛛科动物大腹圆网蛛等的全虫。苦，寒；有毒。归肝经。

【处方用名】蜘蛛。

【功效主治】

1. 破结利气　蜘蛛药力峻猛，有破结利气之功。"蜘蛛布网取物，其丝右绕，从外而内，大风不坏，得千金旋转之义，故主治风木之妖狐，配桂枝以宣散厥阴之气结。"（《金匮玉函经二注》）仲景以其为君药，破结利气；配桂枝之辛温，引入厥阴肝经以散寒气，合为辛温通利之剂，治"阴狐疝气者，偏有大小，时时上下"。

2. **解毒消肿**　蜘蛛还能治"疗肿"（《日华子本草》），"主蛇毒"（《新修本草》），"蜂及蜈蚣螫人，取置肉上，则能吸毒"（《本草经集注》）。凡疗肿，瘰疬，疮疡，蜈蚣、蜂、蝎螫伤等，无不治之，皆取其以毒攻毒之效也，临证多以外用为佳。

3. **祛风止痉**　蜘蛛性善走窜，有祛风止痉之功，可用于惊风抽搐。

【**用量用法**】

本品仅见于蜘蛛散 1 方。

1. **用量**　原本品在方中用"十四枚"。今已少用。

2. **炮制**　原方中注明"熬焦"。《长沙药解》谓："炒枯存性研细用。"《雷公炮炙论》指出："凡用去头足。"

3. **用法**　仲景于方后云："为散""蜜丸亦可"。今亦可外用。

【**使用注意**】

（1）本品有毒，用之宜慎。

（2）蜘蛛种类甚多，皆有毒。《雷公炮炙论》指出："凡使（蜘蛛），勿用五色者""凡欲用，……有网，身小尻大，腹内有苍黄脓者真也"。可供参考。

【**临床应用**】

1. **阳痿早泄**　用蜘蟀丸（蜘蛛 30 只，蟋蟀 10 对，蜂房 60g，地龙 10 条，蛤蚧 1 对，淫羊藿、肉苁蓉、补骨脂、胡桃仁、巴戟天、菟丝子、熟地黄、蛇床子、合欢皮、杜仲、远志、防风等药若干，蜂花粉 60g，紫河车 40g）每日 2 次，每次 3g。对照组服用海马巴戟丸。10 天后开始随访。治疗组 75 例中，治愈 36 例，显效 13 例，有效 12 例，无效 14 例。与对照组比较，总有效率无显著性差异（$P > 0.05$）[1]。

2. **带状疱疹**　以蜘蛛或蜘蛛网研末，放入适量芝麻油（或茶籽油）中，拌成糊状涂于皮疹表面，每天 2 次，5 天为 1 个疗程。96 例病人经 1 个疗程全部治愈[2]。

3. **痔疮**　大花蜘蛛 1 枚，晒干或用瓦烘干，研末；用油煎鸡蛋饼 1 个，将蜘蛛末散于饼上，一齐食下，如效果不明显，次日可用同法再服 1 次。治疗病人 65 例，治愈 48 例，有效 15 例，无效 2 例，总有效率达 97%[3]。

4. **狐臭**　取蜘蛛（大者 1 只或小者 2 只）用少许黄泥包封，置火内烧红取出，候冷却后去泥，加轻粉共研细末备用。用时取药粉涂搽，每日 3～4 次。共治 14 例，轻者 2 日，重者 7 日，均有良效[4]。

参考文献

［1］凌娅，吴宜澄，王敏. 蜘蟋丸的研制及治疗阳痿早泄疗效观察［J］. 福建中医药，2000，31（2）：17–18.

［2］欧腾文，李艺珍. 蜘蛛麻油治疗带状疱疹 96 例［J］. 中国民间疗法，2002，10（3）：33.

［3］刘英生，燕校智. 蜘蛛治疗痔疮有良效［J］. 中国民间疗法，1999，7（2）：48.

［4］杨正勇. 蜘蛛散外用治疗狐臭经验介绍［J］. 贵阳中医学院学报，1996，（3）：9.

附 录
中药名索引

二 画

人尿 …………………………… 209
人参 …………………………… 281
人参须 ………………………… 281

三 画

干地黄 ………………………… 64
干姜 …………………………… 162
干漆 …………………………… 212
土瓜根 ………………………… 211
土鳖虫 ………………………… 217
寸冬 …………………………… 317
寸麦冬 ………………………… 317
大贝 …………………………… 236
大米 …………………………… 301
大麦 …………………………… 302
大豆黄卷 ……………………… 33
大皂荚 ………………………… 240

大青盐 ………………………… 147
大枣 …………………………… 292
大黄 …………………………… 85
大黄炭 ………………………… 85
大戟 …………………………… 101
小麦 …………………………… 274
小皂荚 ………………………… 240
山茱萸 ………………………… 338
山药 …………………………… 298
山萸肉 ………………………… 338
川贝 …………………………… 236
川贝母 ………………………… 236
川乌 …………………………… 172
川芎 …………………………… 198
川泽泻 ………………………… 123
川厚朴 ………………………… 152
川黄连 ………………………… 54
川黄柏 ………………………… 57
川椒 …………………………… 168
川椒目 ………………………… 139

马牙硝 …………………… 89

四 画

王不留行 ………………… 207

王瓜根 …………………… 211

天门冬 …………………… 315

天冬 ……………………… 315

天花粉 ……………………… 42

天雄 ……………………… 171

元明粉 …………………… 89

云母 ……………………… 142

云连 ……………………… 54

云苓 ……………………… 118

云茯苓 …………………… 118

木通 ……………………… 116

五味子 …………………… 333

水蛭 ……………………… 219

贝母 ……………………… 236

毛知母 …………………… 40

升麻 ……………………… 29

丹皮 ……………………… 67

丹砂 ……………………… 264

乌头 ……………………… 172

乌扇 ……………………… 71

乌梅 ……………………… 335

乌梅肉 …………………… 335

乌梅炭 …………………… 335

六曲 ……………………… 353

六神曲 …………………… 353

文蛤 ……………………… 143

火麻仁 …………………… 106

火硝 ……………………… 355

巴豆 ……………………… 93

巴豆霜 …………………… 93

五 画

玉竹 ……………………… 321

甘李根白皮 ……………… 362

甘草 ……………………… 294

甘草梢 …………………… 295

甘遂 ……………………… 96

艾叶 ……………………… 186

石韦 ……………………… 131

石见穿 …………………… 206

石钟乳 …………………… 328

石盐 ……………………… 147

石膏 ……………………… 35

龙牙草 …………………… 75

龙骨 ……………………… 265

北五味子 ………………… 333

北防风 …………………… 12

北芪 ……………………… 285

北细辛 …………………… 14

北柴胡 …………………… 26

北葶苈 …………………… 254

北寒水石 ………………… 38

生甘草 …………………… 295

生甘遂 …………………… 96

生石膏 ·········· 35

生地 ·········· 64

生地黄 ·········· 64

生姜 ·········· 17

生晒参 ·········· 281

生梓白皮 ·········· 145

代赭石 ·········· 276

仙鹤草 ·········· 75

白云母 ·········· 142

白术 ·········· 289

白石脂 ·········· 345

白头翁 ·········· 73

白芍 ·········· 307

白芍药 ·········· 307

白米 ·········· 301

白米粉 ·········· 303

白附片 ·········· 158

白矾 ·········· 358

白鱼 ·········· 146

白茯苓 ·········· 118

白前 ·········· 248

白粉 ·········· 303

白菊花 ·········· 23

白蔹 ·········· 79

白蜜 ·········· 109

白薇 ·········· 81

白糖参 ·········· 281

瓜蒂 ·········· 351

瓜蒌 ·········· 233

瓜蒌实 ·········· 233

瓜蒌根 ·········· 42

瓜瓣 ·········· 258

冬瓜子 ·········· 258

冬瓜仁 ·········· 258

冬花 ·········· 247

冬葵子 ·········· 141

玄明粉 ·········· 89

半夏 ·········· 228

汉防己 ·········· 133

辽细辛 ·········· 14

六 画

戎盐 ·········· 147

地黄 ·········· 64

地鳖虫 ·········· 217

芍药 ·········· 307

芒硝 ·········· 89

苇茡 ·········· 198

朴硝 ·········· 89

西当归 ·········· 305

百合 ·········· 319

当归 ·········· 305

曲 ·········· 353

朱砂 ·········· 264

朱砂粉 ·········· 264

竹叶 ·········· 48

竹茹 ·········· 238

伏龙肝 ·········· 188

华细辛 …………………… 14
血余 …………………… 150
血余炭 …………………… 150
全瓜蒌 …………………… 233
全当归 …………………… 305
衣鱼 …………………… 146
羊肉 …………………… 326
关防风 …………………… 12
米酒 …………………… 201
米醋 …………………… 213
防己 …………………… 133
防风 …………………… 12
红丹 …………………… 360
红花 …………………… 196
红枣 …………………… 292
红参 …………………… 281
红蓝花 …………………… 196

七 画

麦门冬 …………………… 317
麦冬 …………………… 317
赤小豆 …………………… 135
赤石脂 …………………… 340
赤芍 …………………… 307
赤芍药 …………………… 307
赤茯苓 …………………… 118
芫花 …………………… 103
苇茎 …………………… 43
花椒 …………………… 168

芦茎 …………………… 44
苏叶 …………………… 9
苡仁 …………………… 125
苡仁米 …………………… 125
苡米 …………………… 125
杏仁 …………………… 241
李根白皮 …………………… 362
李根皮 …………………… 362
豆黄卷 …………………… 33
辰砂 …………………… 264
连轺 …………………… 144
连翘根 …………………… 145
吴茱萸 …………………… 165
吴萸 …………………… 165
吴萸连 …………………… 54
牡丹皮 …………………… 67
牡蛎 …………………… 278
乱发 …………………… 150
皂角 …………………… 240
皂荚 …………………… 239
灶中黄土 …………………… 188
灶心土 …………………… 188
怀山药 …………………… 298
怀生地 …………………… 64
诃子 …………………… 342
诃黎勒 …………………… 341
阿胶 …………………… 311
阿胶珠 …………………… 311
陈皮 …………………… 175

附子 …………………… 158

鸡子白 ………………… 82

鸡子黄 ………………… 314

鸡子清 ………………… 82

鸡子粪 ………………… 156

鸡矢 …………………… 156

鸡卵白 ………………… 82

鸡屎白 ………………… 156

鸡蛋白 ………………… 82

鸡粪 …………………… 156

驴皮胶 ………………… 311

八　画

青盐 …………………… 147

青蛤 …………………… 143

苦杏仁 ………………… 242

苦参 …………………… 59

苦酒 …………………… 213

杭菊花 ………………… 23

枣皮 …………………… 338

矾石 …………………… 358

味连 …………………… 54

明矾 …………………… 358

败酱 …………………… 69

败酱草 ………………… 69

制川乌 ………………… 172

制吴茱萸 ……………… 165

制草乌 ………………… 172

知母 …………………… 40

知母肉 ………………… 40

侧柏叶 ………………… 184

侧柏炭 ………………… 184

炙升麻 ………………… 29

炙甘草 ………………… 295

炙桑白皮 ……………… 252

炙麻黄 ………………… 1

炙黄芪 ………………… 285

炙款冬花 ……………… 247

炙紫菀 ………………… 246

饴糖 …………………… 329

京大戟 ………………… 101

於术 …………………… 289

炒王不留行 …………… 207

炒白术 ………………… 289

炒花椒 ………………… 168

炒豆豉 ………………… 22

炒苦杏仁 ……………… 242

炒栀子 ………………… 45

炒桃仁 ………………… 193

炒黄芩 ………………… 50

炒黄芪 ………………… 285

炒酸枣仁 ……………… 269

法半夏 ………………… 228

泽泻 …………………… 123

泽漆 …………………… 137

建泽泻 ………………… 123

细辛 …………………… 14

九　画

茜草 …………………… 204

茜草炭 ……………………… 204

草乌 ………………………… 172

茵陈 ………………………… 127

茵陈蒿 ……………………… 127

茯苓 ………………………… 118

南柴胡 ……………………… 26

南葶苈 ……………………… 254

南寒水石 …………………… 38

枯矾 ………………………… 358

枳实 ………………………… 181

柏子仁 ……………………… 272

柏子仁霜 …………………… 272

柏实 ………………………… 272

栀子 ………………………… 45

厚朴 ………………………… 152

虻虫 ………………………… 221

钟乳石 ……………………… 328

香豆豉 ……………………… 22

香豉 ………………………… 22

禹余粮 ……………………… 344

独活 ………………………… 154

姜半夏 ……………………… 228

姜竹茹 ……………………… 238

姜厚朴 ……………………… 152

姜黄连 ……………………… 54

炮附片 ……………………… 158

神曲 ………………………… 353

十 画

秦皮 ………………………… 62

秦当归 ……………………… 305

珠贝 ………………………… 236

盐知母 ……………………… 40

盐泽泻 ……………………… 123

盐黄柏 ……………………… 57

桂枝 ………………………… 5

桔梗 ………………………… 249

栝楼 ………………………… 233

栝楼根 ……………………… 42

桃仁 ………………………… 193

柴胡 ………………………… 26

铅丹 ………………………… 360

射干 ………………………… 71

胶饴 ………………………… 329

狼牙 ………………………… 74

凌霄花 ……………………… 215

粉丹皮 ……………………… 67

粉甘草 ……………………… 295

粉防己 ……………………… 133

浙贝 ………………………… 236

浙贝母 ……………………… 236

酒 …………………………… 201

酒大黄 ……………………… 85

酒川芎 ……………………… 198

酒当归 ……………………… 305

酒黄芩 ……………………… 50

酒黄连 ……………………… 54

酒萸肉 ……………………… 338

消石 ………………………… 355

海蛤壳 …………………… 143
海藻 ………………………… 256
烫水蛭 …………………… 219
通草 ………………………… 115
桑白皮 …………………… 252

十一画

麸炒山药 ………………… 298
麸炒六神曲 ……………… 353
麸炒白术 ………………… 289
麸炒枳实 ………………… 181
麸炒薏苡仁 ……………… 125
接骨草 …………………… 217
黄芩 ………………………… 50
黄芩炭 …………………… 50
黄芪 ……………………… 285
黄连 ………………………… 54
黄柏 ………………………… 57
黄柏炭 …………………… 57
黄耆 ……………………… 285
黄菊花 …………………… 23
黄檗 ………………………… 57
萸黄连 …………………… 54
菊花 ………………………… 23
梓白皮 …………………… 146
梓皮 ……………………… 146
野山参 …………………… 281
蛇床子 …………………… 350
甜瓜子 …………………… 258

甜瓜蒂 …………………… 351
移山参 …………………… 281
象贝 ……………………… 236
猪牙皂 …………………… 240
猪皮 ……………………… 331
猪苓 ……………………… 121
猪肤 ……………………… 331
猪油 ……………………… 108
猪胆汁 …………………… 76
猪脂 ……………………… 108
猪膏 ……………………… 108
麻子仁 …………………… 106
麻仁 ……………………… 106
麻黄 ………………………… 1
商陆 ……………………… 104
旋覆花 …………………… 244
清半夏 …………………… 228
清酒 ……………………… 201
淡豆豉 …………………… 22
淡附片 …………………… 158
绵茵陈 …………………… 127

十二画

款冬花 …………………… 247
葳蕤 ……………………… 321
葛根 ………………………… 31
葱白 ………………………… 20
葶苈 ……………………… 254
葶苈子 …………………… 254

朝鲜红参 …………………281
椒目 …………………139
硬米 …………………301
硝石 …………………355
雄黄 …………………347
雄黄粉 …………………347
雅连 …………………54
紫石英 …………………267
紫苏 …………………9
紫苏叶 …………………9
紫参 …………………206
紫菀 …………………246
紫葳 …………………215
蛤壳 …………………143
蛤粉 …………………143
蛴螬 …………………226
黑顺片 …………………158
焦六神曲 …………………353
焦栀子 …………………45
童便 …………………209
滑石 …………………113
滑石粉 …………………113
滁菊花 …………………23
寒水石 …………………38

十三画

蒴藋细叶 …………………217
蒲灰 …………………190
蒲黄 …………………190

蒲黄炭 …………………190
蜂房 …………………363
蜂窠 …………………363
蜂蜜 …………………109
蜣螂 …………………222
蜀椒 …………………168
蜀漆 …………………261
鼠妇 …………………224
新绛 …………………204
粳米 …………………301
粳粟米 …………………301
煨葛根 …………………31
煅石膏 …………………35
煅龙骨 …………………266
煅赤石脂 …………………340
煅牡蛎 …………………278
煅钟乳石 …………………328
煅禹余粮 …………………344
煅紫石英 …………………268
煅蛤壳 …………………143
煅赭石 …………………276

十四画

酸枣仁 …………………269
蜘蛛 …………………365
滴乳石 …………………328
蜜白前 …………………248
蜜百合 …………………319
蜜桑白皮 …………………252

蜜麻黄 ······························ 1

蜜旋覆花 ·························· 244

蜜款冬花 ·························· 247

蜜紫菀 ···························· 246

十五画以上

赭石 ······························ 276

蕲艾 ······························ 186

醋大戟 ···························· 101

醋五味子 ·························· 333

醋甘遂 ····························· 96

醋艾炭 ···························· 186

醋芫花 ···························· 103

醋柴胡 ····························· 26

醋商陆 ···························· 104

醋鳖甲 ···························· 324

稻米 ······························ 301

稻米粉 ···························· 303

熟大黄 ····························· 85

薤白 ······························ 178

薯蓣 ······························ 298

薏苡仁 ···························· 125

橘皮 ······························ 175

燀苦杏仁 ·························· 242

燀桃仁 ···························· 193

䗪虫 ······························ 217

瞿麦 ······························ 129

鳖甲 ······························ 324

露蜂房 ···························· 363